JOSETTE MILGRAM

HAIR *PAR* marie claire

Éditions **marie claire**

hair

cheveux
[ʃ(ə)vø]
毛
peli
cabello
cabelos
τρίχες
Haare
头发
ВОЛОСЫ

Sommaire

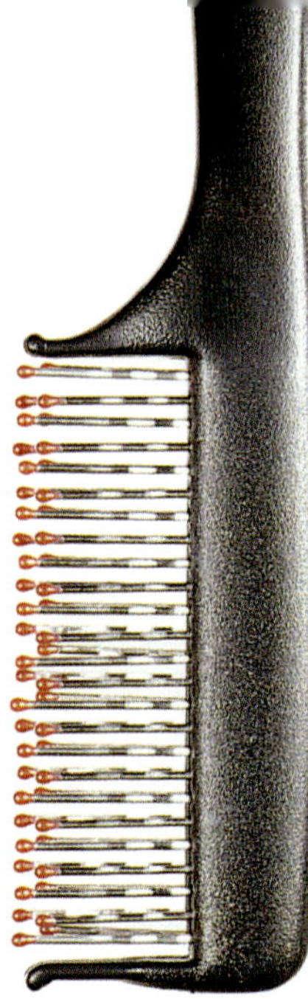

**ON A TOUTES LE DROIT…
D'AVOIR DE BEAUX CHEVEUX !**

1. Mon capital beauté

2. Mes Soins

3. Ma Couleur

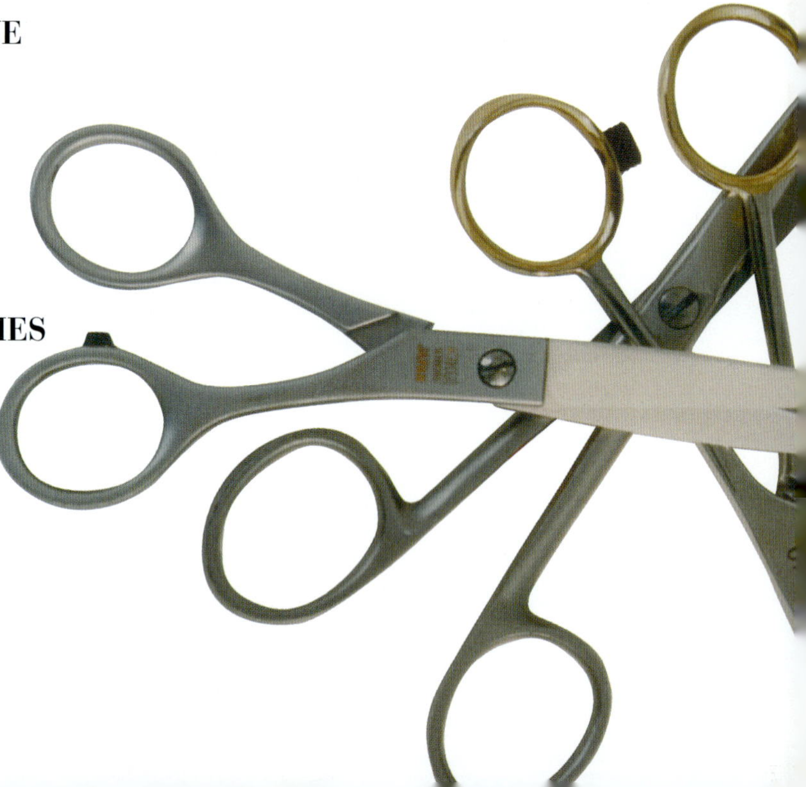

4. Ma coupe

5. Mon style

Moi… en mieux !

Côté salons le top des pros

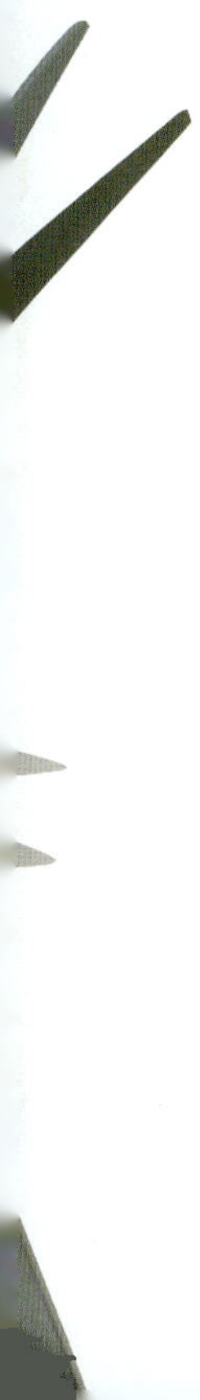

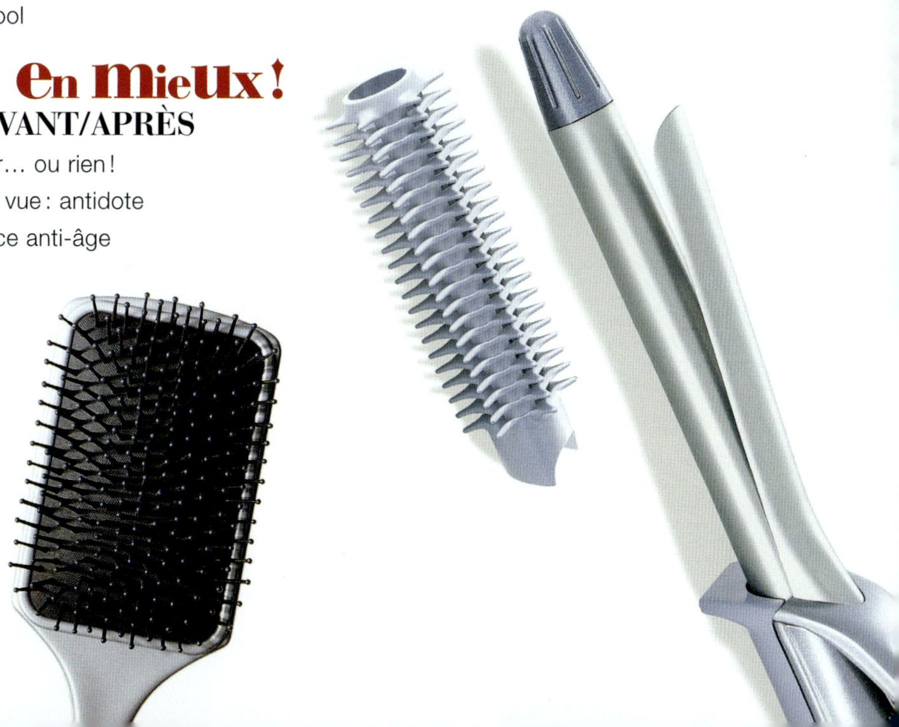

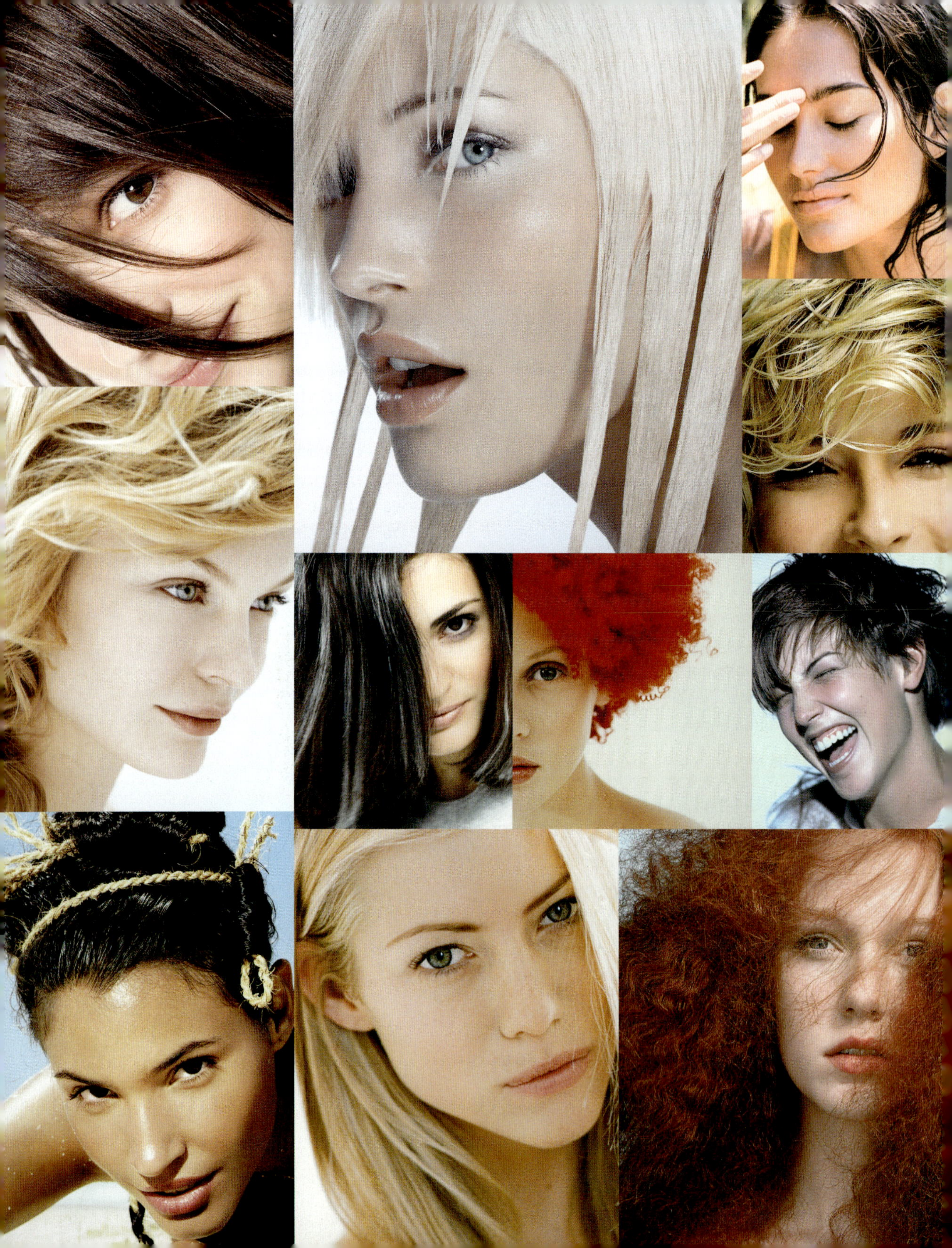

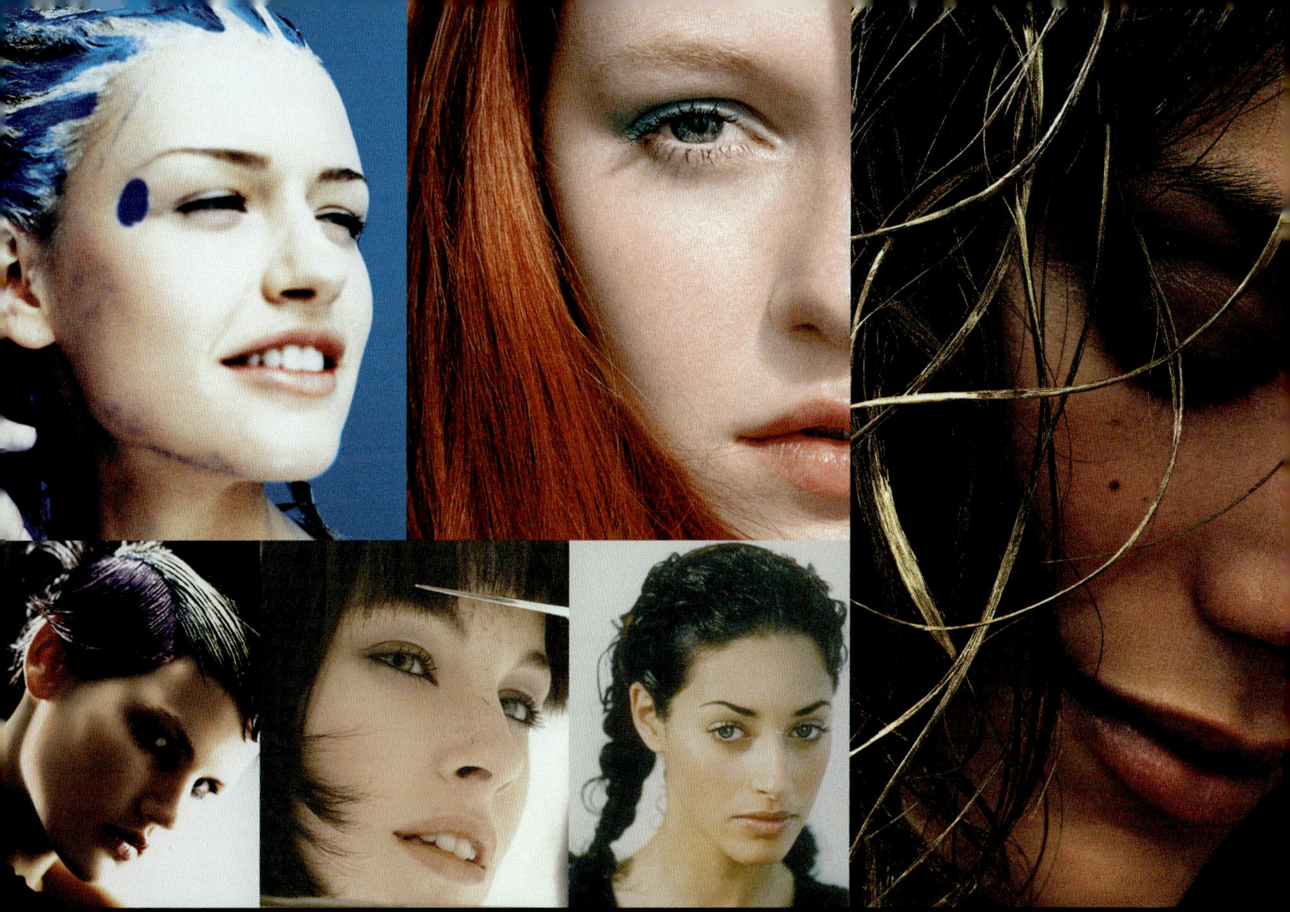

On a *toutes* le droit d'avoir de *beaux* cheveux !

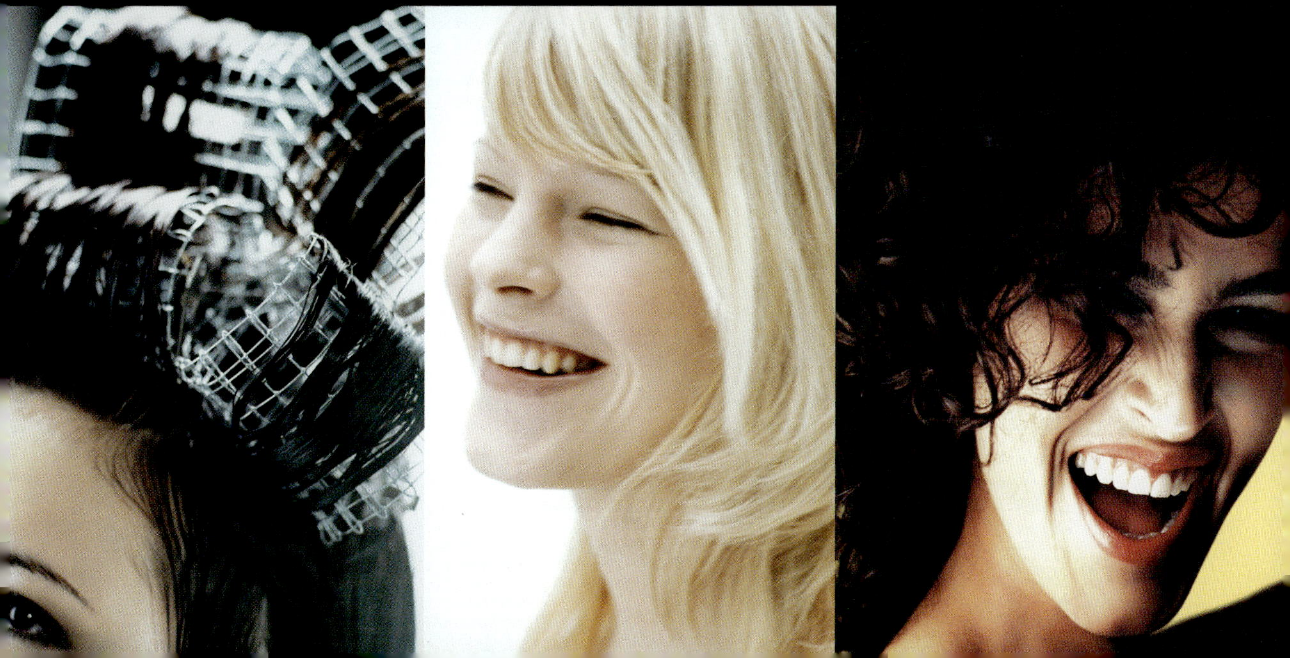

1

...et moi?

MON CAPITAL BEAUTÉ

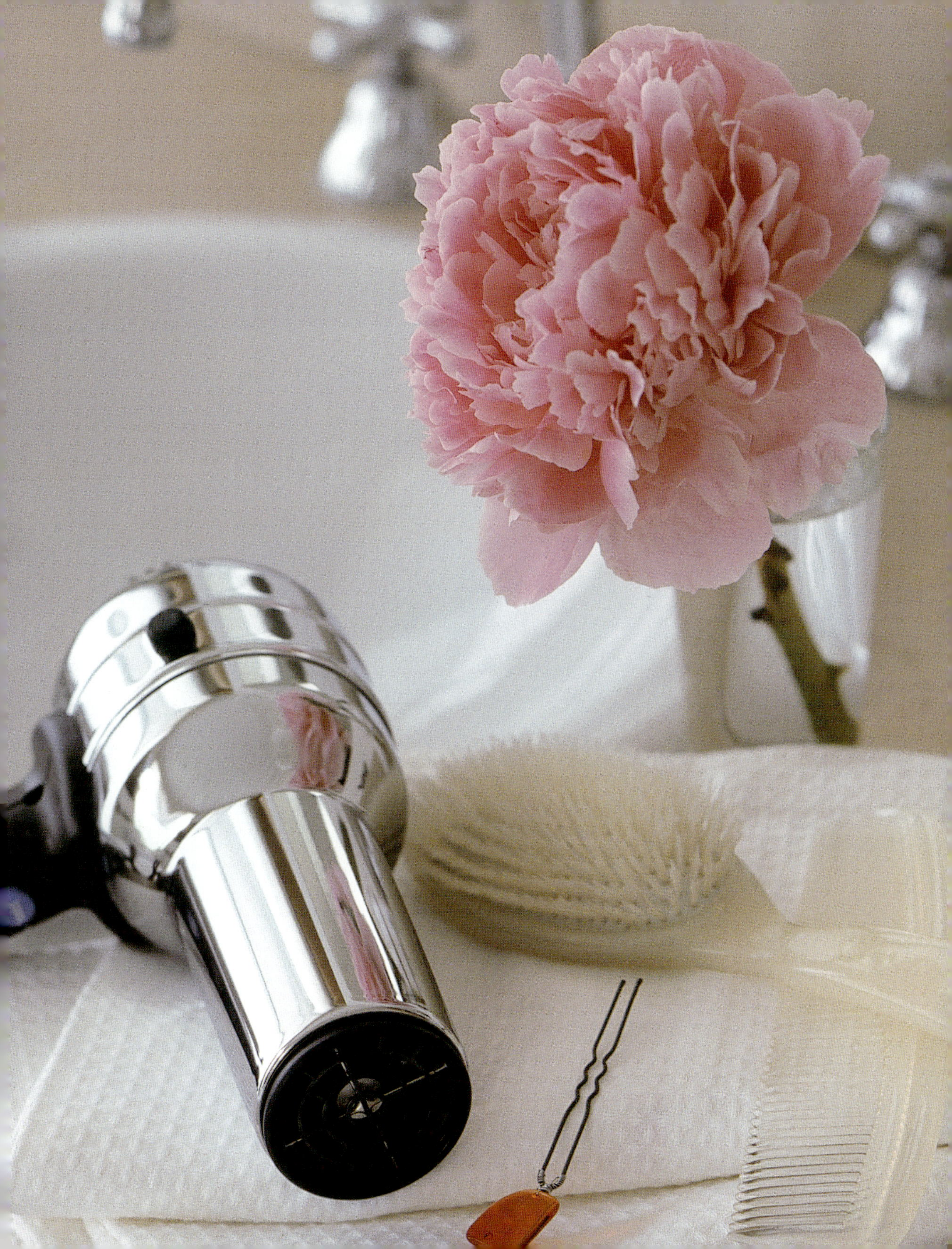

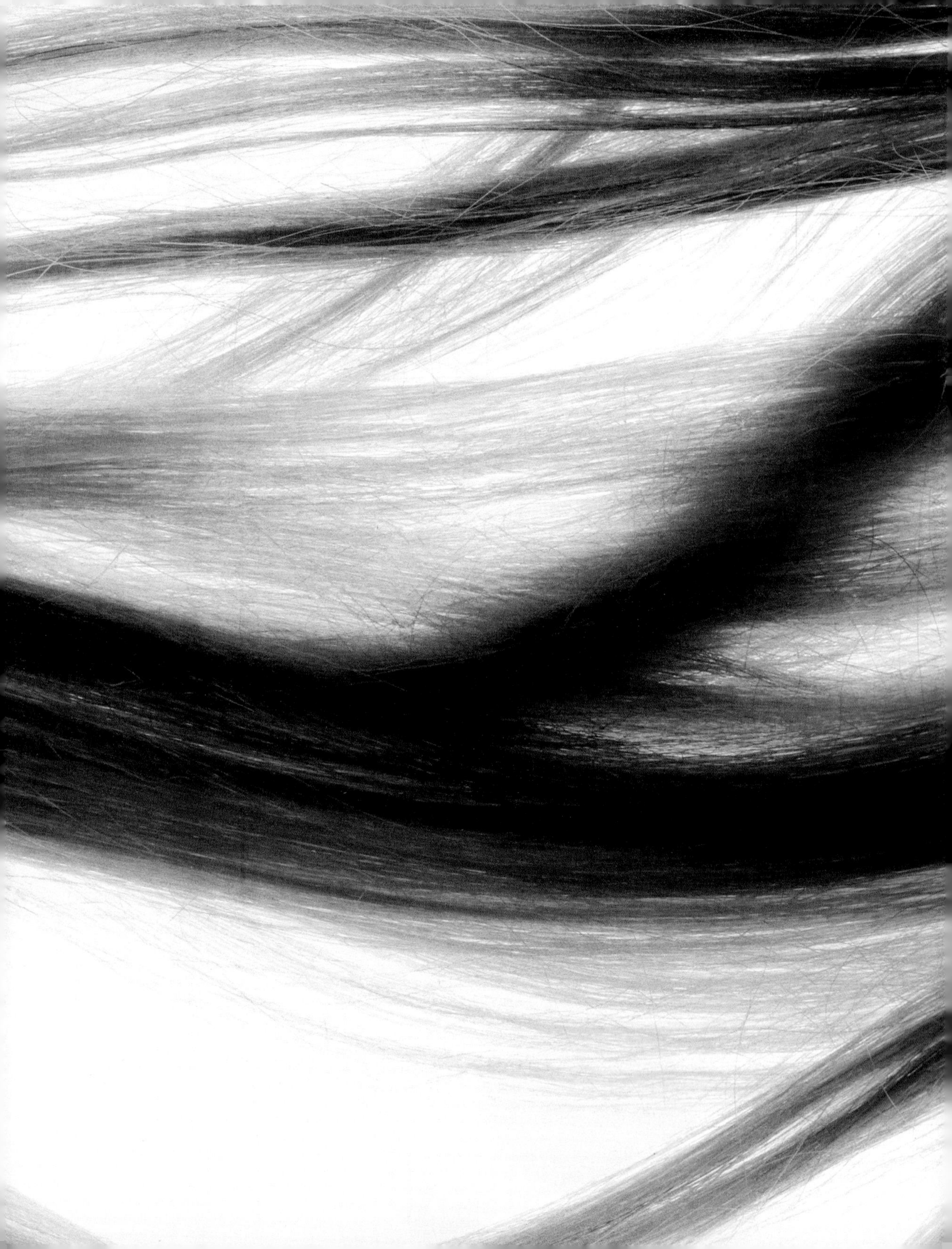

La vie secrète de mes cheveux

On a l'impression que nos cheveux n'en font qu'à leur tête ! Et pour cause : de l'implantation à la couleur, de la forme au volume, tout est génétiquement programmé dès la naissance.

C'EST À LA RACINE, au cœur du derme, que réside la partie vivante où se construit le cheveu, le **follicule pileux**.

Une **usine biochimique de pointe** où règne une activité intense : les cellules s'y multiplient plus vite que dans tout le reste de l'organisme, avec une étonnante capacité de renouvellement.

LA TIGE, la partie visible, est en fait déjà morte ! Chaque cheveu a son propre cycle, génétiquement programmé : une phase de croissance (anagène) qui peut durer de quelques mois à sept ans, une phase de régression (cathagène) de quelques semaines et une phase de repos (télogène) de 3 à 4 mois, qui précède la chute – et la repousse. Ce sont ces différences d'espérance de vie qui expliquent que certaines n'arrivent jamais à les avoir vraiment longs... Heureusement si l'on en perd, en temps normal, de 20 à 80 par jour (20 000 par an), nos 100 000 à 150 000 cheveux sont parfaitement autonomes et se relaient pour que cela ne se voie pas, chaque racine disposant de son propre capital de repousse...

UN MATÉRIAU D'EXCEPTION : une mèche de 2 000 cheveux peut soulever sans souci un poids de... 30 kilos ! C'est grâce à la **kératine**, une protéine qui s'enroule en fibres extrêmement résistantes, dans une construction en **écailles** imbriquées comme des tuiles. La **mélanine** va apporter la couleur et les **lipides** cimenter le tout pour former la couche extérieure du cheveu, la **cuticule**, qui protège le **cortex** et la **moelle**. Une précaution essentielle : contrairement à la peau, la tige, une fois endommagée, ne peut se réparer que de l'extérieur...

Le saviez-vous ?

• Certains lipides présents dans le cheveu sont des surdoués de la construction : ce sont les **céramides**. On sait aujourd'hui les reconstituer à l'identique grâce au **biomimétisme**.

• Le diamètre moyen d'un cheveu européen est de 70 micromètres.

• Avec une chevelure longue de 20 cm seulement, on pourrait couvrir une surface de 6 m².

Un cheveu est

• **élastique** il peut s'allonger de 50 % au contact de l'eau (et de 20 à 30 % à sec)

• **hydrophile** il s'allonge ou raccourcit en fonction de l'humidité.

Ce qu'ils disent de moi

Informateur extrêmement documenté, chacun de nos cheveux raconte notre histoire génétique, mais aussi émotionnelle, au quotidien. Plongée dans la plus fascinante des boîtes noires…

UN SEUL CHEVEU décline notre identité complète, empreinte génétique comprise. La racine, irriguée de vaisseaux sanguins, fourmille d'informations ultra-pointues sur notre ADN mais aussi sur nos états d'âme.

En prime, il a une incroyable longévité… et conserve tout en mémoire pendant des siècles. Il s'en est fallu d'un cheveu que l'on ne passe à côté d'informations cruciales sur la façon dont Beethoven et Napoléon sont morts – ou sur la couleur de cheveux de Ramsès II (un blond roux, renforcé au henné).

UN STRESS est immédiatement détecté… dans le temps ! Comme un cheveu pousse de 0,3 mm par jour, il suffit de repérer une petite zone fragilisée pour dater précisément un souci. Le bulbe enregistre la plus infime variation, aussi bien dans notre alimentation que dans notre mode de vie : sur 6 cm de cheveux, on sait retrouver la trace de ce que l'on a consommé dans les six derniers mois…

MASCULINS OU FÉMININS, ILS AFFICHENT LA COULEUR Oui, les cheveux ont un sexe : le pourcentage de testostérone trahit sans la moindre hésitation un cheveu mâle.

L'AVIS DU DERMATOLOGUE

Voici ce que l'on observe à la racine :

- **les glandes sébacées (le sébum lubrifie la fibre et la rend brillante et souple)**
- **le muscle horripilateur (qui fait dresser les cheveux sur la tête si l'on a froid… ou peur)**
- **la papille, connectée au système nerveux (d'où des réactions au stress).**

Les cheveux, autres victimes du tabac

Non seulement il suffit de respirer nos cheveux pour savoir que l'on revient d'une atmosphère enfumée (il n'y a pas d'odeur plus tenace sur la fibre capillaire), mais les radicaux libres que contient la fumée fragilisent les cheveux, très sensibles à ce type de pollution.

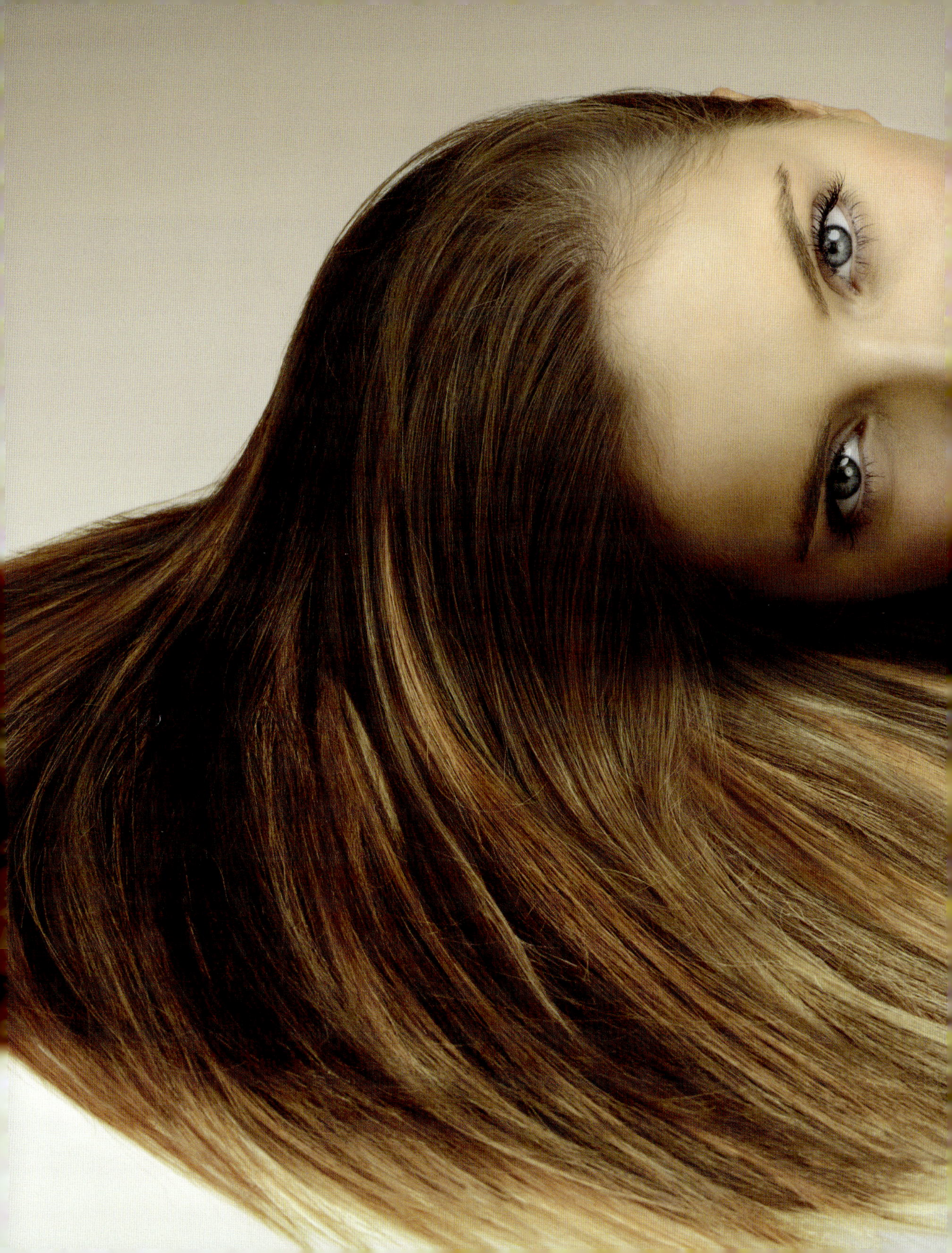

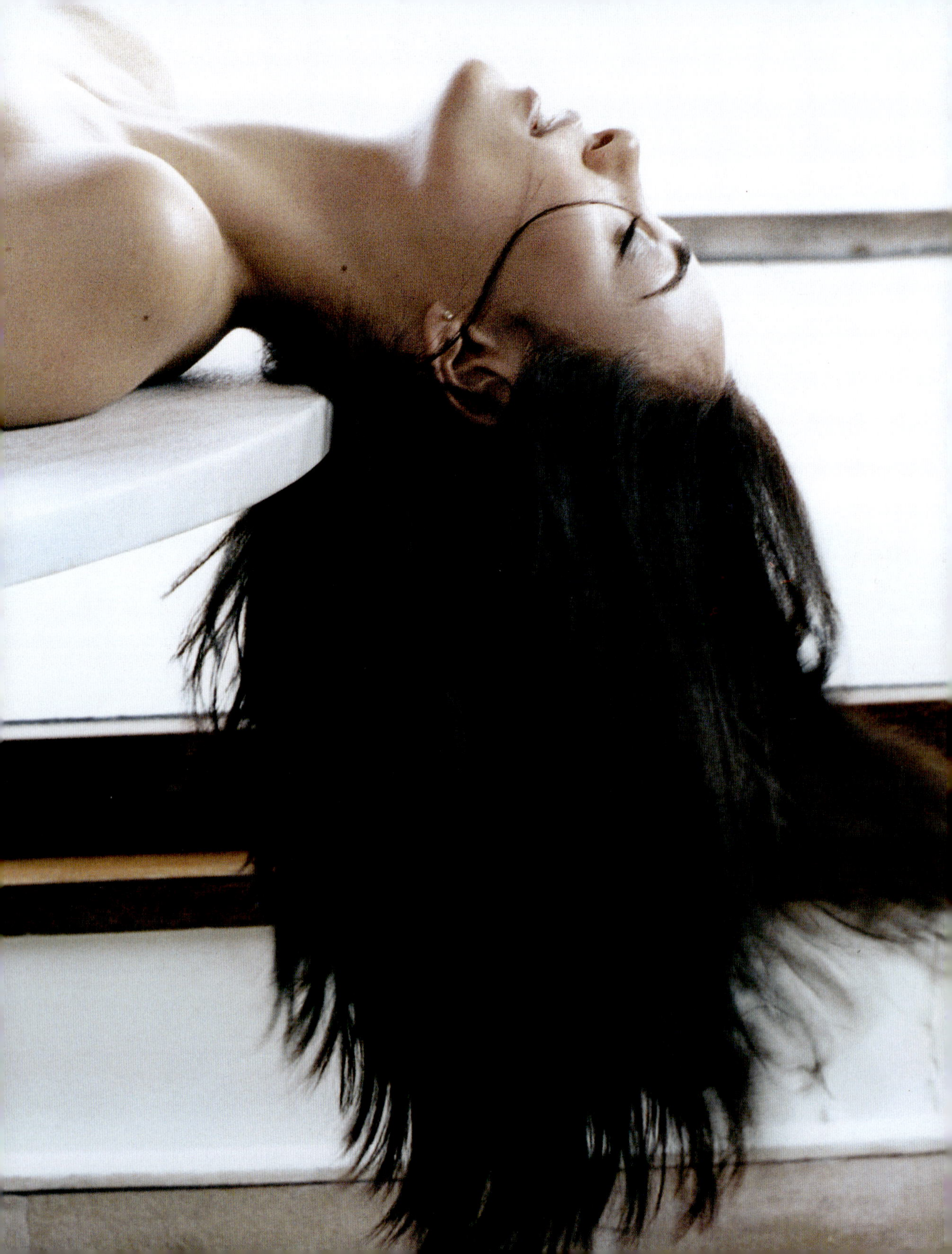

Ma vraie nature : diagnostic express

Génétiquement programmée, mais fortement influencée par notre mode de vie et les agressions de l'environnement, bien connaître sa nature de cheveux est le meilleur moyen d'en tirer le plus beau parti...

NORMAUX Ils sont naturellement sains, brillants, ils se salissent peu. Rien à dire – juste bravo, et pourvu que ça dure. Car les pollutions et autre modifications du cycle hormonal peuvent vous faire passer pour un temps dans une autre catégorie.

SECS Fragiles, ternes, ils souffrent d'un criant manque du sébum qui lisse les écailles et donne au cheveu son aspect gainé. C'est particulièrement vrai pour les cheveux frisés, dont la surface irrégulière complique la bonne répartition de ce lubrifiant naturel.

GRAS Le sébum est la meilleure... et la pire des choses dès qu'il est en excès : transpiration, stress, surproduction d'hormones mâles, médicaments... autant de facteurs déclenchants. Le cuir chevelu est en effet la partie du corps la plus riche en glandes sébacées. Et elles sont prêtes à se réveiller à tout moment : il suffit de toucher un peu trop souvent ses cheveux ! Côté brossages et massages : douceur recommandée.

MIXTES Racines grasses, pointes sèches : une vraie prise de tête, liée en principe à des traitements mal adaptés. Ce sont en effet la plupart du temps d'ex-cheveux gras dont les longueurs ont été abîmées par des colorations ou des permanentes à répétition. Ou un cheveu à tendance sèche, auxquels des shampooings trop agressifs ont décapé le cuir chevelu et stimulé la séborrhée.

L'AVIS DU CHERCHEUR

On a du mal à se définir soi-même : la plupart d'entre nous se voient avec un cheveu fin, même quand, objectivement, il ne l'est pas...

Nos cheveux changent de nature... en moyenne tous les six ans. Il faut donc adapter les soins qu'on leur prodigue à ces évolutions. Notre mode de vie en général et l'alimentation en particulier jouent un rôle clé : ainsi, plus on consomme de graisses, plus on aura les cheveux gras !

La planète des palettes

Atout beauté N° 1, arme absolue de la féminité, la chevelure, accessoire de mode à part entière, séduit sur tous les tons… Un tour de la question tout en nuances.

1 % DE MÉLANINE, 100 % DE DIFFÉRENCES… L'alchimie qui a donné naissance à l'infinité de nos teintes de cheveux reste un mystère : pourquoi le noir asiatique et le blond scandinave sont-ils composés de la même mélanine (l'eumélanine, la plus sombre, puisqu'elle va du brun-rouge au noir), alors que le roux privilégie la phaeomélanine (la plus claire et de teinte jaune-rouge), qui devrait aussi se retrouver dans les blonds ? Réponse dans l'infinie complexité des combinaisons du patrimoine génétique.

BLOND Toujours mythique, sa façon d'accrocher la lumière est unique. C'est ce qui en fait la couleur star du cinéma, et le symbole d'une certaine féminité, des angéliques petites têtes blondes au blond fatal façon vamp.

ROUX De la même famille que les blonds, du cuivré à l'orangé, toute la flamboyante palette de la plus intrigante des tonalités.

CHÂTAIN Blond foncé ou châtain clair, les coloristes n'ont pas forcément la même lecture que nous.

BRUN et **NOIR** à vous le brillant absolu, la séduction en profondeur, le mystère des reflets nocturnes.

GRIS Une "non" couleur, puisque le cheveu gris n'existe pas : il s'agit d'un simple trompe-l'œil entre notre teinte d'origine et nos premiers cheveux blancs.

BLANC C'est l'effet zéro pigment : la production de mélanine s'arrête, sans que l'on en sache la raison, puisque cela peut aussi bien arriver avant trente ans… que bien après soixante !

D'où vient ma couleur ? D'un savant dosage de deux sortes de **mélanine**, l'eumélanine et la phaeomélanine, dont quelques grains judicieusement répartis dans les incroyables laboratoires de couleur que sont les **mélanocytes**, situés au cœur du bulbe capillaire, suffisent à créer toute la gamme des teintes… et à nous rendre platine ou aile de corbeau. Ce code couleur, génétiquement programmé, est ensuite transmis aux cellules qui fabriquent la tige du cheveu, les **kératinocytes**.

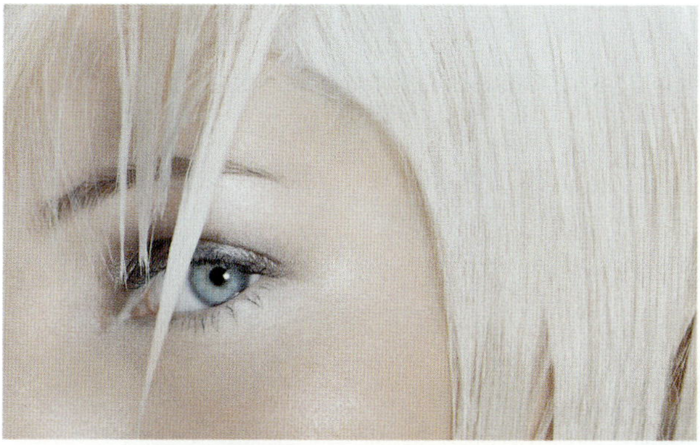
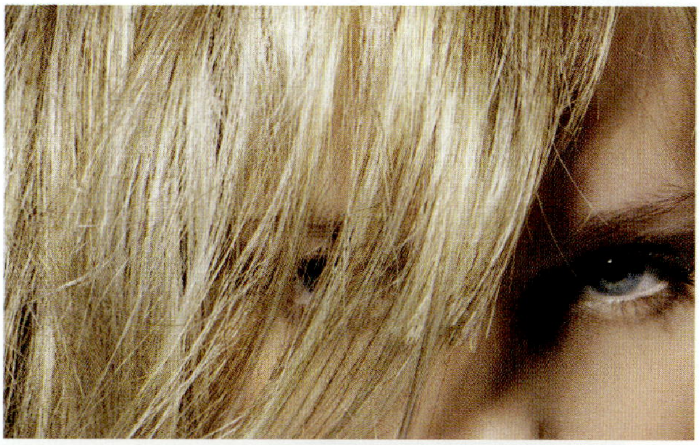
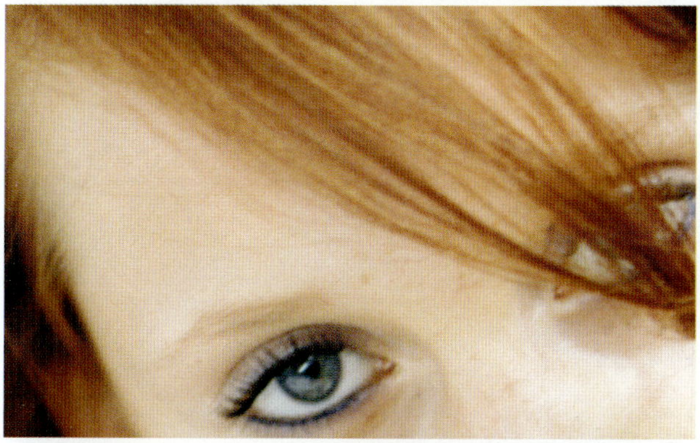
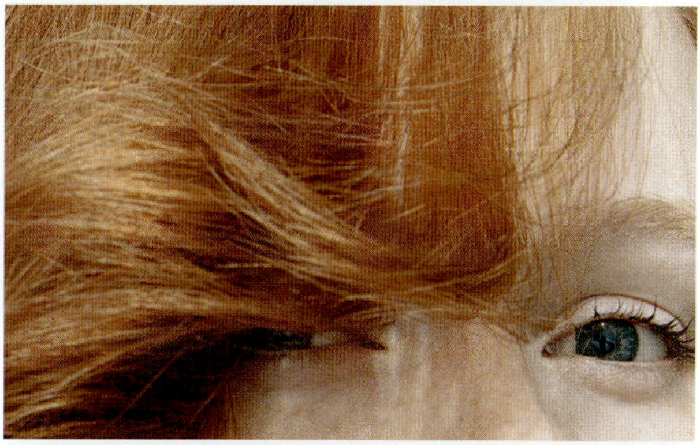
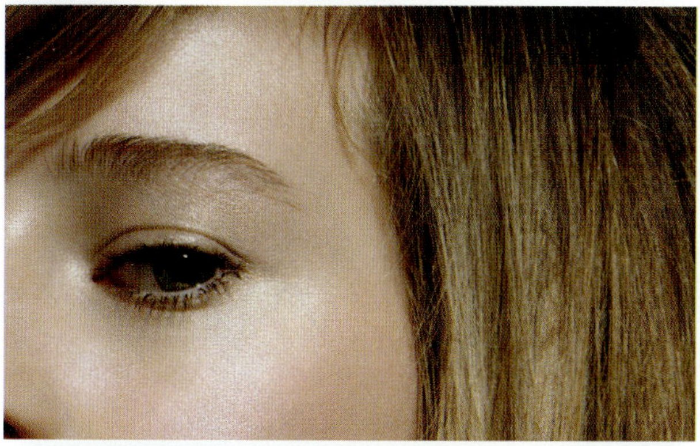
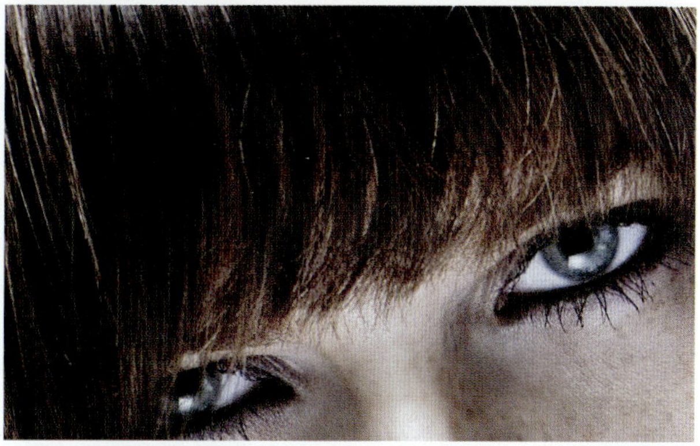
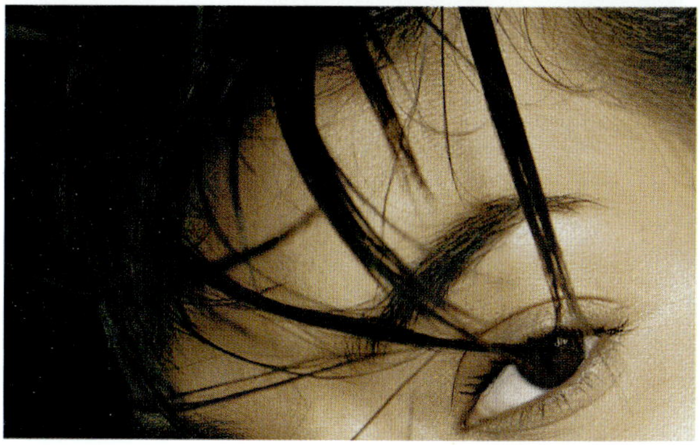
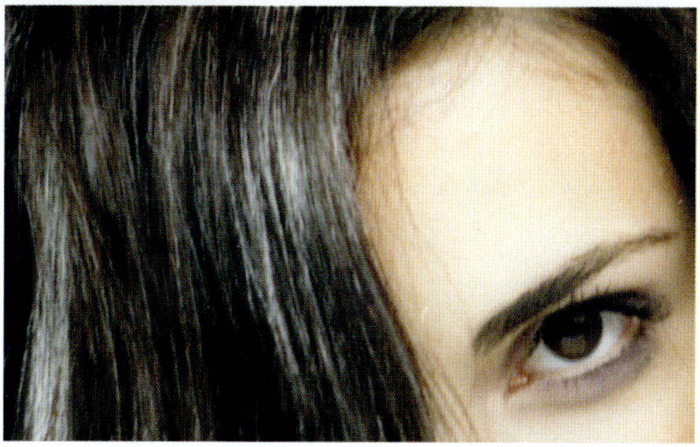

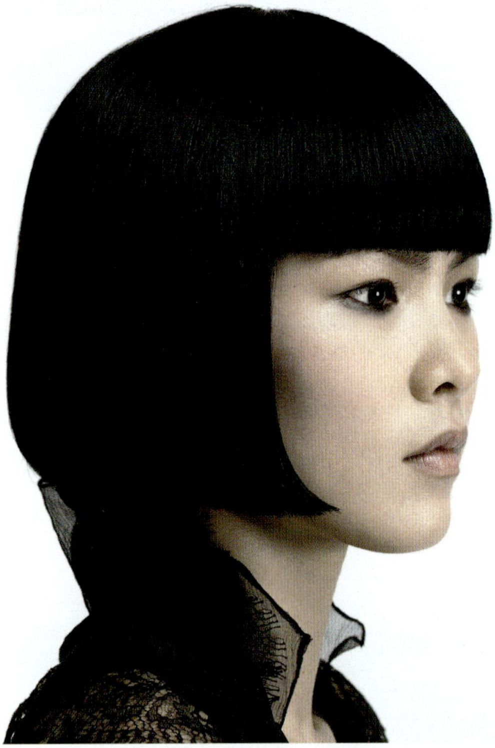
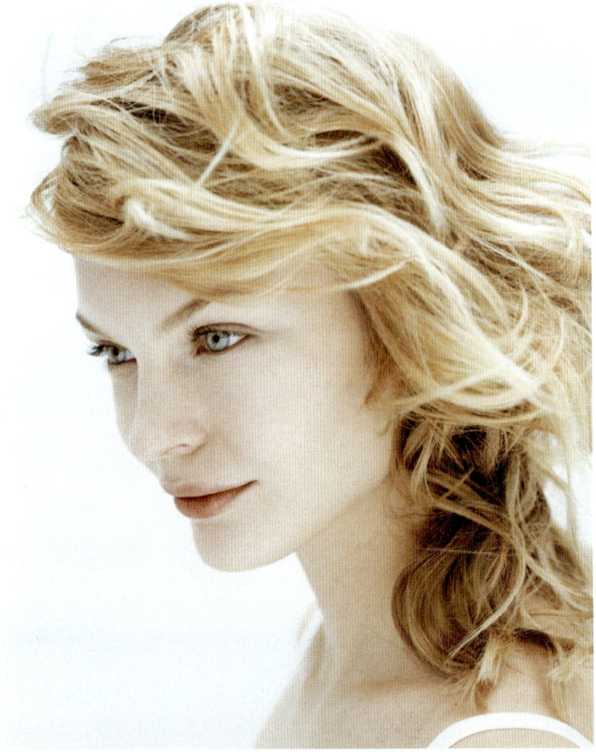
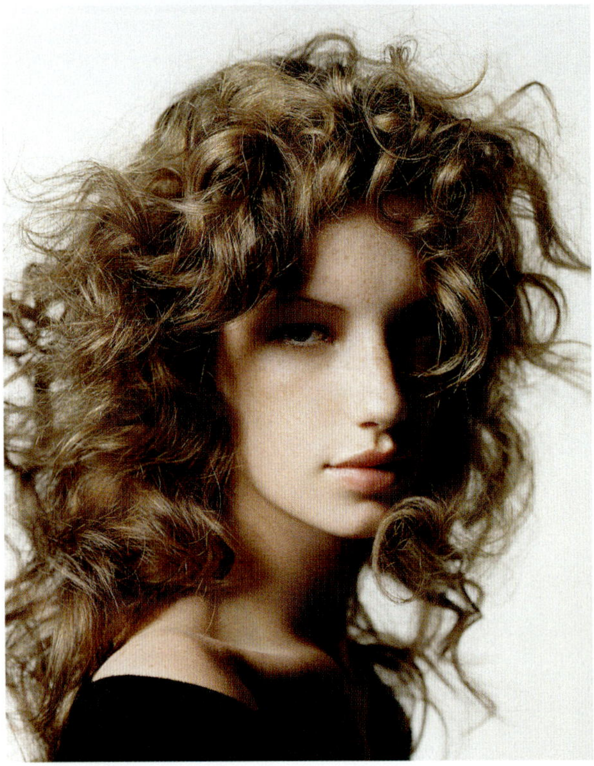
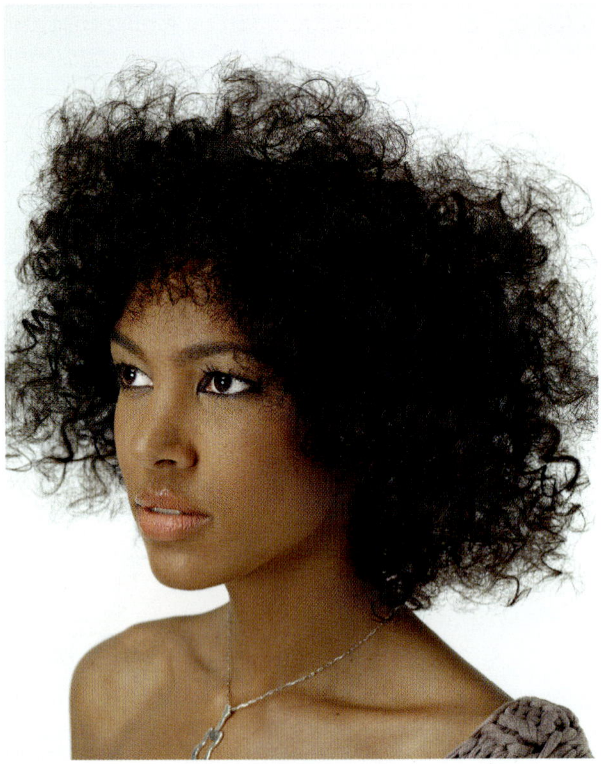

De toutes les matières

Fins et lisses, rebelles ou luxuriants – chaque nature exprime aussi un capital génétique aux codes bien établis : comment les décrypter pour mieux les magnifier…

PLUS UN CHEVEU EST PLAT… PLUS IL FRISE !

Nos cheveux n'en sont pas à un paradoxe près. C'est la forme de la tige capillaire, dont le "moule" se forme à la racine, sous le cuir chevelu, qui va déterminer la texture d'un cheveu. Si on le regarde en coupe, au microscope, il a la forme d'une ellipse, plus ou moins plate selon le type de pousse et d'implantation.

RAIDES C'est une section ronde qui caractérise un cheveu raide (ou droit) : plus elle est symétrique, plus on se rapproche du cheveu asiatique. Il en est le plus parfait exemple, et c'est aussi celui qui a le plus gros diamètre. Mais les cheveux européens présentent aussi ce type de structure.

ONDULÉS et **FRISÉS** : en allant du plus rond au plus plat, toutes les variations de l'ellipse formée par la tige capillaire coexistent (y compris sur une même tête !), selon les caprices du cheveu, dont le parcours peut aussi présenter des zones de torsion.

CRÉPUS La tige capillaire la plus plate est celle du cheveu africain, d'où les boucles extrêmement serrées qui le caractérisent. Pour faire la démonstration de ce phénomène, il suffit de penser à ce qui se passe lorsque l'on aplatit un ruban aux ciseaux pour le faire s'enrouler sur lui-même lorsque l'on fait un paquet cadeau.

Chacun son rythme !
Le record du monde de vitesse de pousse est détenu par le cheveu **asiatique** : 1,3 cm par mois, mais avec une faible densité. Il pousse droit, à la perpendiculaire du crâne.
Le cheveu **européen** pousse de 1,2 cm par mois, mais il est beaucoup plus dense.
Quant au cheveu **africain** (qui ne pousse que de 0,9 cm par mois), il progresse en vrille, parallèlement au cuir chevelu.

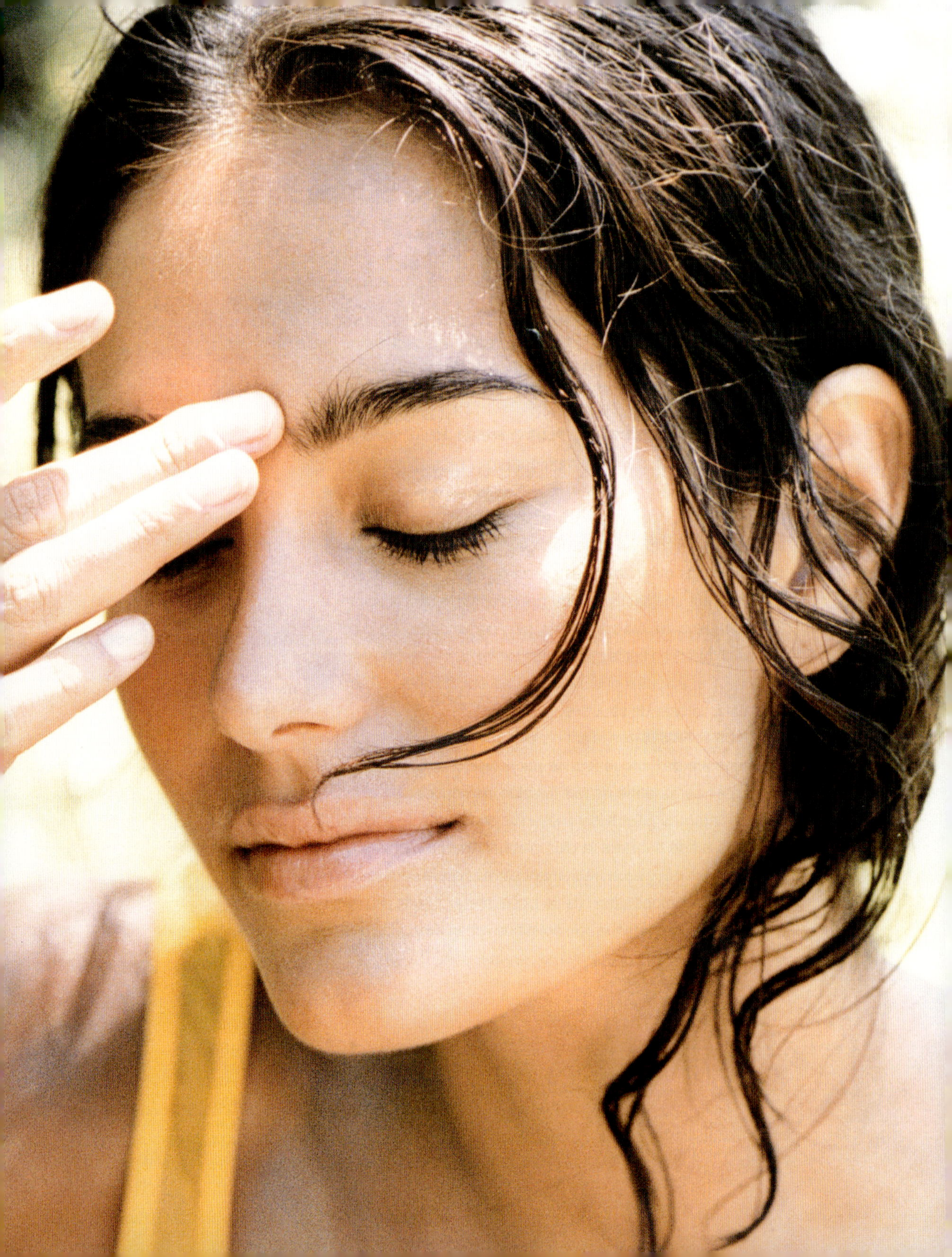

Beaux à 20 ans... et à tous les temps !

Reflet absolument fidèle de tous les cycles de la féminité, l'état de nos cheveux ne doit plus trahir notre âge. Car, pour eux aussi, les cures de jouvence font merveille...

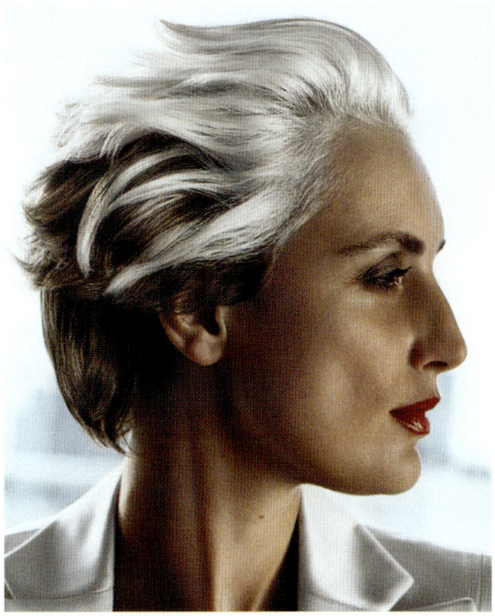

LES HORMONES MÈNENT LA DANSE Nos œstrogènes jouent un rôle clé : c'est leur présence à la racine, via des récepteurs hormonaux, qui fait que nos cheveux poussent plus vite que ceux des hommes. De la puberté à la prise de pilule, tout ce qui intervient dans notre balance hormonale a des conséquences sur la beauté de la chevelure.

À L'ADOLESCENCE C'est l'afflux d'hormones mâles qui est responsable des séborrhées – les cheveux trop gras, qui complexent tant les jeunes filles – et parfois de chutes ponctuelles.

AVANT (ET APRÈS BÉBÉ) Les somptueux cheveux des futures mamans sont dus à l'exubérance des hormones féminines, qui ralentissent le cycle de vie des cheveux. Les nouveaux arrivent, les anciens restent : une période euphorisante, pour la peau aussi. Mais à la naissance, elles relâchent leur vigilance et, du même coup, laissent tomber les cheveux préservés, que l'on peut perdre de façon spectaculaire juste après l'accouchement. Heureusement, la situation se rétablit après quelques semaines.

À LA MÉNOPAUSE Moins irrigués du fait de la baisse des hormones féminines, les cheveux risquent la chute. À condition d'être subtilement dosés, les traitements substitutifs, en tenant tête aux hormones mâles, enrayent le phénomène. Et les nouveaux soins anti-âge savent leur redonner corps et matière.

L'AVIS DU DERMATOLOGUE

Dans certains cas, on peut prescrire des traitements hormonaux en gel qui s'appliquent directement à la racine des cheveux.

Le futur en tête

Dans le secret des laboratoires se préparent les solutions de demain. Jean-Michel Sturla, Directeur coordination scientifique du Métier Capillaire L'Oréal Recherche, balise les pistes qui changent nos rêves en réalité...

UNE MAÎTRISE ABSOLUE DE LA FORME, le plus beau lissage miroir, avec un cheveu doux au toucher, qui reste souple, une chevelure à l'aspect vivant... et avant tout, la brillance pour toutes ?

C'est en route ! Vous avez un cheveu naturellement terne ? Vous l'aurez "naturellement" brillant. Un cheveu naturellement sec ? Vous l'aurez "naturellement" doux. Un cheveu naturellement plat ? On va vous donner un volume "naturel". Les cheveux rebelles ? Des boucles bien dessinées !

On va aller de plus en plus vers **des solutions soin indétectables... mais avec un résultat maximum** ! La star, ce n'est plus le produit, c'est son résultat. Et pour cela, la recherche est mobilisée sur tous les fronts. La femme est de plus en plus experte – et de plus en plus exigeante vis-à-vis de la performance des produits. C'est ce niveau d'exigence qui n'a jamais été aussi haut, qui entraîne le mouvement.

La tendance : augmenter au maximum la rémanence, la durée des effets.

En développant aussi la **dimension de plaisir**, avec des produits de plus en plus agréables et faciles à utiliser. On n'est plus dans la fonctionnalité pure, on va privilégier des textures fondantes, gourmandes...

Le cheveu va être traité comme une matière, la plus proche de la personnalité, avec une attente qui va bien au-delà de l'esthétique. Qu'il soit beau, bien sûr, mais aussi qu'il sente bon, qu'il soit agréable au toucher... **On fait appel à tous ses sens.**

L'AVIS DE PATRICIA PINEAU L'ORÉAL RECHERCHE

RETROUVER SA COULEUR NATURELLE ? Oui si la recoloration biologique devenait possible en réveillant les mélanocytes "endormis". EN MODIFIER LA FORME ? Possible grâce aux progrès de la génétique et de l'épigenèse, modulation des gènes par des facteurs environnementaux, tels que la nutrition. La grande étude SU VI MAX avait bien montré que l'alimentation influait sur la santé des cheveux, d'où les compléments nutritionnels à visée cosmétique. QUID DES PARFUMS ? Les civilisations anciennes parfumaient et nourrissaient leurs cheveux d'onguents... une piste à revisiter. ET LA COULEUR SANS COULEUR, pour iriser de bleu, doré ou carmin des cheveux bruns... LA SCIENCE ET LA TECHNOLOGIE réservent encore des surprises aux mains artistes des coiffeurs et aux hommes et aux femmes du monde entier.

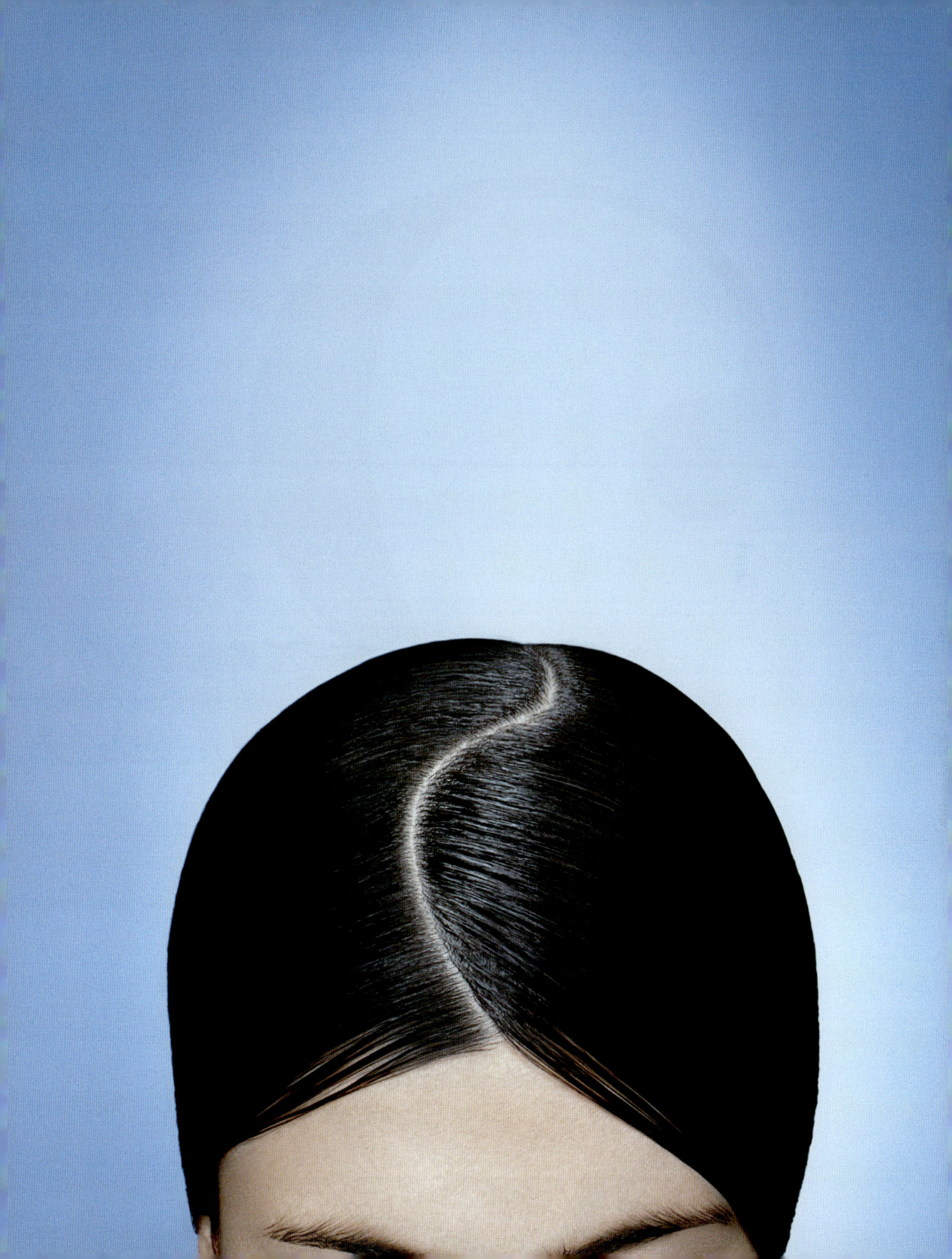

2

mes soins

TRAITEMENTS DE FAVEUR

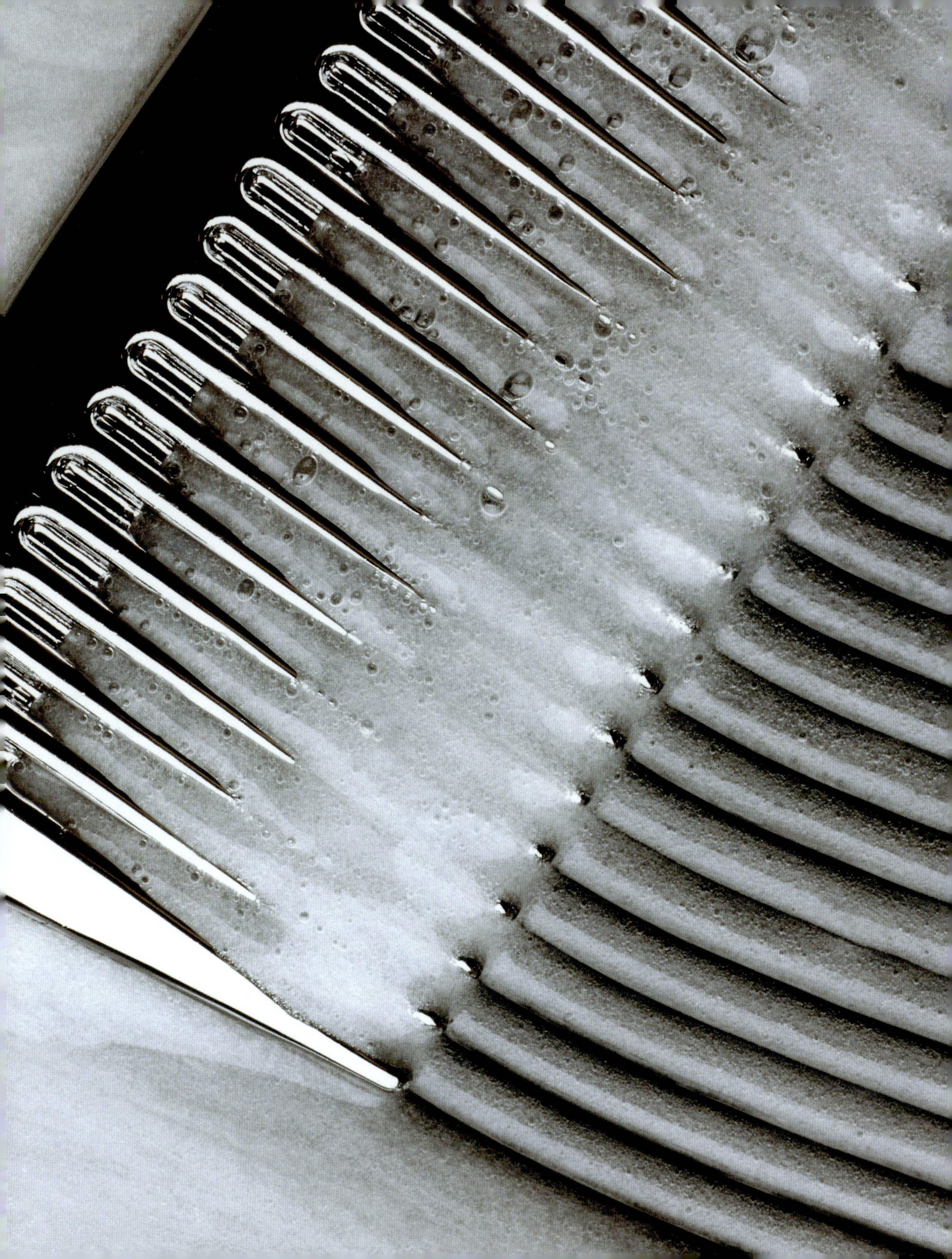

Leur faire
du bien,
au quotidien
respecter
leur nature.

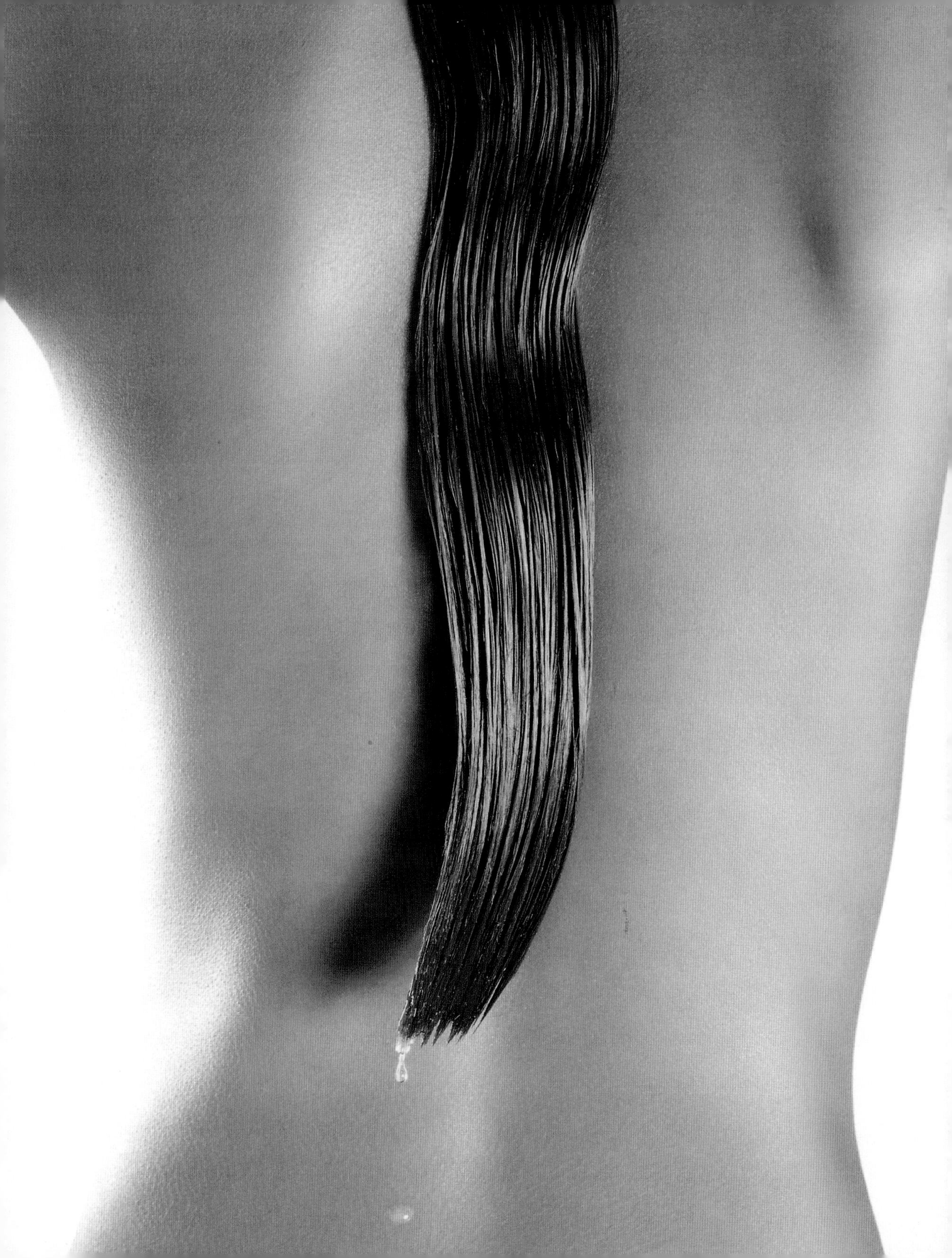

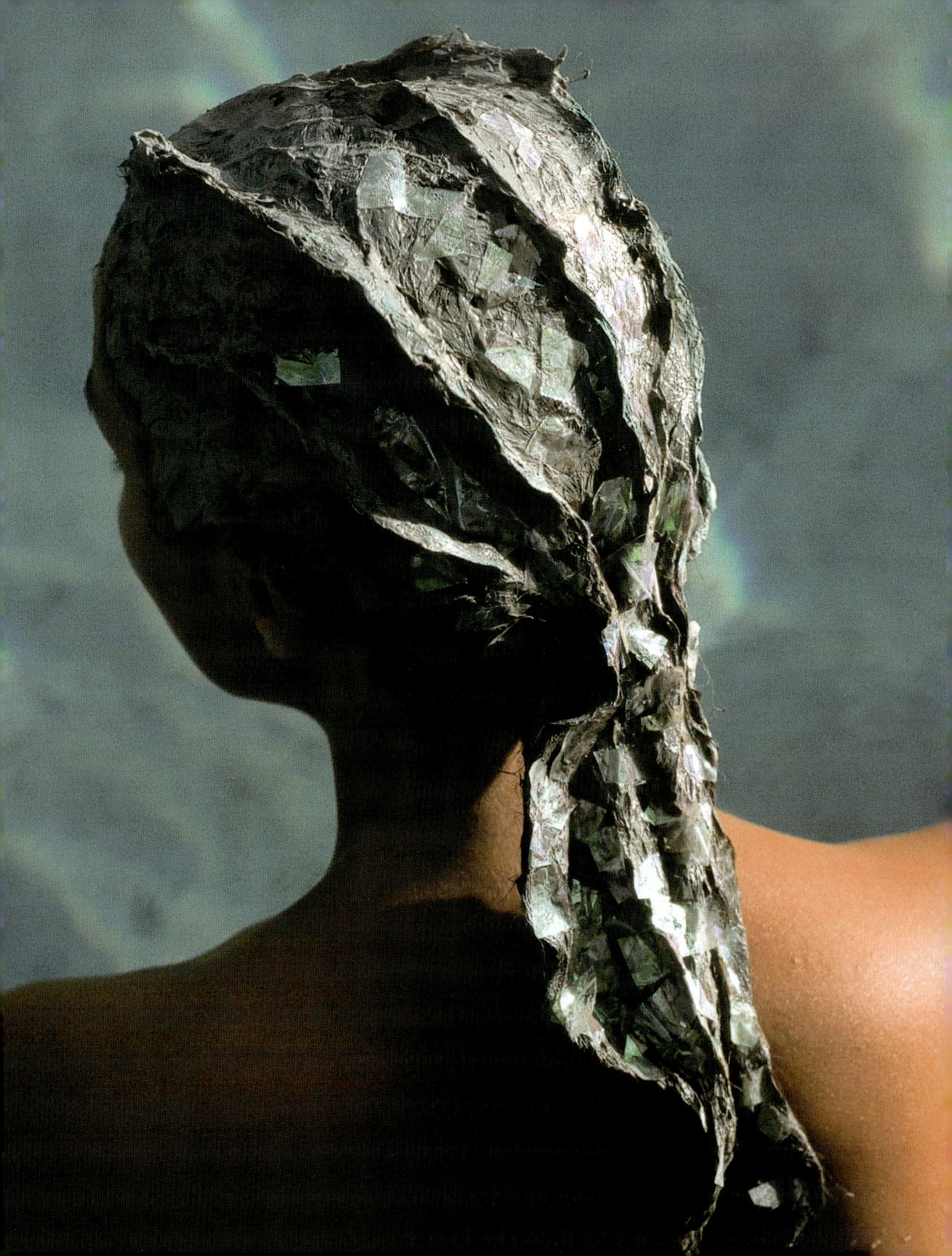

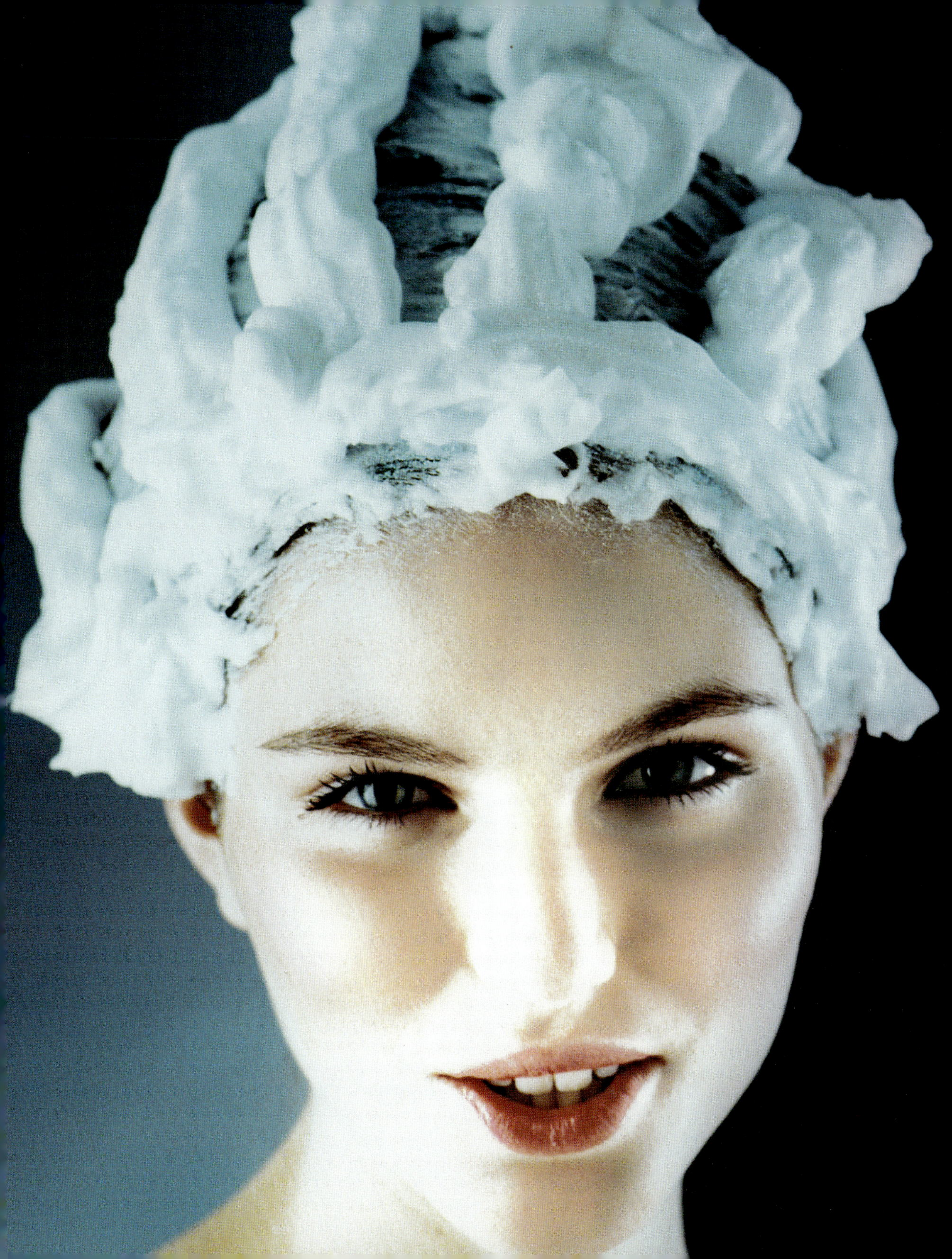

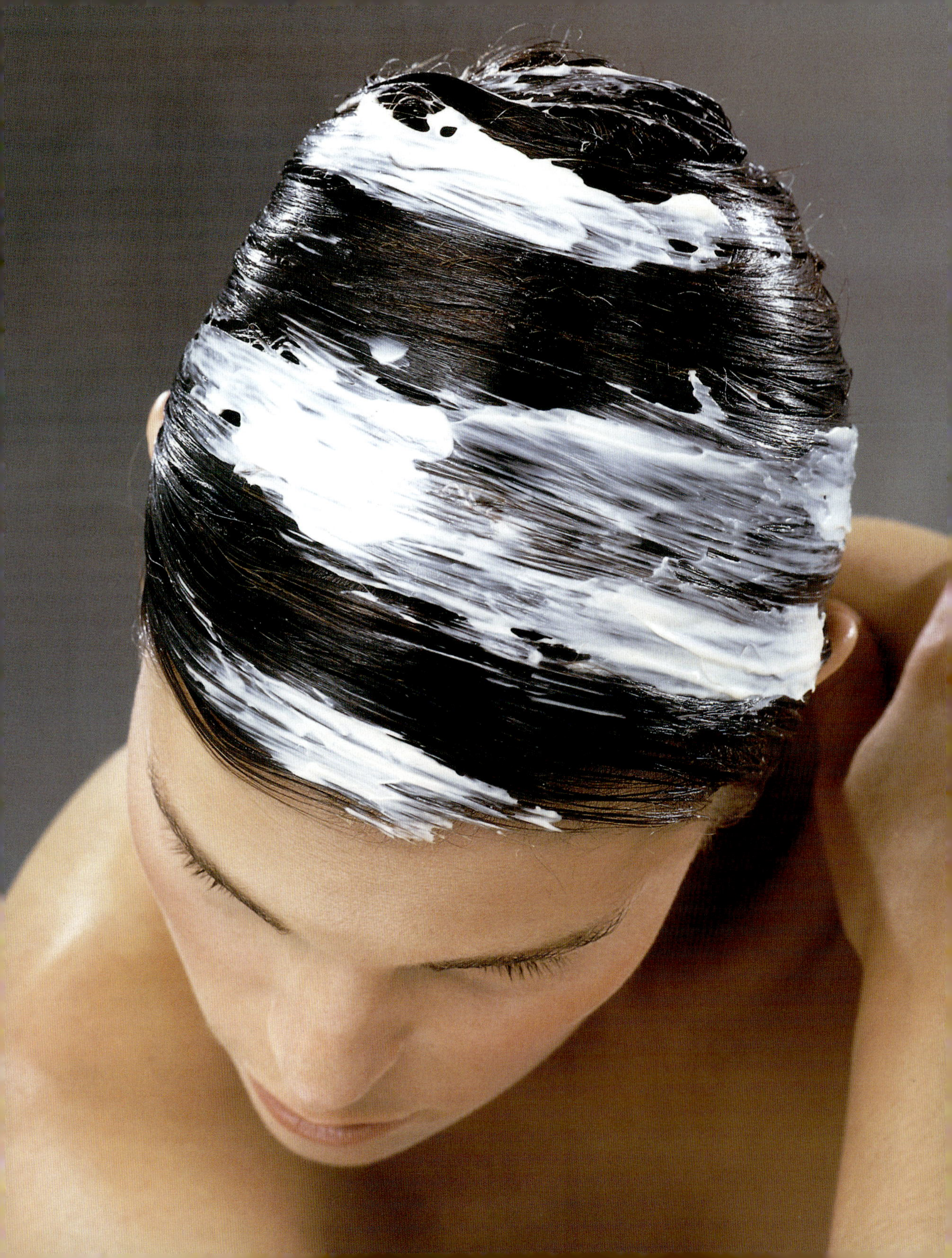

Réconforter sublimer réparer. En douceur

Beaux ... au sens propre

Du choix du bon shampooing à sa fréquence, de la qualité de l'eau à la durée du rinçage... le plus quotidien des gestes de beauté n'a rien d'anodin.

BIEN CHOISIR MON SHAMPOOING

Priorité à la **nature du cuir chevelu** (irrité, sec, gras), les pointes pouvant se traiter en après-shampooing. On peut aussi alterner avec une attente plus "beauté" (volume, éclat...).

Les nouvelles générations de shampooings deux en un, à base de tensioactifs, de céramides, de silicones et de polymères, cumulent des qualités cosmétiques indéniables, démêlent, adoucissent, lissent, gainent et rafraîchissent. Mais il ne faut pas forcer sur la dose, sous peine de surcharge à la racine.

Les **cheveux secs** ont soif de produits extra-doux (à éviter, les formules pour bébés surgraissantes, les tout-petits n'ayant pas de sébum !). Dans le cas de **cheveux gras**, qui se salissent vite, éviter les produits trop radicaux qui stimulent l'effet "rebond": le cuir chevelu (d'où part le sébum qui, en phase en surproduction, va migrer petit à petit sur le cheveu) ne doit pas être agressé, mais nourri et hydraté sans alourdir les longueurs. Les **cheveux mixtes** ont par définition une double attente, des formules douces pour racines grasses savent faire le grand écart. Pour les **cheveux colorés**, les formules spécialisées redonnent la cohésion des écailles et prolonger l'éclat. Les **antipelliculaires**, à alterner avec des formules plus neutres, ont des résultats spectaculaires.

QUELLE FRÉQUENCE ? Tous les jours, pour les accros ; mais avec deux shampooings et demi par semaine en moyenne en Europe, on est réellement passé de l'hygiène au soin. En revanche, ne pas les laver assez souvent entraînerait le risque d'asphyxie du cuir chevelu par accumulation de graisse, avec pour risque de ralentir la pousse, de favoriser les pellicules, voire des chutes. ▶

L'AVIS DU DERMATOLOGUE

La pollution est très néfaste pour le cuir chevelu : elle le sensibilise, des shampooings plus fréquents sont donc justifiés si l'on y est exposé. Mais il ne faut employer que des produits de bonne qualité, qui respectent la flore bactérienne du cuir chevelu.

Eau secours !
Trop dure, elle agresse la fibre capillaire. Si l'on n'a pas la possibilité d'installer un filtre ou un adoucisseur chez soi, un rinçage vinaigré (un bouchon dans 1/2 litre d'eau de source) aura raison des traces de calcaire.

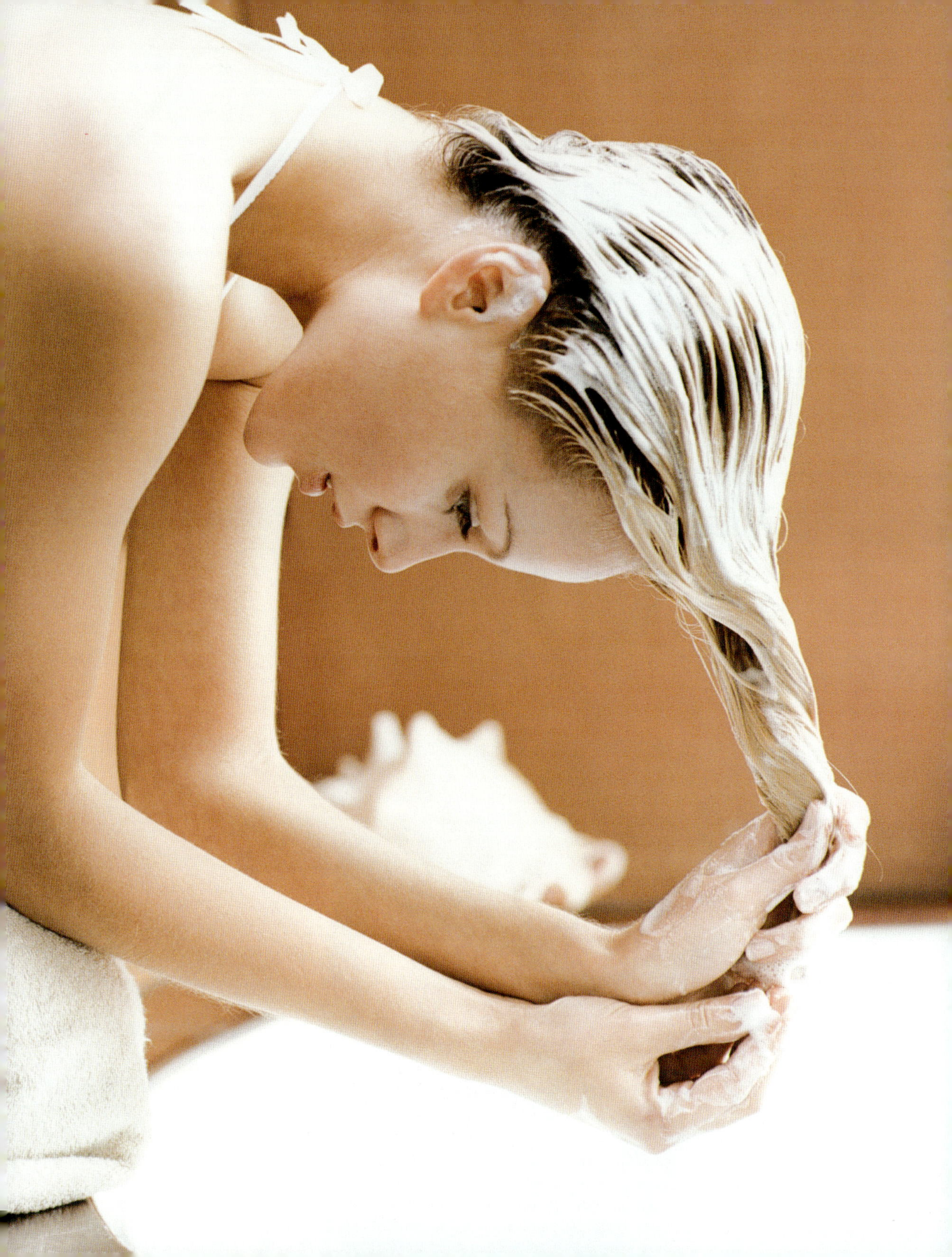

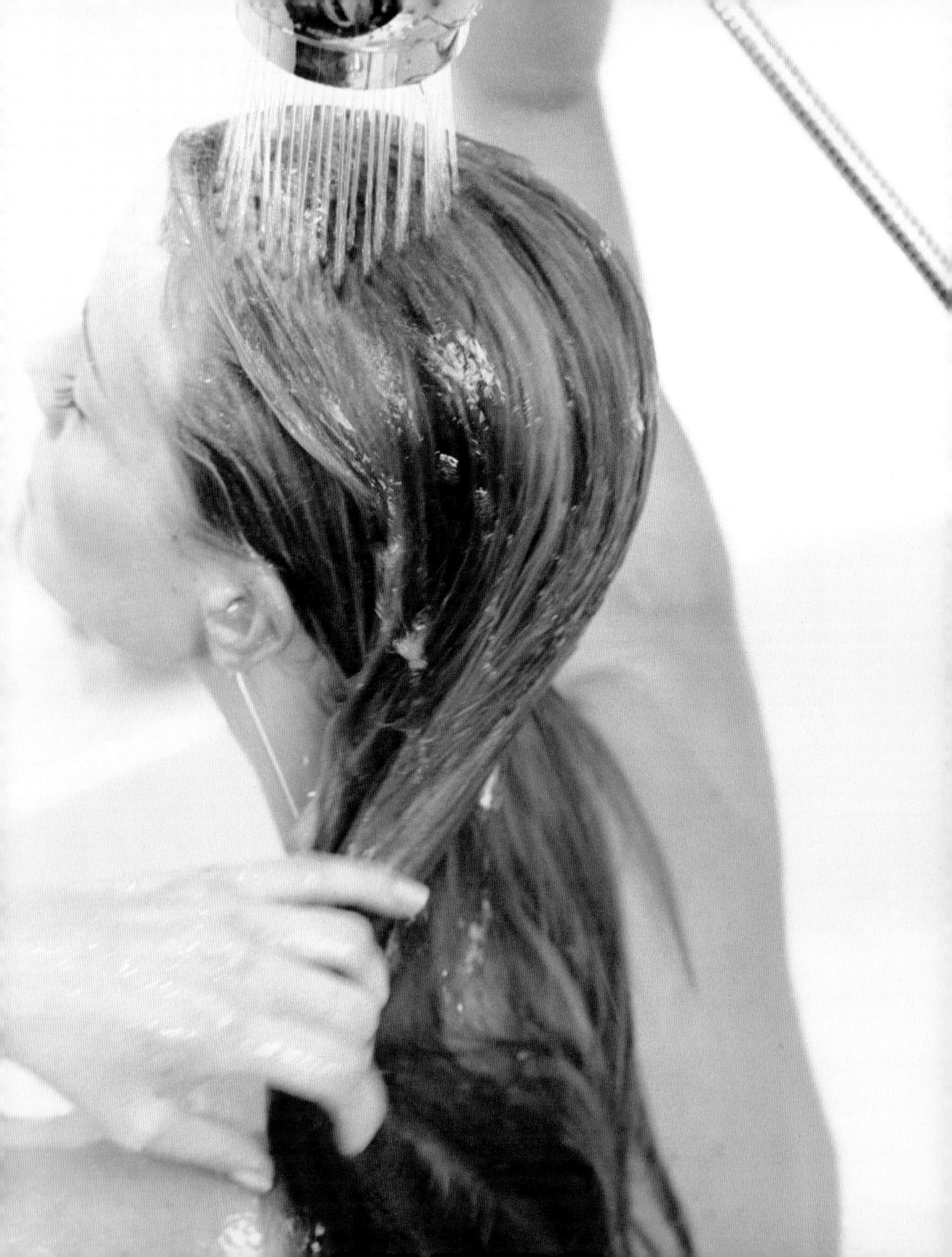

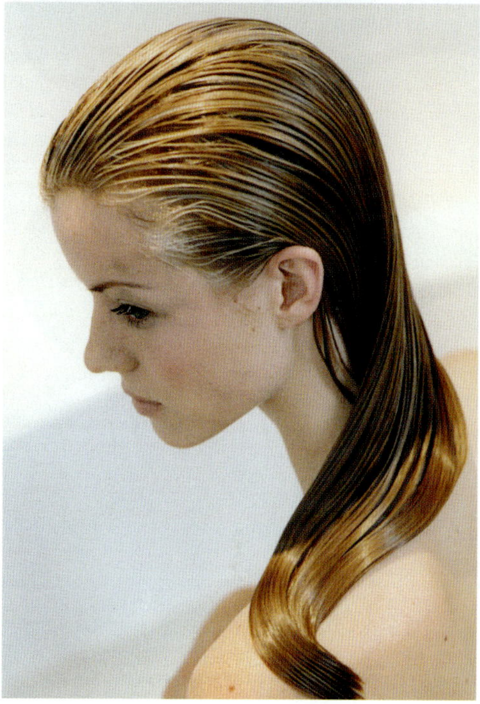

8 ÉTAPES CLÉS POUR DES CHEVEUX BIEN LAVÉS

1 **Brosser ses cheveux** avant de les laver facilite la pénétration de l'eau en éliminant déjà une bonne partie des impuretés et résidus de produits.

2 **Mouiller généreusement** et pas seulement en surface, la masse doit être parfaitement imbibée.

3 **Oser doser** ce n'est pas la quantité qui fait l'efficacité : au contraire, trop de produit peut amollir le cheveu. Une noisette à répartir en commençant par le cuir chevelu, en ajoutant de l'eau pour aller au bout des longueurs, mais sans les ramener sur la tête : cela risquerait de les emmêler, et ils seraient moins bien nettoyés…

4 **Masser sans frotter** (ça fragilise les racines) du bout des doigts, le cuir chevelu, pour le décoller, stimuler la circulation et bien émulsionner le produit.

5 **Une application ou deux ?** Il n'y a pas de règle absolue. Si on les lave souvent, une seule suffit. Cas particulier, les cheveux gras, le sébum empêchant de mousser à la première application : on préférera la renouveler. Et si les cheveux sont particulièrement exposés à la pollution, un premier lavage nettoiera les impuretés tandis que le deuxième s'attaquera au traitement du problème (pellicules, séborrhée…)

6 **La mousse** : preuve d'efficacité ? Un simple signal. On n'est plus à l'ère des décapants qui, soulevant les écailles du cheveu, le fragilisaient, le rendaient plus poreux mais aussi électrique.

7 **Rincer très longuement**, tête en arrière sous la douche, comme chez le coiffeur, en insistant bien sur les racines, jusqu'à ce que le cheveu crisse. C'est la seule façon de le débarrasser de toute trace de shampooing et qu'il reste propre plus longtemps. En outre, cela permet d'éliminer les cellules mortes … que l'on prend souvent, à tort, pour des pellicules !

8 **Un must : le filet d'eau froide spécial brillance** pour parfaire le rinçage n'a rien d'une légende. Il resserre les écailles (l'eau chaude, au contraire, ramollit la fibre).

L'ASTUCE D'ERIC PFALZGRAF (COIFF1RST)

• Il vaut mieux procéder en deux fois (deux petits shampooings plutôt qu'un grand), en utilisant d'abord un produit neutre, puis un shampooing traitant.

• Et vive la douche écossaise, qui passe du chaud au tiède, voire au froid (si l'on supporte) !

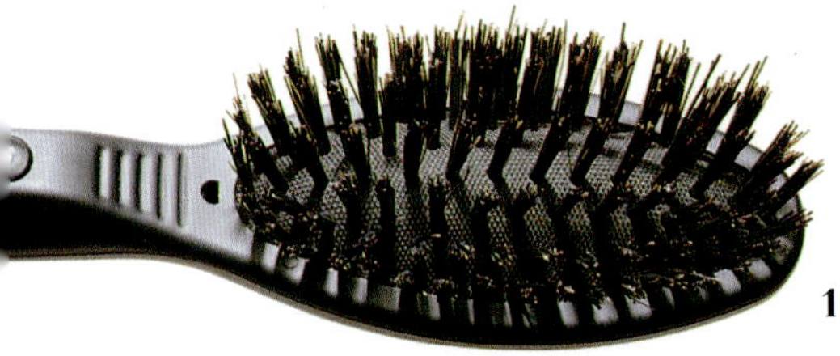

1

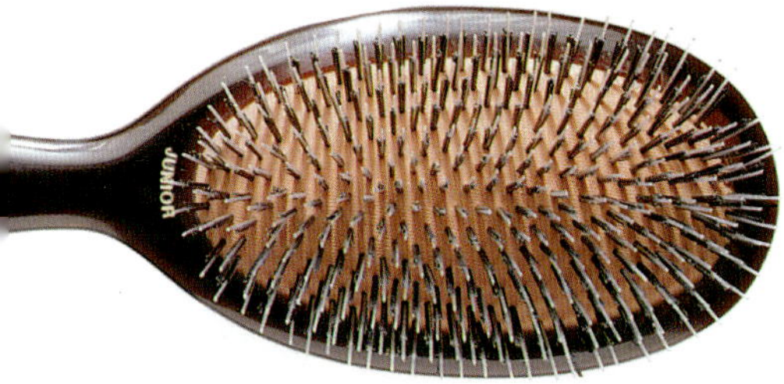

2

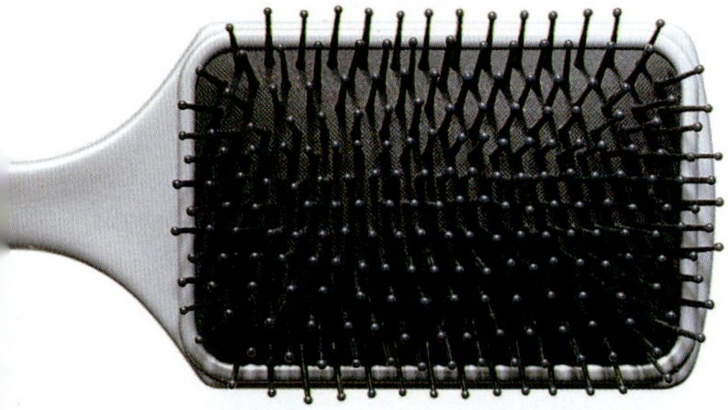

3

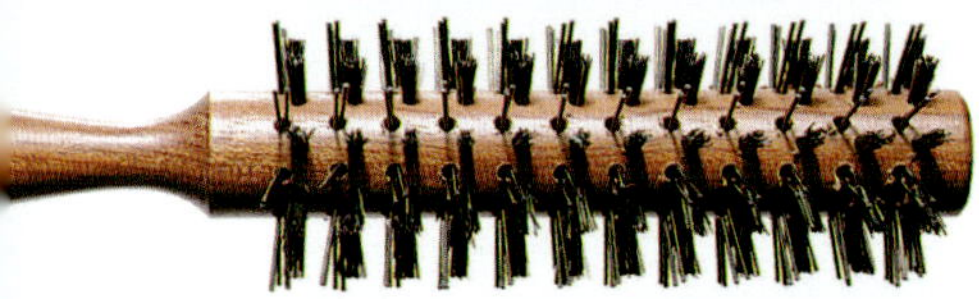

4

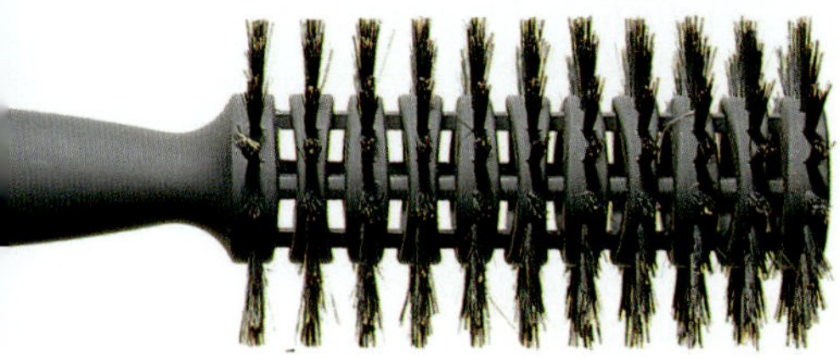

5

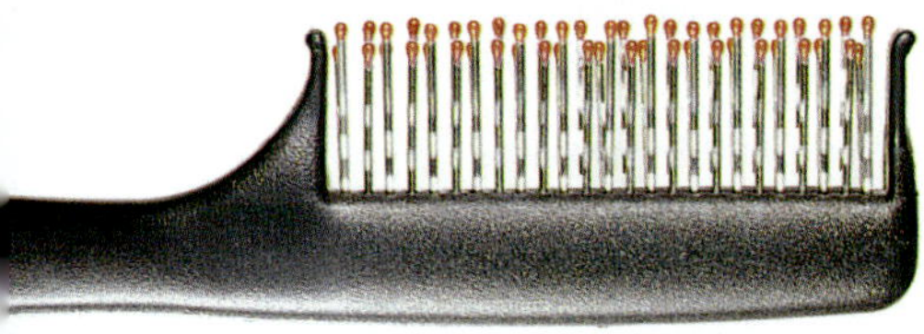

6

Accessoirement nôtres

Brosses et démêloirs, fers et séchoirs… des outils de pro pour une vraie stratégie beauté.

1 Toutes les brosses à base de poils naturels, comme ce modèle très pratique **en sanglier**, évitent les soucis d'électricité statique.

2 Le grand classique **à l'anglaise**, mélangeant Nylon et sanglier sur montage caoutchouc ultra-pneumatique : Mason-Pearson, la Rolls des brosses.

3 La **chérie des tops** : en tout synthétique, elle est spécialement dédiée aux cheveux mi-longs et longs.

4 Spécial **cheveux courts**, un mix de poils courts naturels synthétiques pour réaliser des brushings de pro.

5 Intéressante pour ses poils de sanglier traités **antistatiques** et son cylindre très aéré pour mieux répartir la chaleur pendant le brushing.

6 Des **dents d'acier** pour mieux crêper : imparable sur mèches bien séparées et racines crémées.

… et pour toutes, une hygiène parfaite !

Un petit bain hebdomadaire dans une dilution de shampooing neutre nettoiera brosses et peignes et les débarrassera des impuretés.

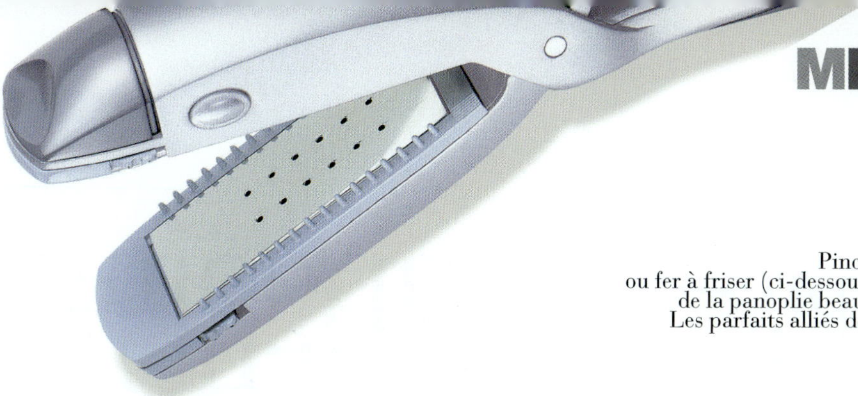

Pince à lisser (ci-dessus)
ou fer à friser (ci-dessous) des musts absolus
de la panoplie beauté des années 2000.
Les parfaits alliés des produits surdoués
d'aide au coiffage.

BROSSAGE MODE D'EMPLOI Le matin pour les remettre en forme et en plis après la nuit et **le soir** pour éliminer les produits coiffants et les poussières accumulées.

Le mythe des **100 coups de brosse** est à ranger au magasin des accessoires : abuser du brossage stimule en fait la production de sébum et peut faire fourcher les pointes.

COURS DE PEIGNE préférer les matières naturelles, comme la corne, le synthétique ayant tendance à les rendre électriques.

SÉCHER SANS DESSÉCHER

Se sécher les cheveux en réglant son séchoir sur **"froid"** évite l'agression thermique, tout en offrant un effet volume que l'on obtient difficilement à l'**air libre** !

LES VARIATIONS DE TEMPÉRATURE trop brutales font courir un réel danger à nos cheveux.

Un séchoir réglé trop chaud (à 100°, c'est déjà un danger) peut aller jusqu'à **faire bouillir l'eau contenue dans le cheveu** et commettre des dommages graves en faisant éclater les écailles.

FER À FRISER et **PINCE À LISSER** (indispensable pour l'effet miroir), sont à utiliser sur des cheveux absolument secs pour, là aussi, éviter le choc thermique.

BOUCLIER THERMIQUE Indispensable également : procéder sous le contrôle d'un produit **thermo-protecteur,** gage **d'un brushing sécurisé.**

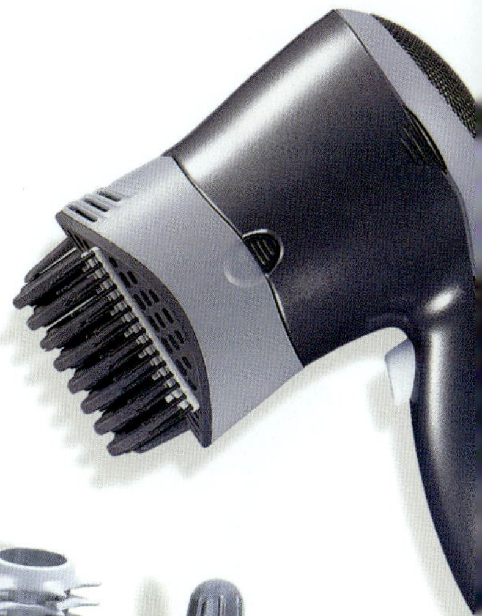

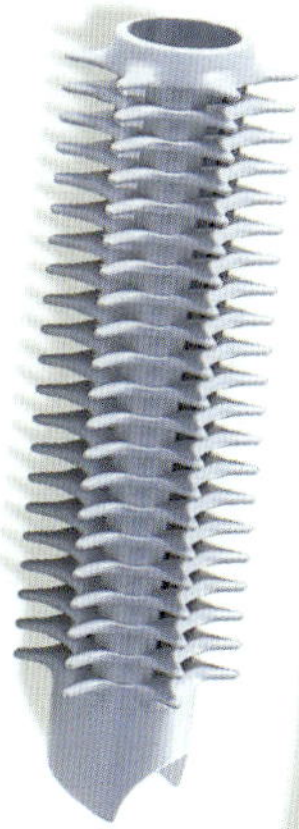

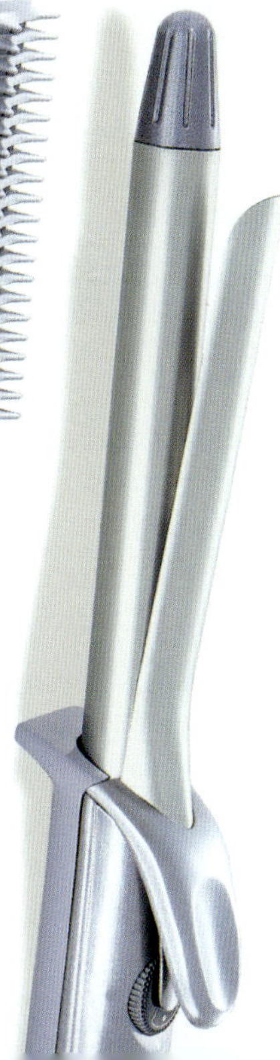

Après-shampooing ils en raffolent !

Nos cheveux sont gourmands. Une petite pause avant séchage corrige les effets délétères des eaux calcaires : la meilleure façon de leur donner tout l'éclat qu'ils méritent !

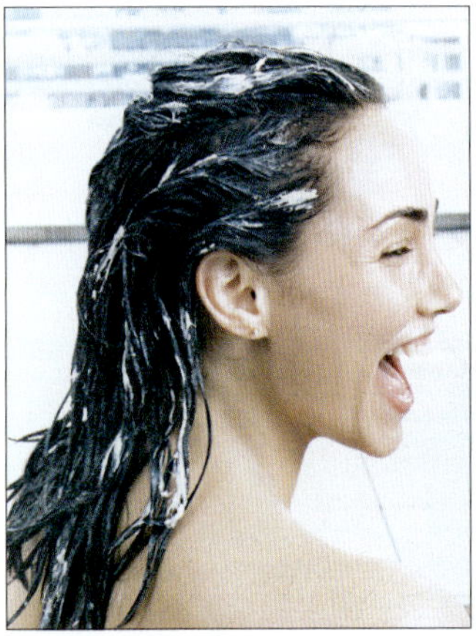

EMBELLISSEURS... SUR LA LONGUEUR

Les conditionneurs sont un vrai cadeau pour les longueurs. Ils savent à la fois nourrir les pointes, et apporter des solutions… brillantes. Des agents très spéciaux, à ne pas utiliser sur les racines, où le shampooing a déjà fait son travail, et qu'ils chargeraient inutilement.

Parmi formule et textures, on va choisir en fonction de son besoin du moment et du temps dont on dispose.

Lotion, spray, ils jouent leur rôle de **démêlant** en agissant sur les propriétés électrostatiques de la fibre capillaire : chargés de la même façon, les cheveux vont se repousser l'un l'autre.

Côté mousse : pour bien la répartir, la mettre directement sur le peigne, puis démêler les cheveux.

Côté masque, on est dans le cocooning absolu : des cheveux chouchoutés et qui vous le rendent bien, à condition d'avoir un peu de temps devant soi.

On est quasiment dans la nutrition. Il ne doit pas être trop léger dans la texture – sinon, on a l'impression que cela ne soigne pas – mais surtout pas alourdir le cheveu. Le temps de pause… est culturel. Selon les pays, et les habitudes locales, il peut aller de quelques minutes à… tout le temps qu'on veut !

L'AVIS DU COIFFEUR JEAN-CLAUDE GALLON

L'après-shampooing est incontournable. Même si l'on est pressée et que l'on n'a pas le temps de laisser poser, il vaut de toute façon mieux en mettre, quitte à le rincer tout de suite, plutôt que de ne rien faire du tout !

Un secret : la serviette chaude et humide (passée une minute au micro-ondes !) amplifiera l'effet bénéfique des actifs. Une fois la serviette retirée, dix minutes de pose avant de procéder au rinçage.

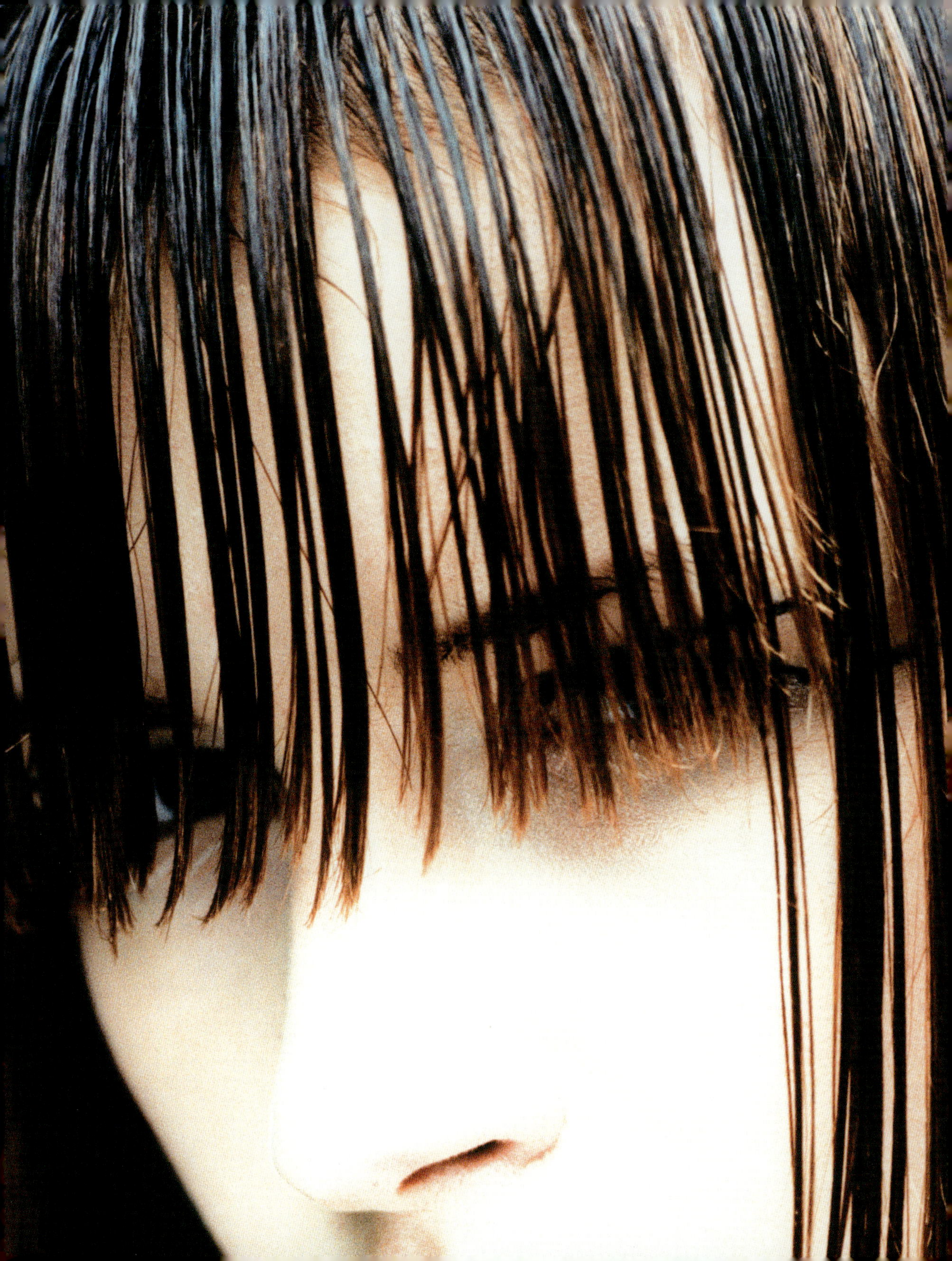

Le séchant sachant lisser

Avoir envie de mener des cheveux fous… à la baguette, pourquoi pas ? Démonstration en trois temps, trois mouvements !

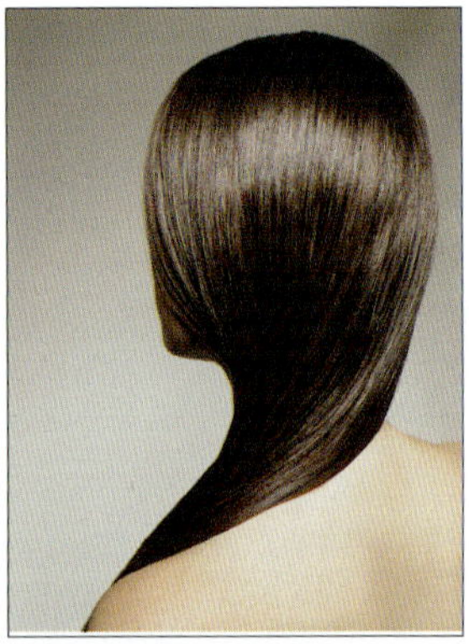

1 **DISCIPLINER** une chevelure un peu rebelle, rien de plus facile. Commencez par les peigner pour répartir un après-shampooing lissant sans rinçage qui va vous aider à obtenir l'effet de vos rêves, tout en apportant de la brillance.

2 **ESSORER** avec une serviette afin d'enlever le maximum d'humidité, puis pré séchez au séchoir. Vous pouvez vous servir de vos doigts pour continuer à dompter vos cheveux, en partant des racines pour aller vers les pointes. Quelques gouttes de sérum (lissant de 3 à 10 suivant la longueur) avant de peigner à nouveau.

3 **SÉCHER** à l'aide d'une brosse plate, toujours en allant des racines vers les pointes. Posez les mèches sur la brosse, poils tournés vers l'extérieur, en les "repassant" une à une, le séchoir tourné vers le bas pour suivre le sens du mouvement désiré. L'effet obtenu reste très naturel.

L'AVIS DU COIFFEUR

Pour assurer le maintien de votre effet lissé même si la météo prévoit des ondées, vous pouvez vaporiser un soin anti-humidité, garanti hydrophobe.

Le saviez-vous ?

Un brushing est, en langage scientifique, l'action d'exercer une traction sur un cheveu mouillé. On modifie ainsi les liaisons salines et hydrogènes en provoquant un glissement et un étirement provisoire des chaînes de kératine…

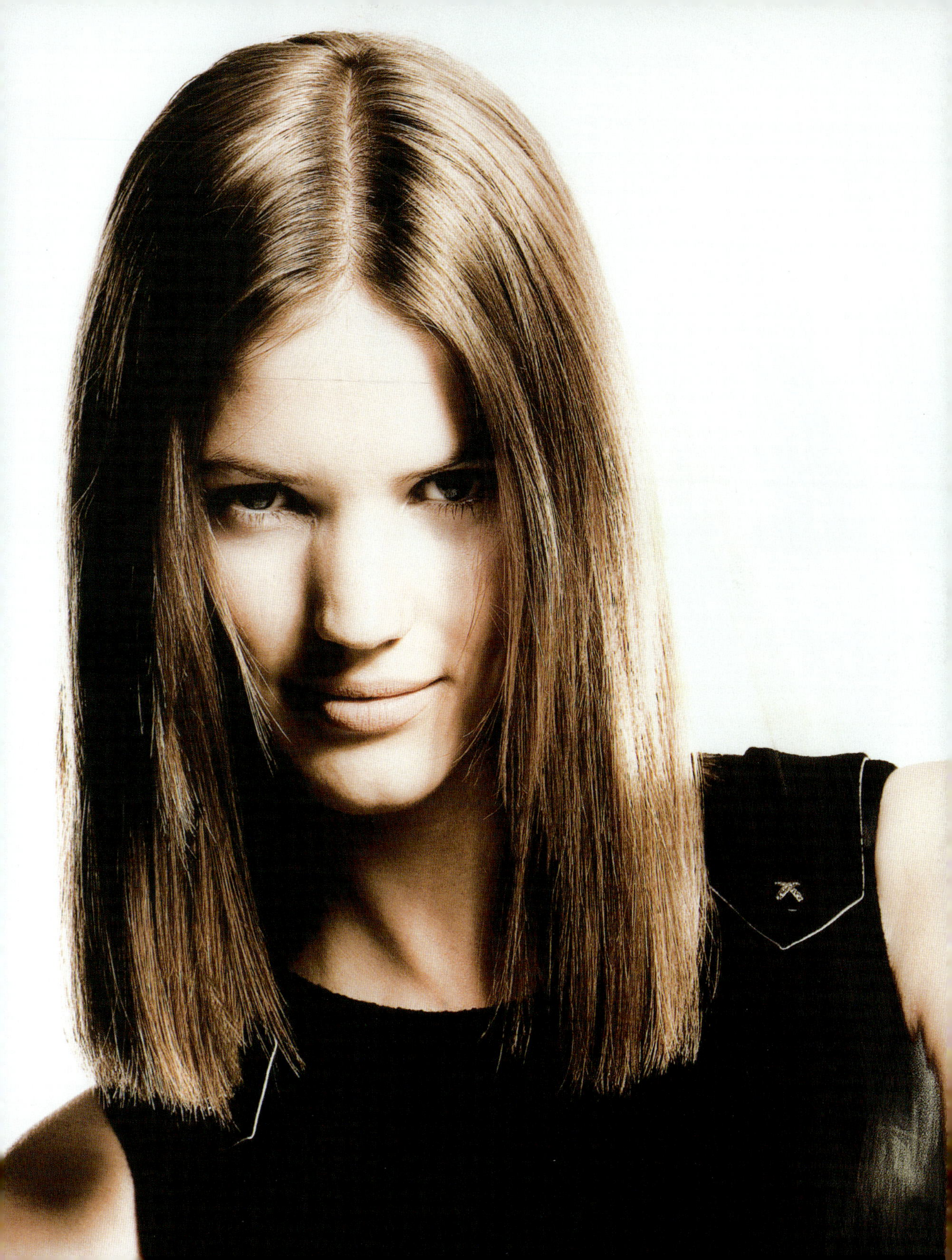

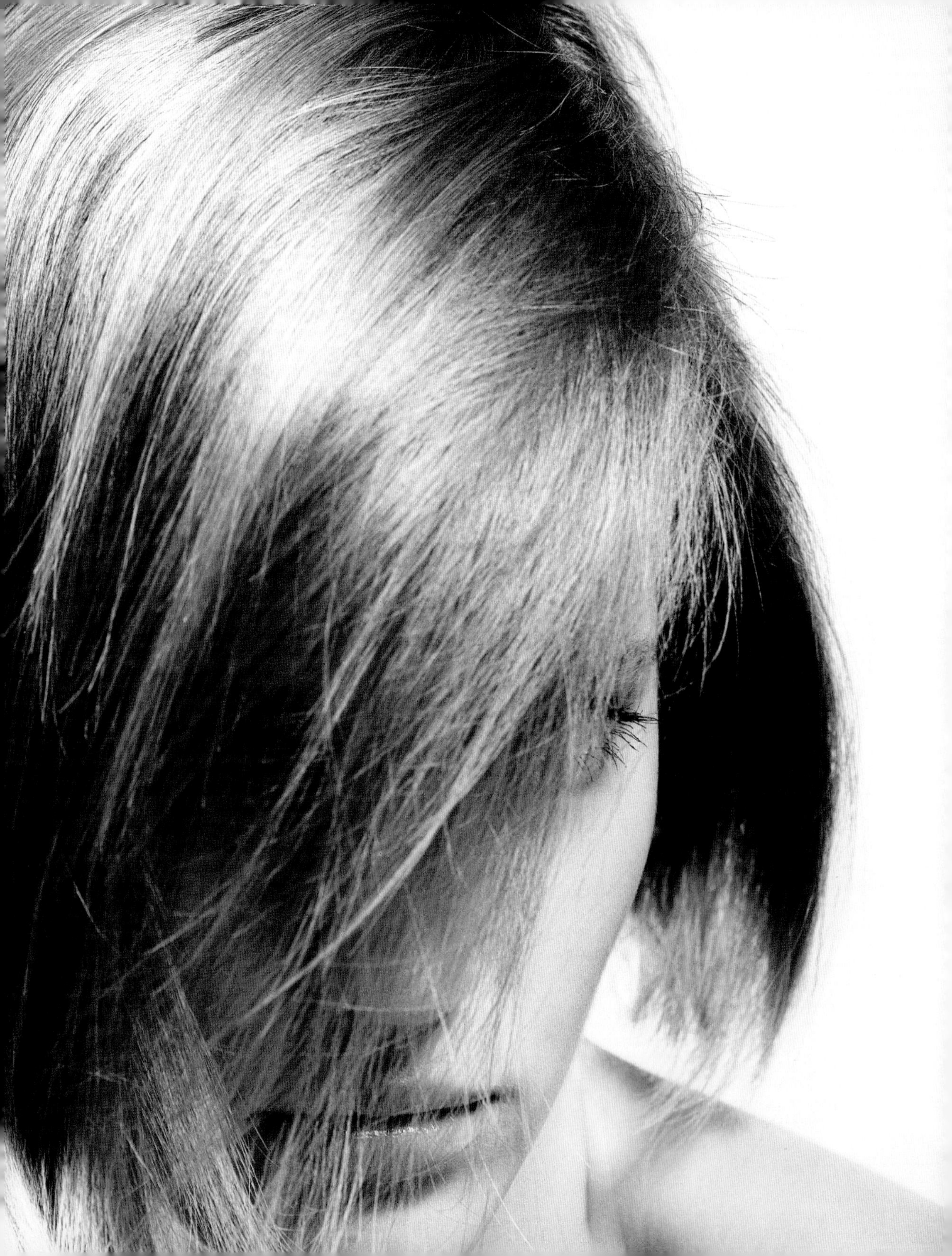

Soufflant : l'effet volume

Recette tonique pour toutes celles qui se plaignent de cheveux fins et plats à tendance grasse, et qui n'ont qu'une envie : un peu de légèreté !

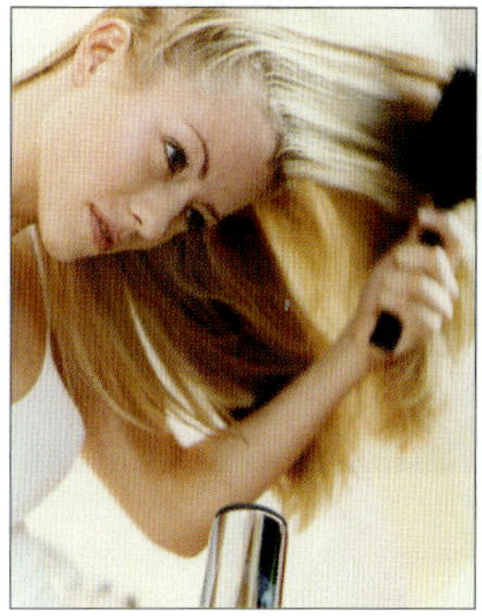

1 Après le démêlant (que vous aurez eu le soin de réserver uniquement aux pointes, pour ne pas risquer de graisser les racines), **MOUSSE volumatrice,** à appliquer au peigne, raie par raie, en redescendant vers les longueurs – sans abuser, là non plus, ce qui aurait l'effet exactement inverse de celui que vous recherchez.

2 **Pour réussir un décollage naturel des racines : FONCEZ TÊTE BAISSÉE** dans la célèbre tactique de séchage à partir de la nuque, qui entraîne vos cheveux à l'inverse de leur sens naturel. Trois mouvements : tête en bas, on remonte le séchoir de la base du cou au sommet de la tête. On recommence la même manœuvre de droite à gauche, puis de gauche à droite, pour contrarier l'implantation des cheveux au niveau de la racine et leur donner le bon volume. On secoue ensuite la tête énergiquement en envoyant l'air dans tous les sens.

3 Complétez votre œuvre au séchoir, après avoir vaporisé au spray volumateur. **Maintenir de grosses mèches en l'air** en faisant sécher le spray directement.

LE CONSEIL DE JEAN-MARC MANIATIS

Ne surtout pas frotter les cheveux qui, une fois mouillés et emmêlés, deviennent impossibles à coiffer. Ils doivent être secs à 70 % avant de passer au séchoir : les laisser reposer sous une serviette éponge a l'avantage de les pré sécher en évitant le traumatisme du séchoir trop chaud sur des cheveux gorgés d'eau. Limiter au maximum le temps de séchoir qui, contrairement aux idées reçues, fait baisser le volume !

Le succès en boucle !

Quel que soit le terrain de départ, une double démonstration : éblouissante !

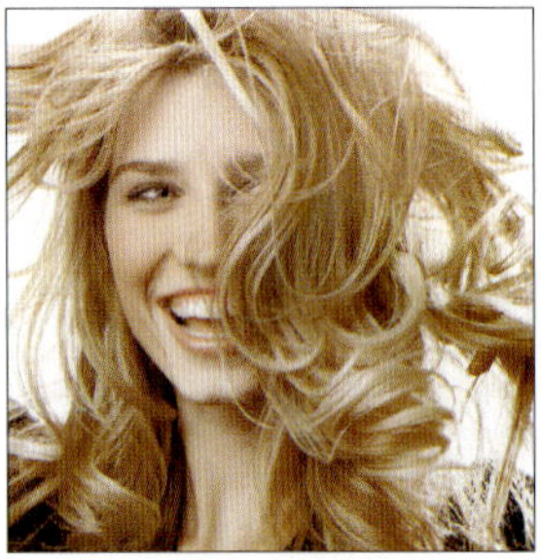

1 SUR DES CHEVEUX NATURELLEMENT BOUCLÉS ou permanentés : après-shampooing spécifiquement formulé pour apporter aux boucles, un supplément de tonus et d'élasticité. **Mousse spécialement formulée pour les renforcer, à cueillir** du bout des doigts et à poser un peu partout avant de la disséminer au peigne, puis de passer la main dans les cheveux pour les redessiner.

2 Essuyez le surplus de mousse avec une serviette, puis réglez le **séchoir, équipé du diffuseur sur la puissance minimum**. Commencez tête en bas, séchez du haut vers le bas, de la racine vers les pointes, puis relevez la tête en soutenant les mèches pour bien les placer et dégagez les boucles aux doigts.

3 SUR DES CHEVEUX RAIDES, une seule possibilité, **le fer à friser !** Sur des cheveux encore un peu humides, coiffant modeleur sur chaque mèche, avant de peigner soigneusement. On choisit la taille qu'auront les boucles en fonction de l'épaisseur de la mèche. On enroule sur le fer, une minute maxi. Quand toute la tête est bouclée, on laisse refroidir quelques minutes avant de vaporiser le produit de coiffage.

L'ASTUCE DU COIFFEUR

Si vous voulez que l'effet mousseux soit moins prononcé, attendez que l'ensemble soit bien sec pour appliquer le produit de coiffage. Allez-y en douceur : le fluide est beaucoup plus sexy que le figé.

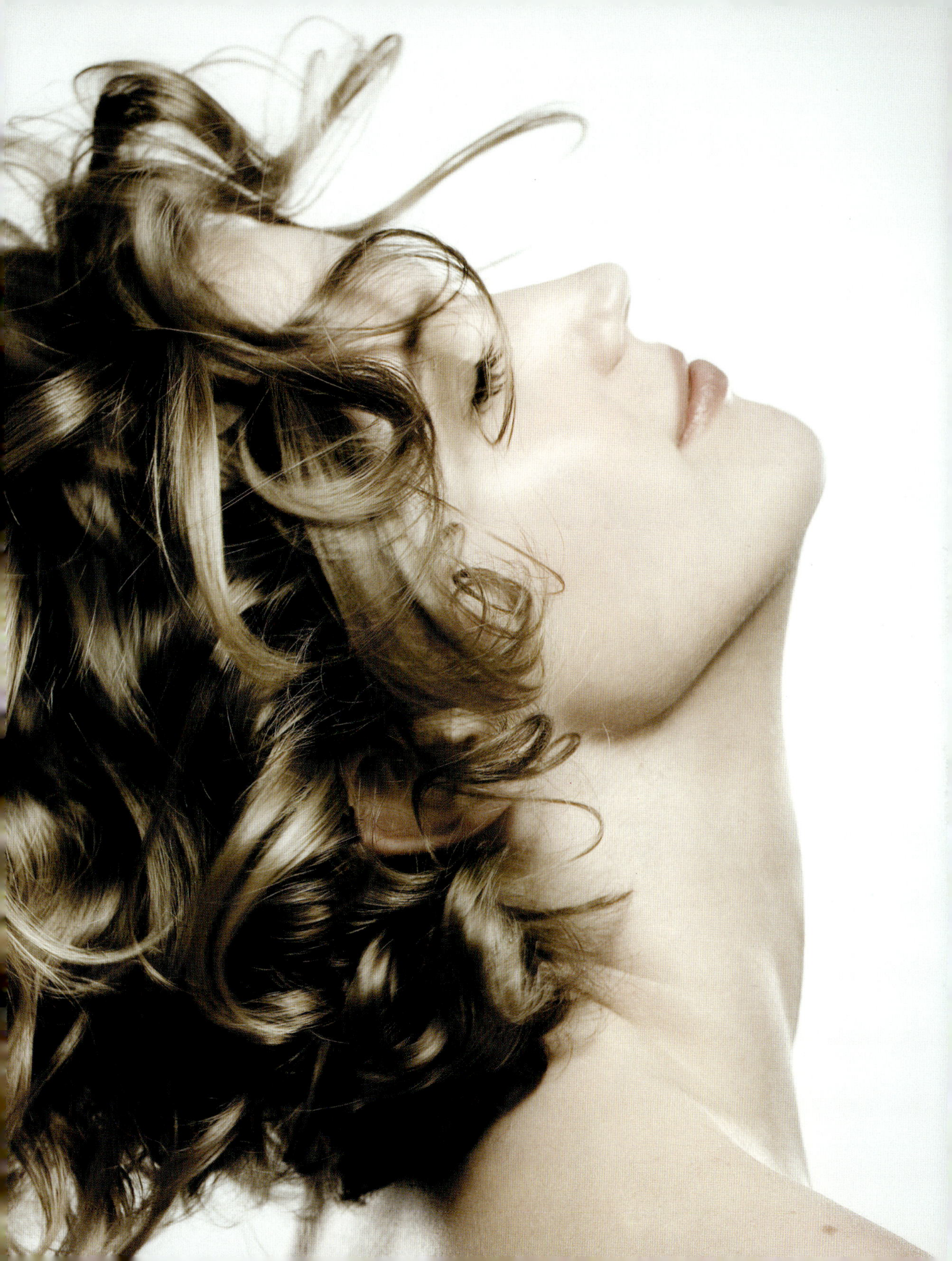

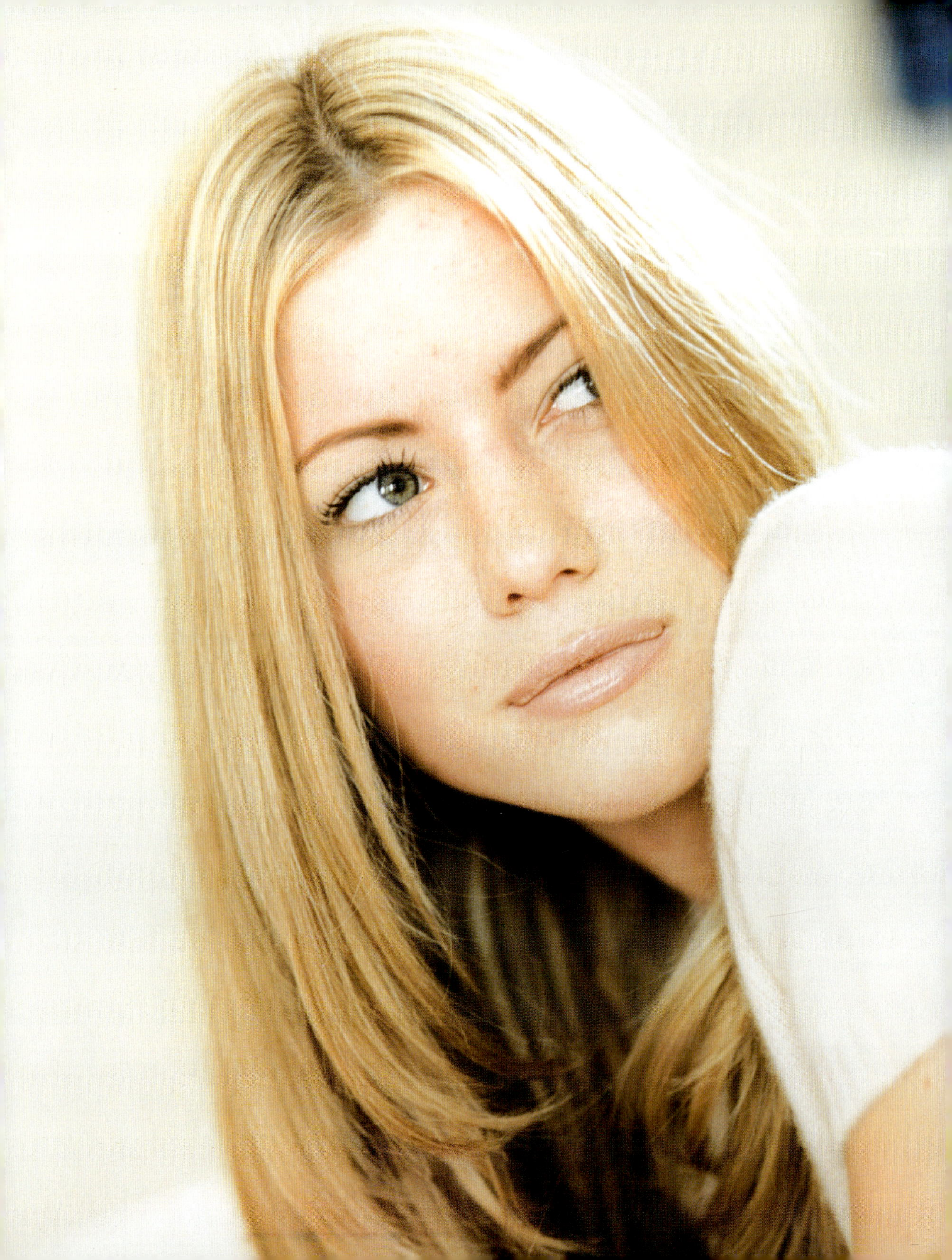

Le brush qui bluffe

L'importance du bon geste – et du bon accessoire : pour un problème qui revient en boucle : comment retrouver l'effet salon... à la maison ?

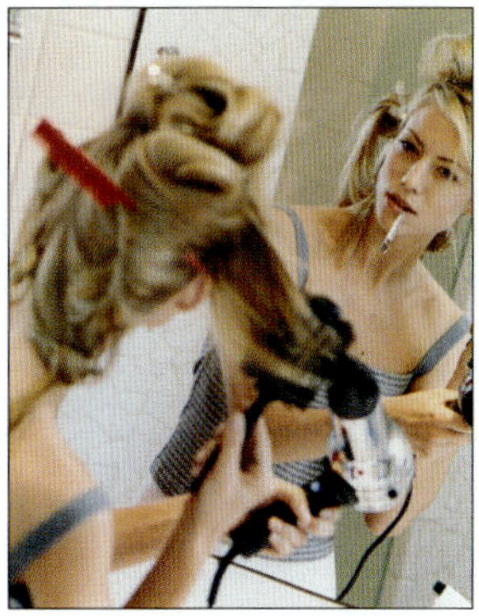

UNE VRAIE PRISE DE TÊTE ?

Pas évident de réussir un brushing maison. Entre le miroir qui vous donne une image "inversée", la brosse ronde qui s'accroche et qui refuse d'aller dans le sens souhaité, il prend un malin plaisir à nous contrarier.

MISE EN FORME EXPRESS

Le coup de patte du pro étant difficilement imitable, une solution pour faire illusion : les **gros rouleaux scratch**. La solution de sauvetage idéale quand on repasse chez soi avant une soirée, par exemple.

On pose sur cheveux secs, on vaporise un fixateur (léger !) et on laisse poser le temps de se changer et de se remaquiller.

On les retire à la dernière minute, on met en place avec les doigts, en effleurant à peine en surface au peigne, plutôt qu'à la brosse, et surtout pas en pénétrant la masse du cheveu : sinon, tout l'édifice risquerait de retomber un soufflé !

VERSION MIXTE (photo du haut)

Poser les rouleaux sur le dessus de la tête pour un maximum de volume, et procéder à la brosse et au séchoir pour les longueurs.

L'AVIS DU COIFFEUR

Les soins protecteurs, élaborés pour préserver la cuticule de la chaleur du séchoir, doivent être eux aussi parfaitement dosés : ce n'est pas la quantité qui, là encore, va être une garantie d'efficacité. En revanche, ils doivent être parfaitement répartis au peigne sur l'ensemble de la chevelure.

Effet miroir pour un éclat insolent

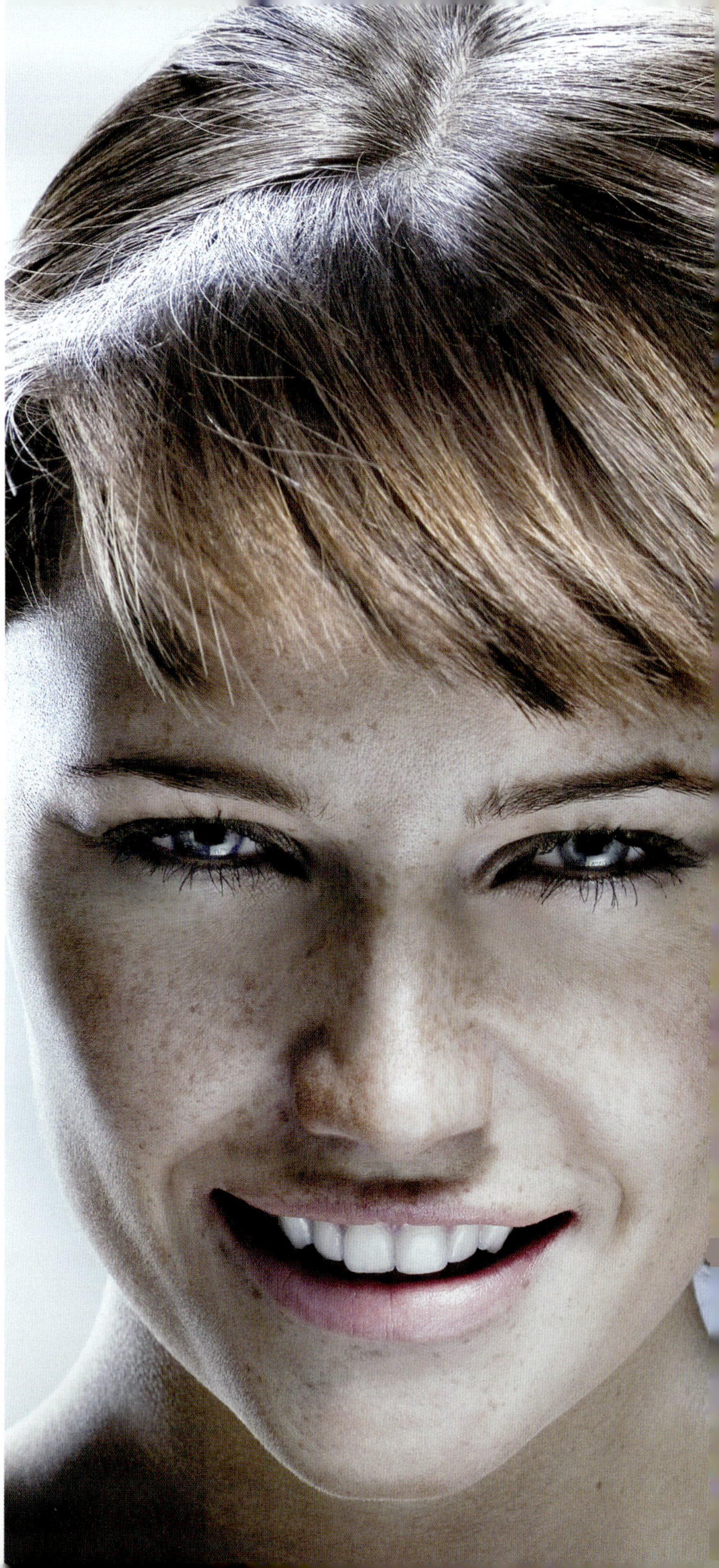

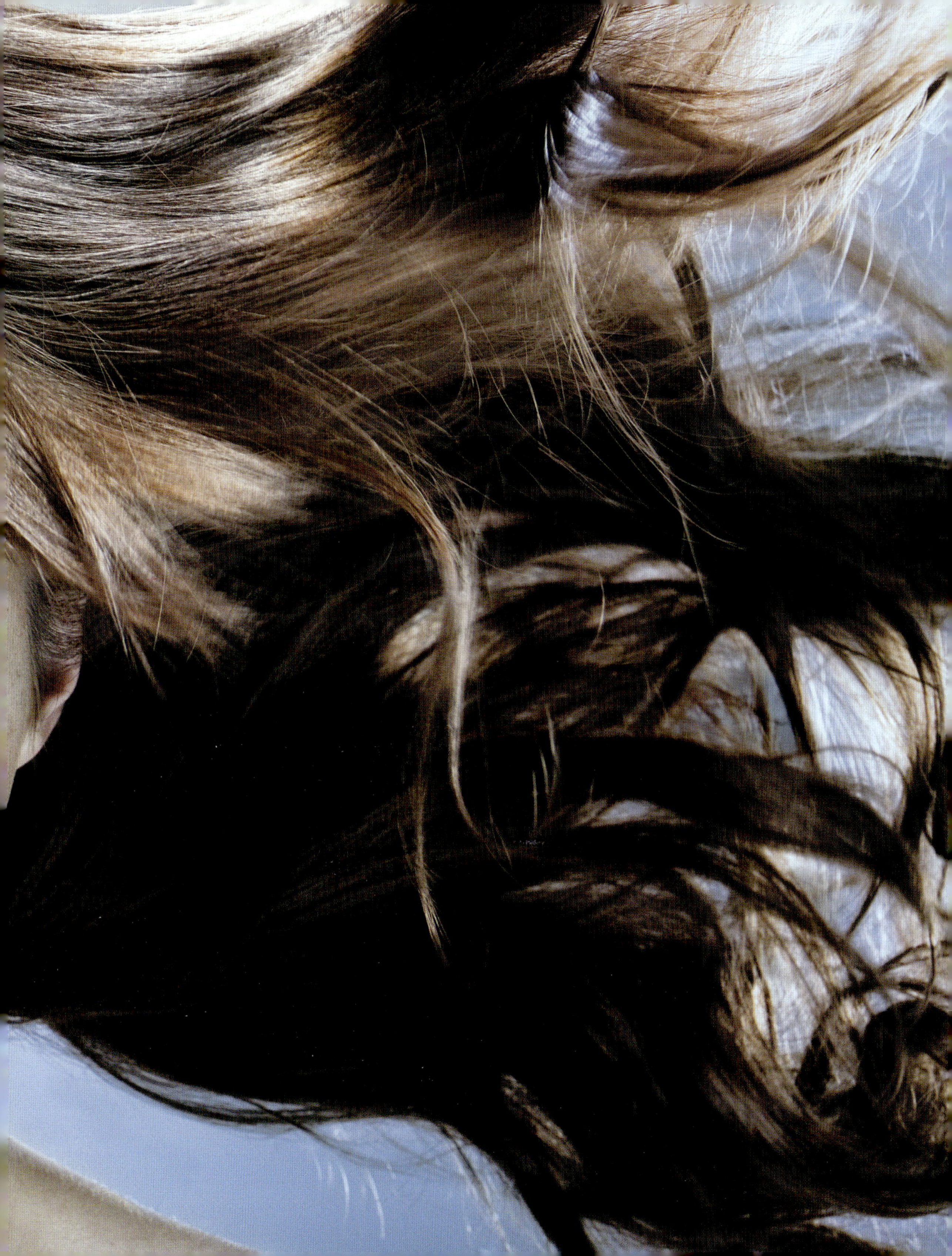

Échec au mat !

Des cheveux qui brillent sur tous les fronts ? Notre exigence N° 1 – et à juste titre : c'est la marque le plus évidente d'une belle qualité de la fibre capillaire.

VOTEZ ANTI TERNE ! Un cheveu mat est immédiatement perçu comme un cheveu en mauvais état : **le signe extérieur de bonne qualité du cheveu, c'est la brillance !**

C'est la preuve, non seulement que l'on fait attention à son apparence et que l'on prend soin de soi, mais aussi que l'on maîtrise bien l'utilisation des produits. En faisant bien la différence entre *wet-look* (aspect plutôt synthétique, pour des coiffages de courte durée) et brillance naturelle. Le cheveu est comme un tube, avec des écailles plus ou moins jointives, plus l'on s'éloigne de la racine, plus ces écailles se soulèvent et moins il brillera… puisque ce sont ces petits accidents de surface qui vont empêcher la lumière de bien se réfléchir.

LE RÉGIME BEAUTÉ Une alimentation équilibrée (acides aminés, sucres, acides gras essentiels, vitamines, minéraux, oligo-éléments), est indispensable à la synthèse de la kératine. Ainsi les régimes provoquent-ils souvent des carences en éléments nutritifs indispensables à la beauté du cheveu, en particulier en acides gras essentiels (présents dans les huiles végétales), en minéraux et en vitamines solubles dans les huiles. Ce qui explique que, dans le cas d'un régime draconien, les cheveux perdent leur éclat et se fragilisent. Mais, à l'inverse, l'excès de graisse peut entraîner une surproduction de sébum.

EFFET GLOSS : comme un film !

On peut aussi ruser et obtenir le maximum d'effet en un seul geste : un spray qui va auréoler les cheveux, qui apparaissent comme gainés d'un halo lumineux.

L'AVIS DU DERMATOLOGUE

Compliments aux compléments ! Vitamines B5 et B8, acides aminés soufrés, acides gras essentiels, extraits d'huiles végétales : ils donnent un vrai coup de pousse aux cheveux… comme aux ongles !

Citron précieux En bon acide de fruit, il assure un maximum de brillance : l'effet miroir est dû au fait que son action resserre les écailles. Il a aussi le bon goût d'éliminer (comme le vinaigre) toute trace de calcaire déposé par l'eau et qui ternit la fibre : les recettes de grand-mère ont tout beau !

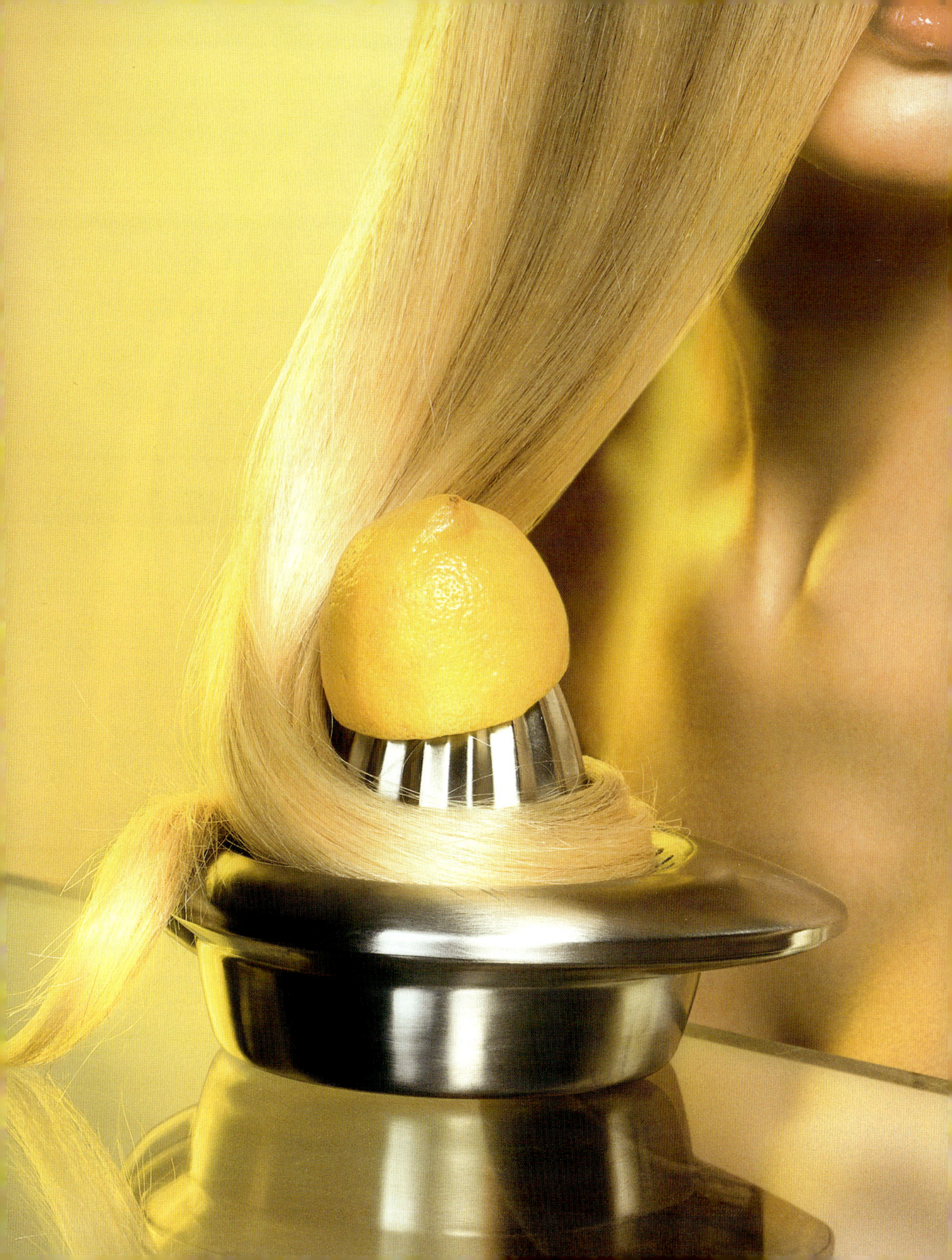

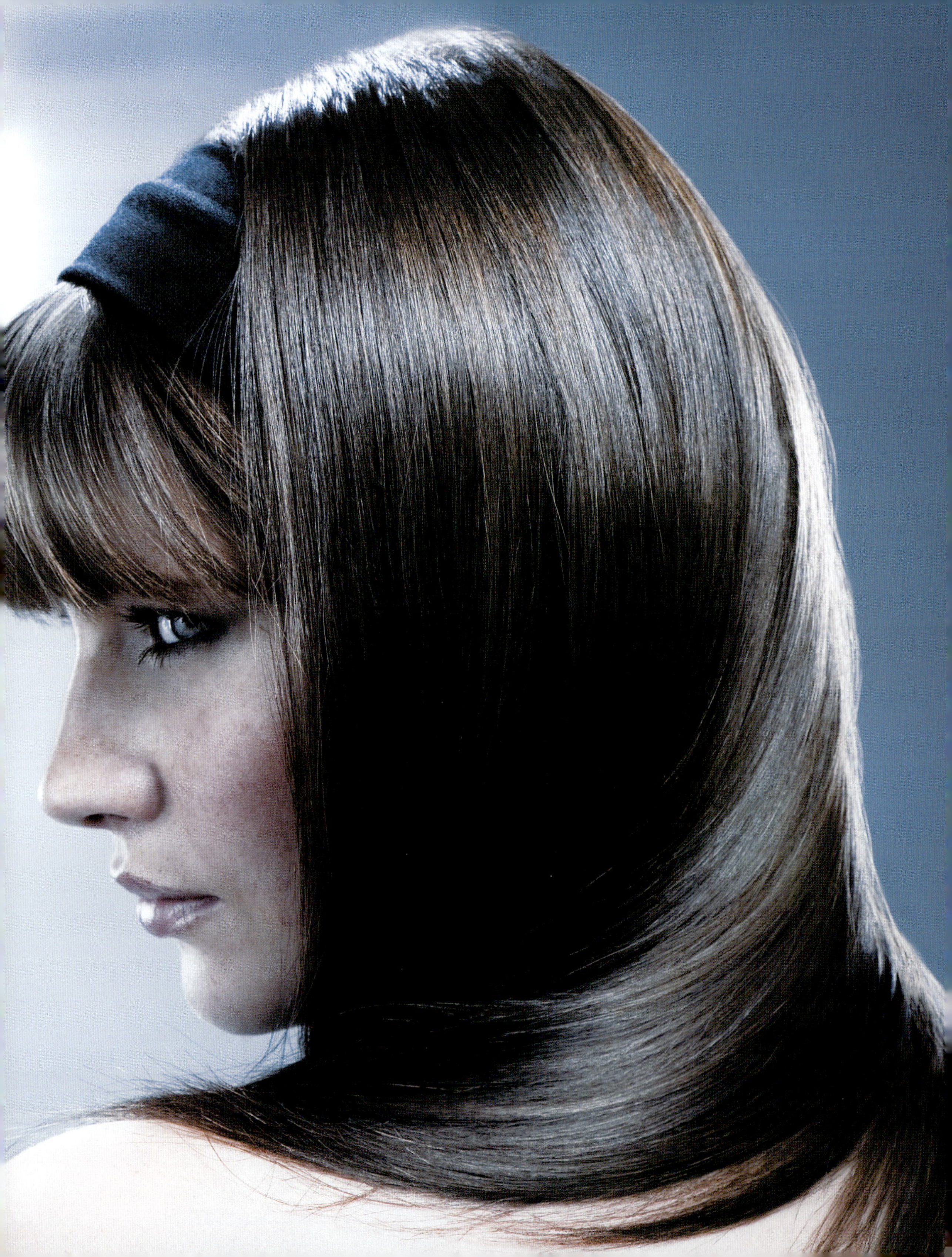

Ooooh… liiisse !!

La "nappe" est "le" résultat cosmétique le plus recherché… Or, plus l'on souhaite un aspect naturel, plus l'on doit déployer des trésors de professionnalisme et s'appuyer sur des produits sophistiqués.

UN LISSAGE IMPECCABLE s'opère en deux temps : il s'agit d'abord d'"alourdir" la chevelure pour la dégonfler et la nourrir pour **retrouver la cohésion des écailles** sur toute la longueur du cheveu, afin d'assurer un effet lissé optimal, mariant à la fois la brillance et la maîtrise du volume, comme en Asie, où l'on rêve d'un rideau de cheveux… un rêve de plus en plus partagé. Celle de cette image au ralenti sublime où un éventail de cheveux lississimes glisse… et se replace souplement le long du visage.
Explications et solutions.

À LA MAISON : shampooing assouplissant, pose d'un **masque hydratant** et lissant. On présèche, avant de lisser suivant les besoins, sur brosse lissante ou pince à lisser (voir ci-contre) pour un résultat nickel, mais à ne pas renouveler trop souvent si vos cheveux sont colorés… et sans oublier le réflexe qui sauve : le produit thermo-protecteur !
CHEZ LE COIFFEUR, des techniques longue durée, incomparablement efficaces… avec consultation à la clé.

L'AVIS DU COIFFEUR

Le lisseur céramique ou pince à lisser est en train de devenir un allié incontournable pour les accros de l'effet impeccable. La céramique a l'avantage de donner un séchage très régulier. Il faut juste ne pas omettre de bien laisser refroidir, afin que le mouvement soit gardé en mémoire par le cheveu.

À fond sur le volume !

Les cheveux fins n'ont qu'une obsession : monter le volume ! Tout pour donner corps à leurs rêves d'ampleur !

Un cheveu fin, c'est superbe... sauf que l'on a toujours envie de ce que l'on n'a pas ! Pour obtenir le volume (en tête de nos préoccupations) on va de plus en plus vers la "**corporisation**" – au-delà de la nutrition, il s'agit réellement de redonner un support à la chevelure, à coups d'après-shampooings sans rinçage, de mousses, de produits d'aide au brushing... dont on doit voir l'effet, mais pas déceler la présence, ni à l'œil, ni au toucher. Ce sont des produits qui vont littéralement redonner du corps au cheveu le plus raplapla.

Lotion : sur les racines brosse ronde et séchoir...

Spray de finition : pour peaufiner des détails

LA VAGUE DES ROULEAUX : une solution idéale pour les nulles en brushing, rien à voir avec la mise en plis sixties ni les bigoudis de grand-mère. Les rouleaux scratch complètent idéalement le séchage tête en avant et le produit coiffant (spray ou mousse : voir page 47).

L'AVIS DU COIFFEUR BERNARD FRIBOULET

Quatre gros rouleaux sur le dessus de la tête : l'astuce parfaite pour monter le volume et éviter le "trou" disgracieux qui sépare les cheveux dès qu'on a le dos tourné et un épi mal placé !

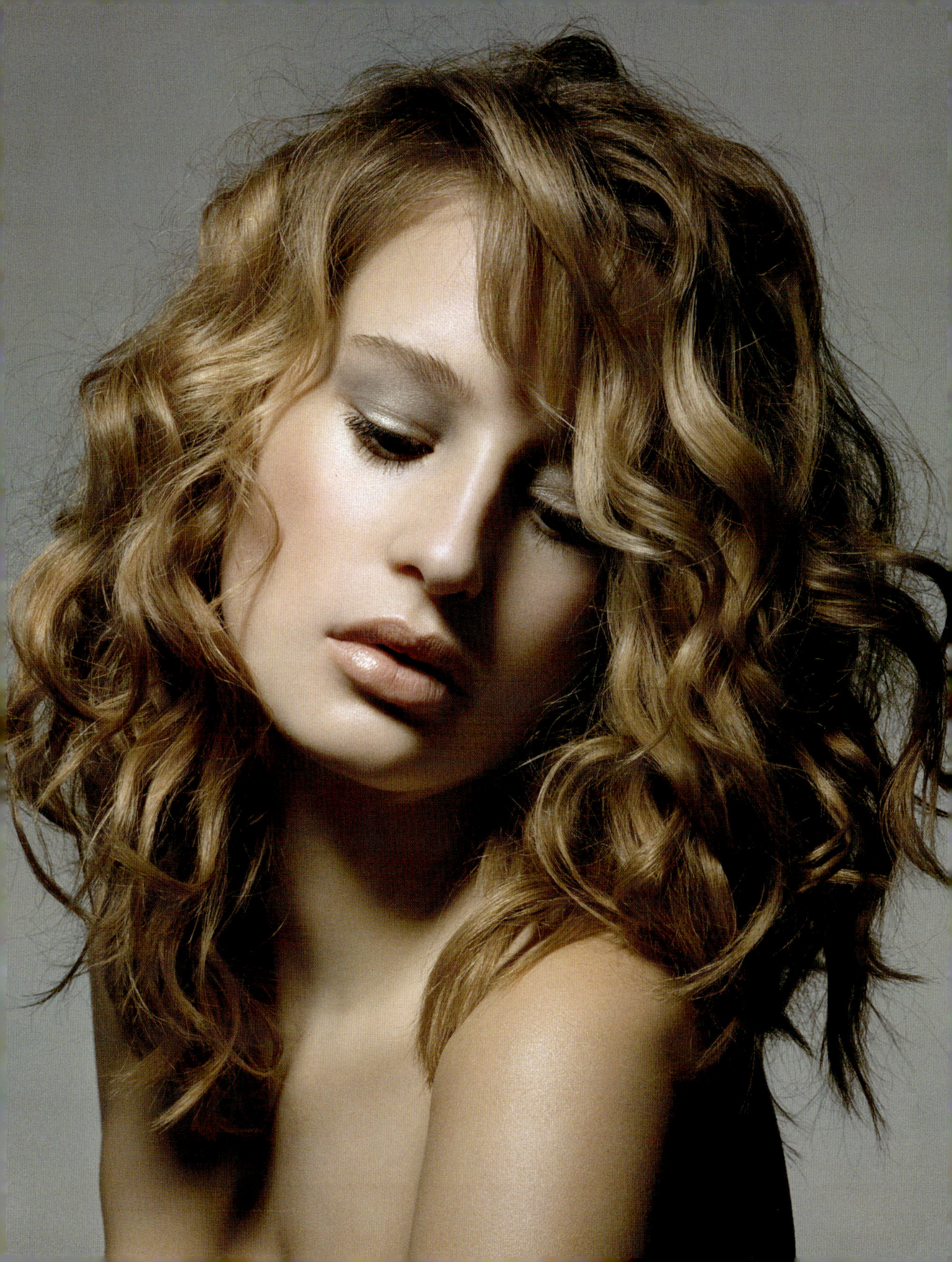

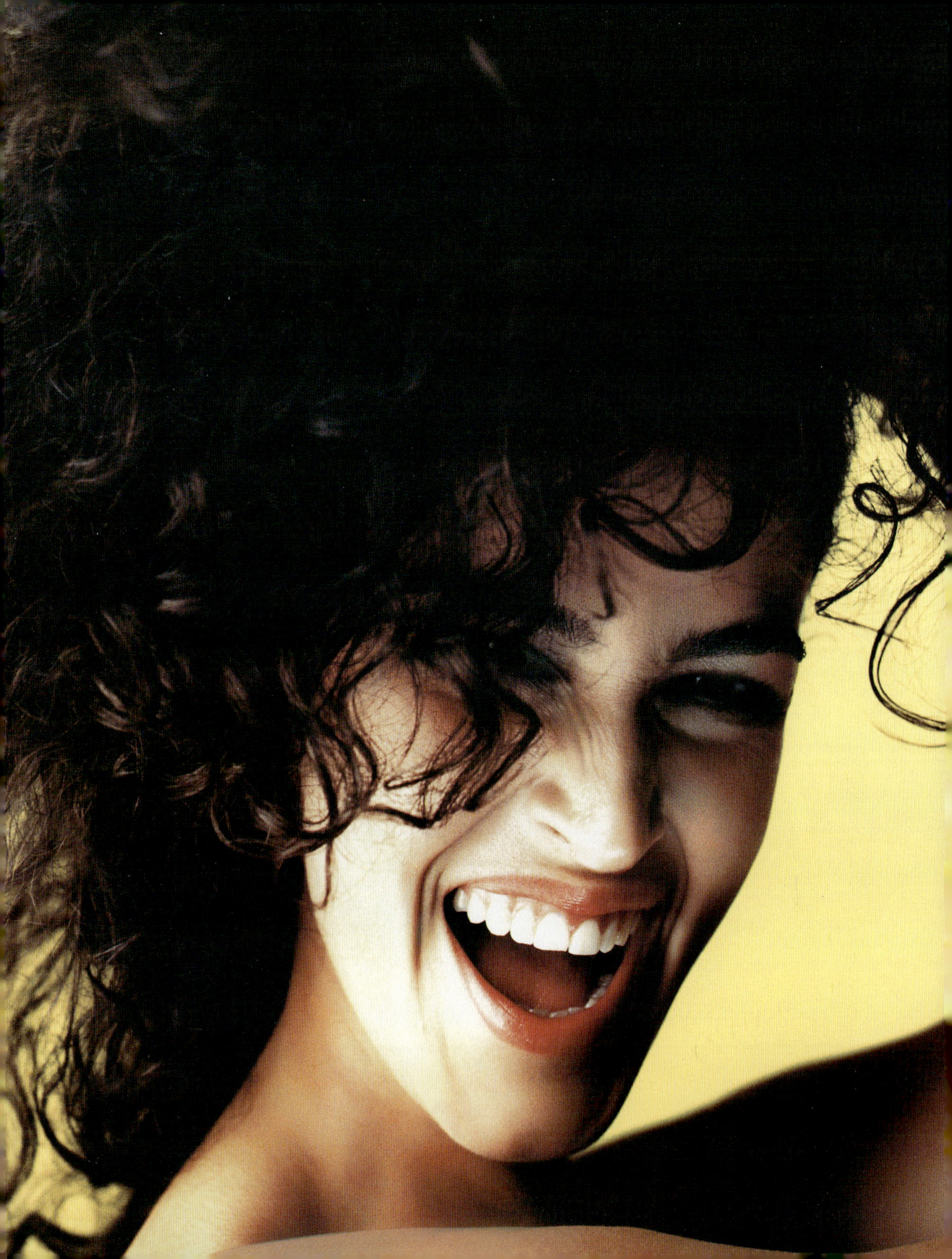

On frise... la perfection !

Maîtriser une nature indomptable ? L'objectif N° 1 de celles qui ont la chance d'avoir une opulente chevelure, mais qui passent leur temps (surtout quand il est à la pluie !) à lutter sans relâche contre les frisottis...

Un rebelle difficile à maîtriser ?

Le cheveu très frisé a une texture sèche à cause de sa surface irrégulière – le sébum y circule moins bien que sur un cheveu raide. La fibre insuffisamment gainée a tendance à être plus terne, ses écailles soulevées le rendent difficile à démêler. Et du coup il brille moins...

NE RESTEZ PAS DANS LE FLOU

Seul le flou (pas) artistique est mal venu : on ne veut pas perdre ses frisettes, mais les discipliner, maîtriser l'ondulation.

Les **frisottis indésirables** sont très souvent localisés sur le bord du visage et sur la nuque : les cheveux y sont plus fins, plus secs, et aussi plus exposés aux intempéries, aux agressions, à la pollution...

Des sérums anti frisottis et anti humidité, inventés pour nourrir les cheveux frisés sans les alourdir, ont raison de leur caractère indomptable.

L'AVIS DU COIFFEUR

Pourquoi l'humidité stimule-t-elle les frisottis ? Le cheveu est tellement assoiffé qu'il absorbe l'eau en suspension dans l'air – et retrouve du même coup sa forme initiale : même si l'on sort de chez le coiffeur, le naturel reprend souvent ses droits !

Sea, sel and sun

Cocktail redoutable : la conjonction des UV, du sel et de l'eau... Comment éviter les aléas de la plage en se faisant un look de sirène... et en se préparant une rentrée en douceur.

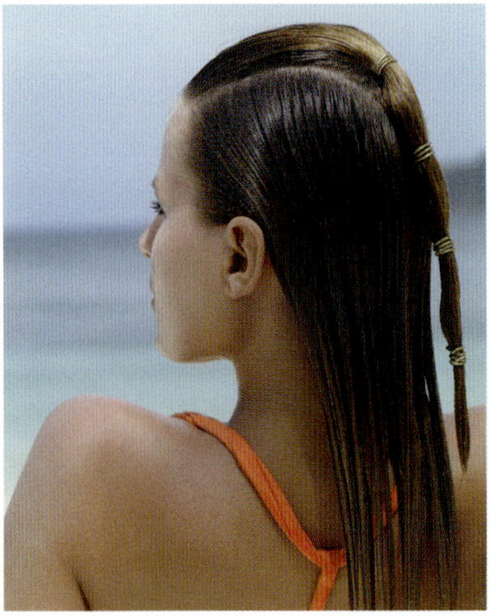

LE MÉLANGE DÉTONANT ENTRE LES UV ET L'EAU : quasiment explosif, et totalement agressif pour le cheveu. Le côté sympathique des choses, c'est que le "blond vacances" fait du bien au moral et met en valeur le bronzage... mais ça n'en reste pas moins une couleur qui a viré (sans oublier le vert piscine de certains blonds trop fragilisés).

Protection préventive à base d'huiles spécifiques, de soins ultra-protecteurs, de shampooings très nourrissants, autant d'attentions que les cheveux réclament dès que l'on s'expose – il suffit de les toucher pour s'en rendre compte : sous la main, on sent une matière plus rêche, quasi assoiffée.

ET DÈS LA RENTRÉE – TRAITEMENT DE "CHOC", pour tout réparer !

Huile nutritive à poser quelques heures avant le shampooing et à laisser poser sous une serviette.

Shampooing doux dilué dans un bol d'eau tiède.

Masque capillaire à poser sur les longueurs (jusqu'à 1 cm des racines) et à laisser agir une dizaine de minutes.

Long rinçage jusqu'à ce que le cheveu crisse, en terminant à l'eau fraîche pour refermer les écailles.

Préséchage à l'air libre avant le brushing, sous haute protection.

LE LOOK PLAGE... SANS LES RISQUES ? Jean-Marc Maniatis a inventé de vaporiser de l'eau chaude et du sel fin sur les cheveux (ça marche aussi en les tamponnant avec un coton) : "une nouvelle matière très mate, très moderne..." qui donne de la tenue aux cheveux lisses et du mousseux aux frisés, en facilitant les attaches.

L'ASTUCE DE BRUNO SILVANI

- bien huiler les cheveux pour les protéger
- en dépannage, si vous avez oublié votre protecteur spécial, n'hésitez pas à essuyer le surplus de, votre crème solaire sur vos cheveux !

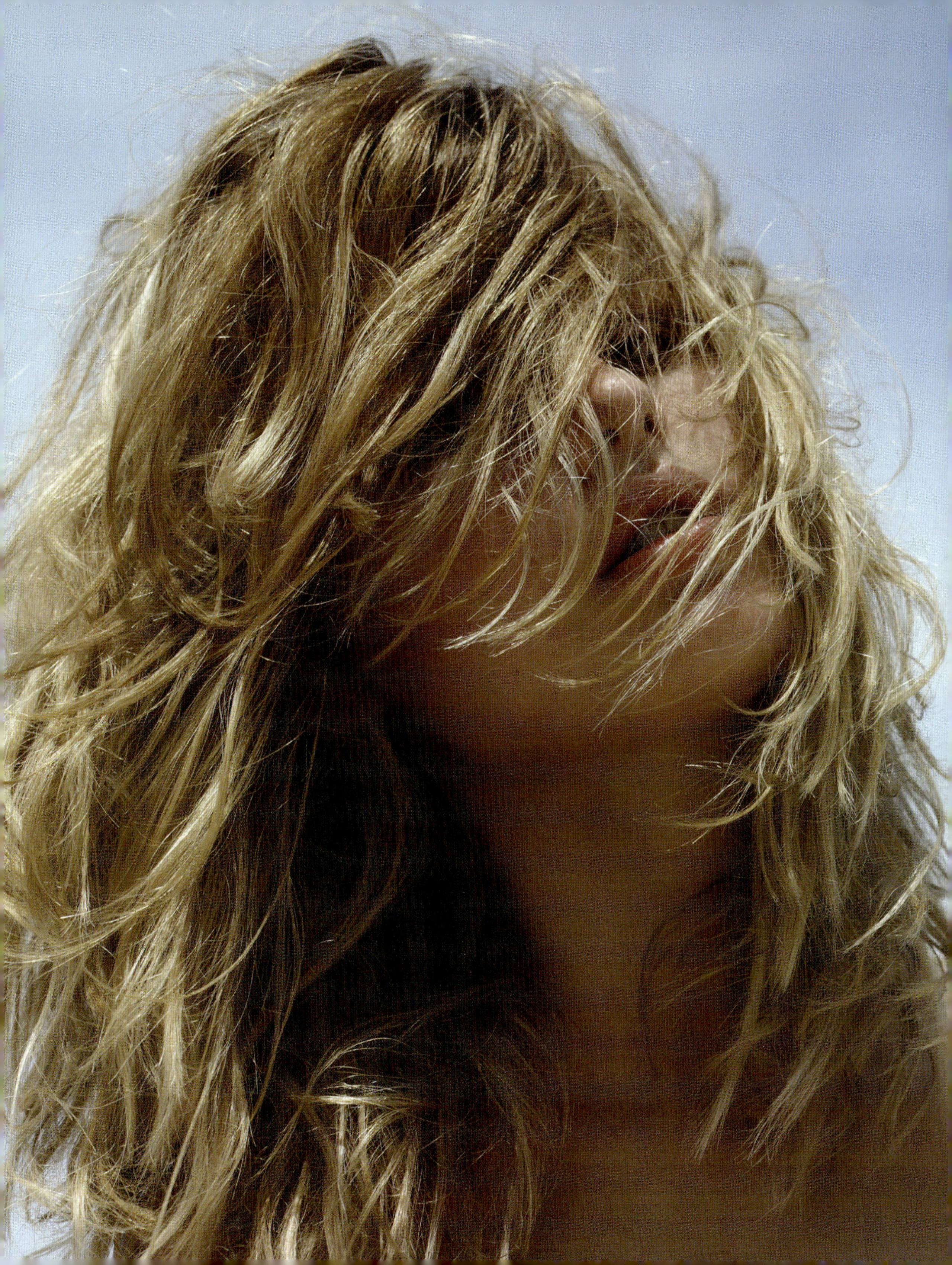

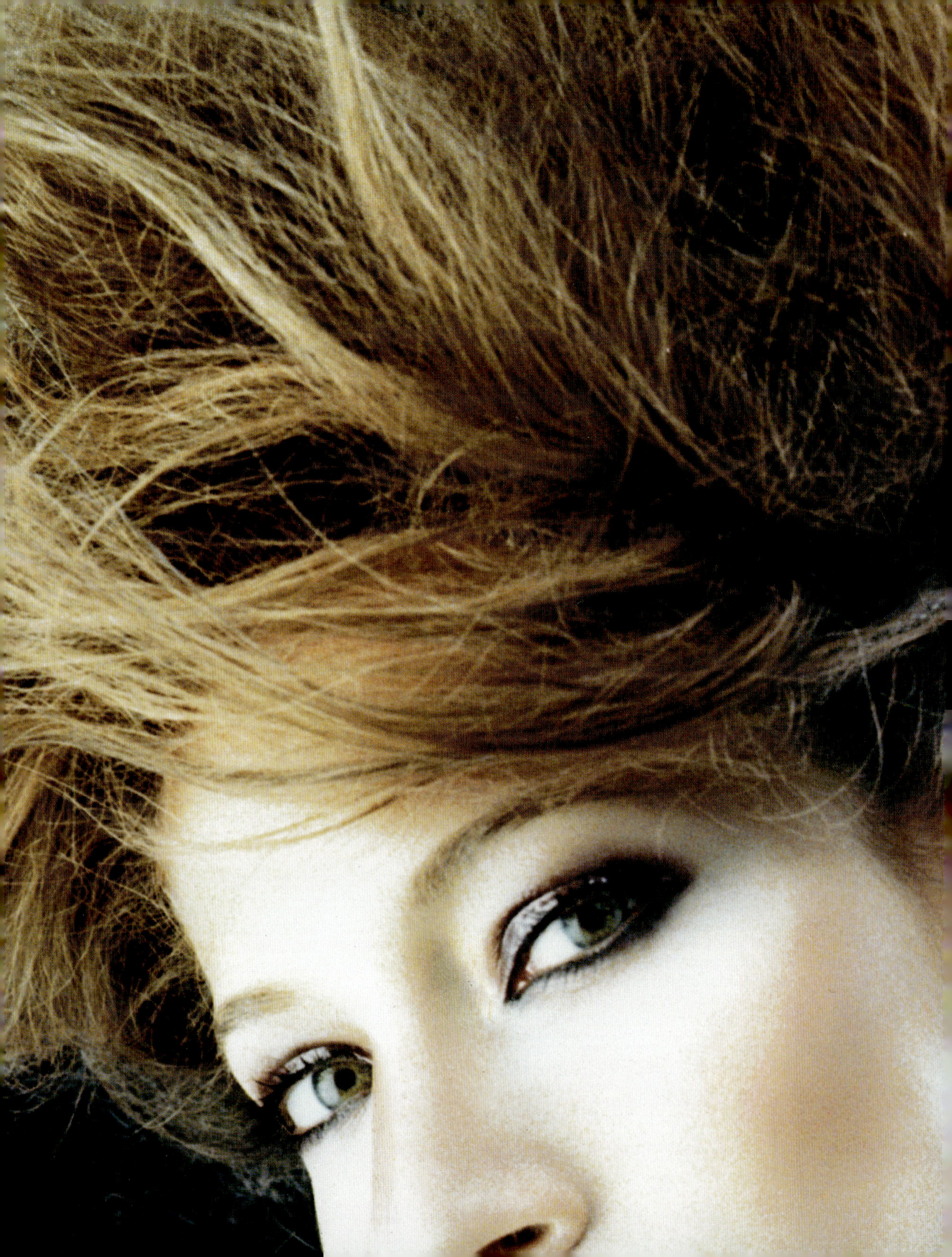

Antisèches... antistress !

Rêches, électriques, agressés de toutes parts ? Inconforts et pellicules ont trouvé leurs maîtres. Voici comment les apaiser en leur offrant une vraie cure de détente – et de désintoxication.

ÉLECTRIQUES On arrête de brosser, on applique une noix de sérum chauffée dans les mains... et ça passera sans souci !

CRINCRIN QUOTIDIEN Une noisette de shampooing fréquence, on rince à l'eau bien chaude... ça marche beaucoup mieux que les produits volumateurs

MASSAGES PERSONNELS Votre coiffeur a des produits et des techniques pour compléter vos masques maison... Un cheveu brillant, ça se mérite. Et ça se construit sur la durée !

PELLICULES : HAPPY END?

Quand on prend conscience que le cuir chevelu fait partie du cheveu, c'est souvent au travers de sensations d'inconfort et autres gratouillis, signes avant-coureurs d'états pelliculaires. Pas question de supporter ça ! La cause ? **Un dérèglement** de la microflore naturelle à la surface du cuir chevelu. Les pellicules (particulièrement visibles sur des cheveux longs) sont des cellules dont on a déréglé le cycle, un cuir chevelu de moins bonne qualité entraînant une desquamation.
Si des produits existent depuis longtemps, aujourd'hui, on est dans une logique d'efficacité très rapide : on ne se contente pas de corriger simultanément l'inconfort et les signes visibles – **on va rétablir l'équilibre du milieu**. Avec une logique préventive, afin que la solution persiste après l'arrêt du traitement.

L'AVIS DU CHERCHEUR

Les inconforts peuvent aussi prendre la forme de tiraillements, avec l'impression d'avoir le cuir chevelu un peu sec. On va donner à certains shampooings un facteur d'hydratation du cuir chevelu... puisque l'on ne peut pas en faire autant pour le cheveu !

Tous les shampooings respectent aujourd'hui le cuir chevelu, on n'est plus dans la détergence qui pourrait l'irriter.

Anti chute, anti-âge les parades

Un cheveu éternellement jeune… c'est pour bientôt ? Et quand on les perd, si les causes peuvent être multiples, heureusement, les solutions le sont aussi !

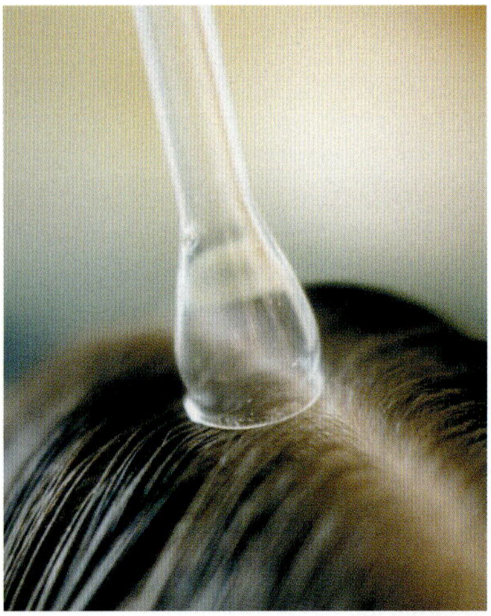

L'AVIS DU PSY

Chagrin d'amour ou émotion forte, difficultés passagères… autant de raison de se faire des cheveux, c'est-à-dire de les perdre ! Difficile de faire le rapprochement direct, puisqu'il s'écoule trois mois entre l'événement incriminé et la chute constatée… mais la relation est indéniable (Les cheveux et la vie, Dr Pomey-Rey, Bayard)

VINGT-CINQ GÉNÉRATIONS SUCCESSIVES dans une vie de cheveu protègent a priori les femmes de la calvitie (merci au généreux dosage d'hormones féminines), alors que les hommes sont inversement en première ligne pour cause de testostérone… Pourtant, la chute des cheveux touche aussi les femmes et l'on ne s'en cache plus. Le signal, c'est quand on commence à en retrouver un peu partout, voire à les perdre par poignées (pas de panique, les chutes spectaculaires sont les moins graves). Les causes ? Multiples, du manque de fer et d'acides aminés aux agressions mécaniques… Et quand ça concerne le médecin, le coiffeur est parfaitement compétent pour donner l'alerte.

COUP DE POUSSE

Les cures anti chute traitent très efficacement les symptômes tout en améliorant le confort. Du shampooing quotidien qui regonfle le moral en même temps que les cheveux à la coloration (le cheveu ne risque rien) en passant par les massages spécifiques qui traitent un cuir chevelu mal irrigué, tout est bon pour remettre la machine en route.

AVEC L'ÂGE, le cheveu est de plus en plus sollicité, il va s'affiner, devenir moins facile à coiffer, être plus sec au toucher. Et, s'il se raréfie, une couverture imparfaite du cuir entraîne des problèmes esthétiques. Nouvelles lignes de produits et compléments nutritionnels savent doper le cheveu en lui donnant de la matière. **Les extensions** peuvent aussi parfaitement faire le lien en attendant que la masse souhaitée soit à nouveau atteinte.

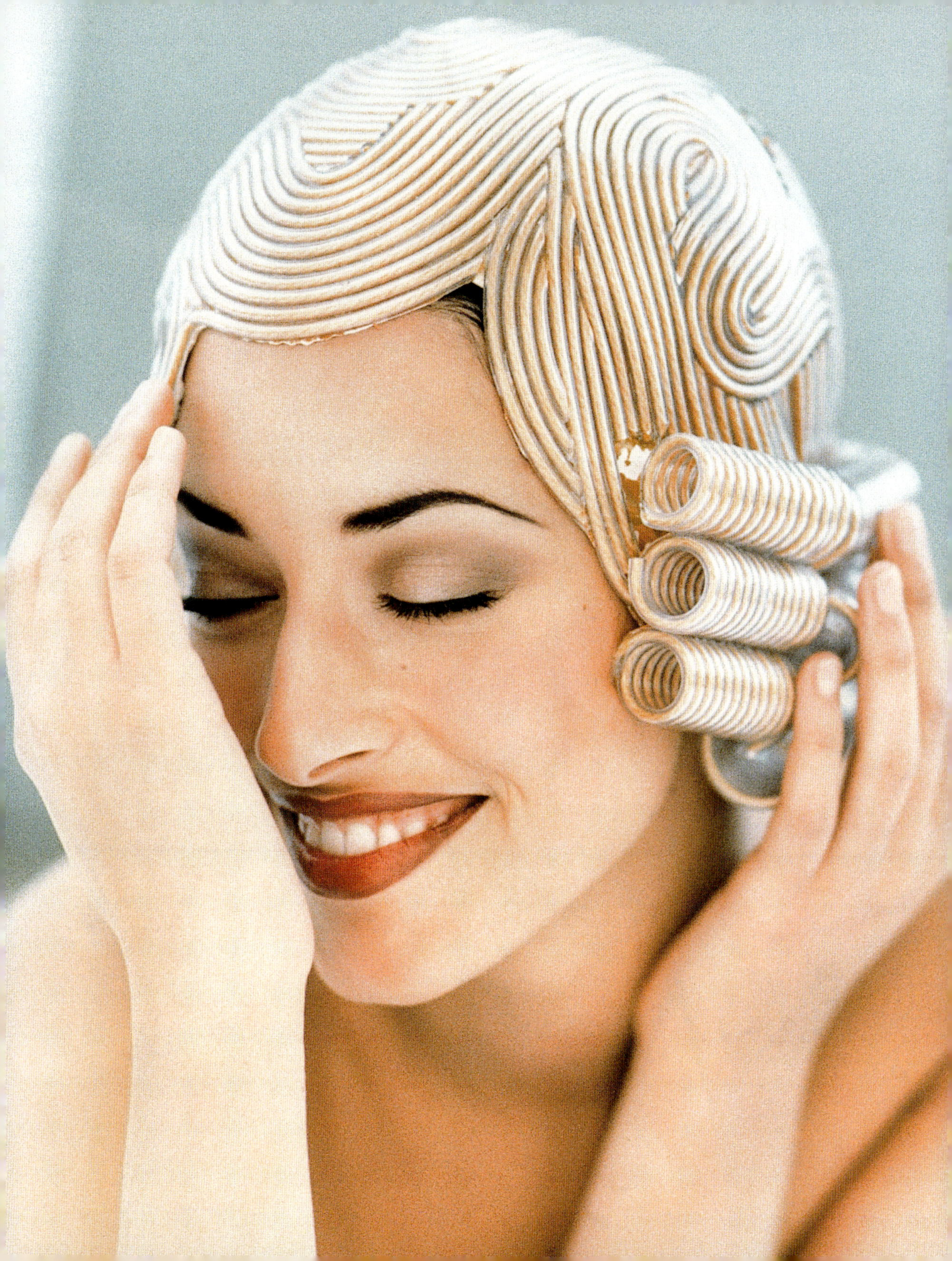

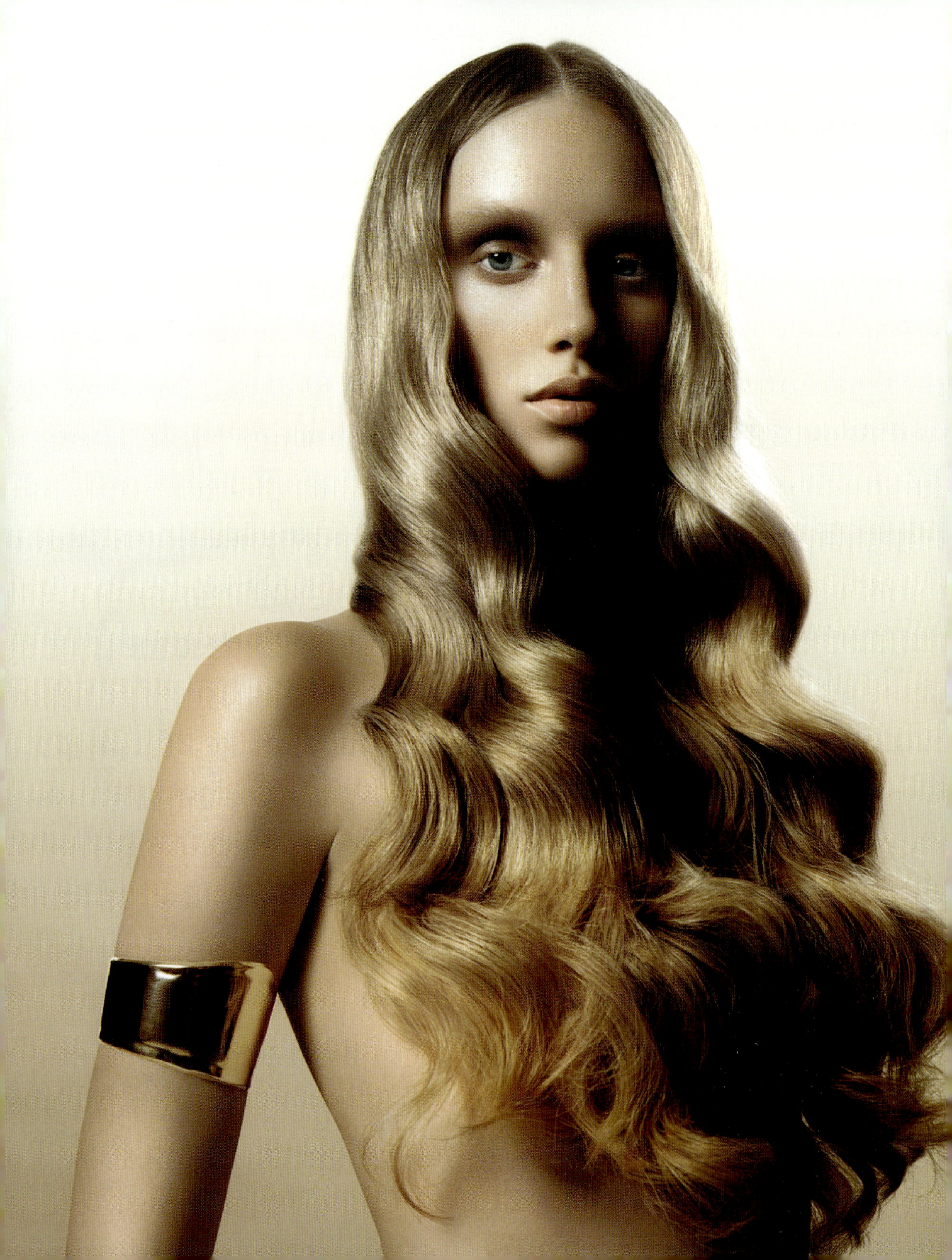

Grégory Kaoua

Directeur artistique L'Oréal Professionnel

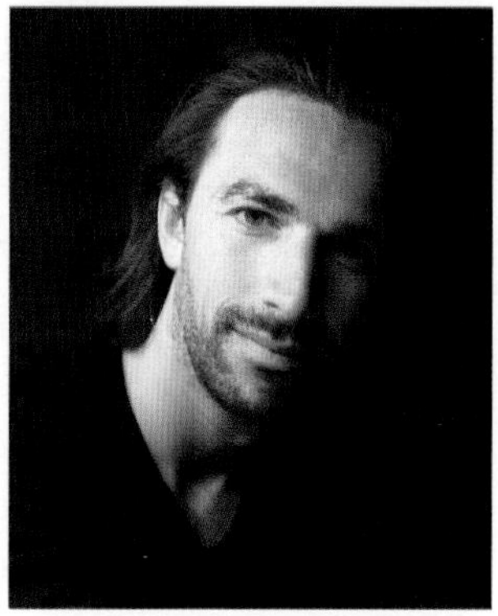

Adulé des marques de cosmétique comme des grands photographes, c'est l'amour des belles matières qui a décidé de la carrière de ce jeune père. Il a sublimé l'univers de la photo de coiffure en signant des images aux codes luxueux qui transfigurent le cheveu en lui donnant un lustre inédit. Question de feeling…

« Aujourd'hui on n'est plus dans le formatage, pas question de se laisser imposer un style : une seule tendance… votre envie ! »

J'ai toujours voulu ça, depuis l'âge de cinq ans : à part une maman très girly, tirée à quatre épingles, très fashion addict, je n'avais aucun lien avec la mode et la beauté. Et pourtant je n'avais qu'une seule passion, une seule envie : aussitôt la 3e pliée, commencer un CAP de coiffure. Pourtant, à mes débuts, j'ai été très déçu par le milieu, il n'avait rien du côté artistique que j'attendais.
Ce n'est plus le cas aujourd'hui : depuis cinq ou six ans, les salons ont pris un tournant, le niveau a grimpé, s'est lié à la mode et aux créateurs – avec des lieux qui racontent une histoire.

ON NE VIENT PLUS DANS UN SALON JUSTE POUR SE FAIRE RACCOURCIR LES CHEVEUX !

J'ai donc pris tout de suite la direction des studios : Frank Provost cherchait une équipe. J'ai commencé en télévision (à dix-huit ans, c'est magique) je suis parti au Brésil avec Ardisson, avec Arthur et Foucault de la grande variété avec danseuses, coiffures, perruques – j'étais atypique, très sobre, très clean, pas avec des cheveux verts et jaunes. J'ai aussi côtoyé le monde du cinéma, Al Pacino, Jeanne Moreau… Puis, j'ai monté ma propre structure en vendant des crédits aux grands groupes.
J'avais vingt-deux ans, je gagnais très bien ma vie, mais je ne m'occupais plus que des contrats, et un jour, j'en ai eu marre.
J'ai cherché dans l'annuaire le nom d'Odile Gilbert et je suis allée la voir à son atelier. Son agent m'a rappelé pour mon premier défilé – Chanel, le choc des mondes. Avec une rencontre qui a changé ma ▶

Une incroyable cascade de crans très hollywoodiens mais revisités, détournés et décalés au lieu de commencer à l'épaule, ils sont rehaussés.

“J'aime la deuxième lecture : que l'on ne voie pas tout de suite qu'une femme a des cheveux bleu électrique !”

vie : celle de Clovis, un coiffeur avec une vraie vision. Il m'a appris à détourner les bases classiques, en me les appropriant, mais en les modernisant – il m'a donné un certain regard. J'ai tout lâché pour repartir à zéro en devenant son assistant : ma femme a eu la classe d'accepter que je vive ma passion – et du jour au lendemain je suis passé de patron à porteur de valise, deux ans de travail intense.

C'est une transmission, très délicate, c'est tout au feeling, on ne nous montre pas, comme en cuisine, comment préparer la sauce. Non, il faut aimer l'être et ce qu'il fait, le regarder manipuler des cheveux, comprendre aussi comment on construit une image – il y a un tel décalage avec le salon, on ne travaille pas pour un résultat dans la loge, mais sur l'image. Une subtilité qui va se traduire dans un moment unique, sur le mouvement, sur l'éphémère, avec un angle particulier.

J'ai vécu des séances inoubliables, pour les plus grands magazines. À force de travailler avec les plus belles filles, les plus grands comme Helmut Newton… votre œil s'aiguise. Quand Clovis m'a fait comprendre qu'il n'avait plus rien à m'apprendre, son agent, Aurélien, m'a pris avec mon book.

J'AIME VRAIMENT LA BEAUTÉ – AVEC DES CHEVEUX ASSEZ FORTS, ASSEZ MARQUÉS.

J'ai coupé le cordon, et j'ai fait mon chemin chez L'Oréal, en travaillant mes recherches personnelles, en plaçant des séries – et, à force de travail, les marques m'ont accordé leur confiance.

En tête, Kérastase pour sa première gamme coiffante – j'ai été leur conseiller, j'ai testé les produits à l'atelier, on a affiné ensemble. Je travaille sur des dessins, des maquettes – de la vraie création, j'ai la chance d'être en fusion artistique avec le directeur artistique…

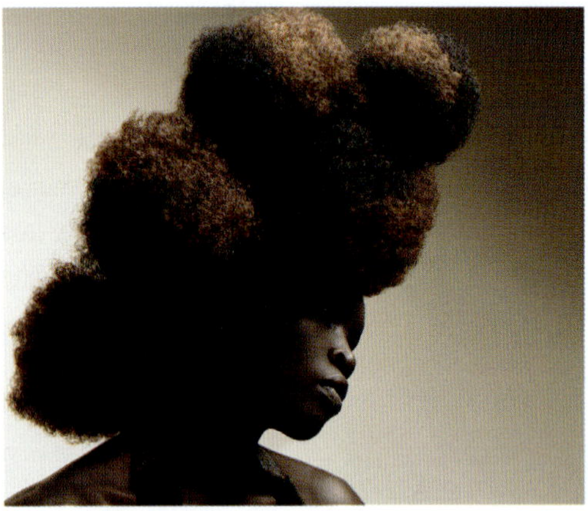

LA TOUTE PREMIÈRE IMAGE Kérastase a déclenché une vision neuve, cette fille noyée dans ses cheveux, ces volumes extrêmes, tout en gardant la cosmétologie – c'était vraiment ma patte, je l'avais décidée et dessinée ainsi. Cette image a marqué un vrai virage, y compris aux États-Unis, en phase avec l'image très luxe de la marque à l'international, élitiste, très spa. Avec “Réflexion” – image emblématique –, on est dans du Lauboutin : la haute couture du cheveu, ultra-léché, ultra-brillant mais jamais trop, dans le cheveu par excellence, en décli-

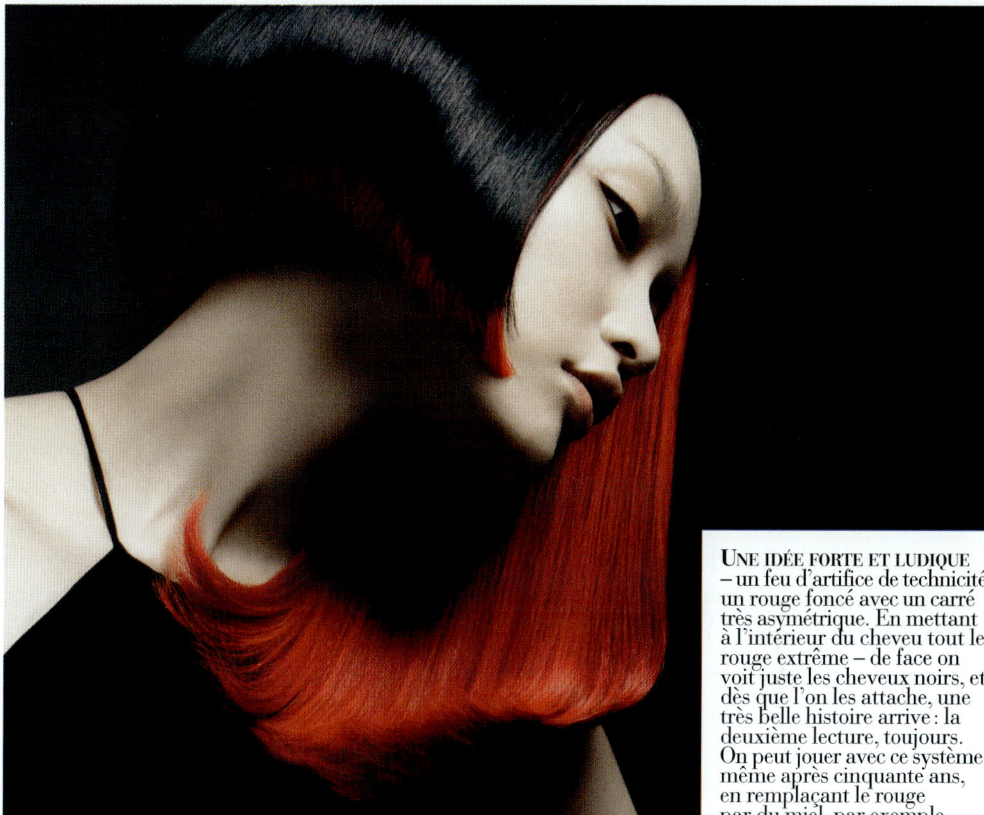

UNE IDÉE FORTE ET LUDIQUE – un feu d'artifice de technicité, un rouge foncé avec un carré très asymétrique. En mettant à l'intérieur du cheveu tout le rouge extrême – de face on voit juste les cheveux noirs, et dès que l'on les attache, une très belle histoire arrive : la deuxième lecture, toujours. On peut jouer avec ce système, même après cinquante ans, en remplaçant le rouge par du miel, par exemple.

nant le thème de l'effet miroir. La couleur du cheveu est sublimée par le noir et blanc. On a des codes très établis, du très pointu : des images à la limite de l'extatique : elle a les yeux fermés, un visage très doux, reposant – elle s'est fait faire un soin, elle passe un moment intense, pas de regard, de contact.

L'ÈRE DES RITUELS

70 % DES FEMMES ONT LES CHEVEUX COLORÉS, BALAYÉS. On n'est plus dans l'ère de la coupe, mais celle du cheveu soigné, sain – du luxe façon Hermès, on n'est pas dans l'ostentatoire, mais dans le raffiné. On peut avoir n'importe quelle coupe, mais juste un beau cheveu extrêmement volumineux... Ce sont des produits qui conviennent à tout type de cheveu, adaptés aux cheveux fins, on va jusque dans la nanotechnologie, on est dans le très pointu, ce n'est pas du marketing, c'est ce qui est plaisant, on raconte une belle histoire, on fait une belle image – et en prime le produit marche.

Quels sont les gestes importants ?

Avec des gammes de ce niveau-là, des produits puissants et ultra-nourrissants – on ne se lave pas simplement les cheveux : je les fais utiliser comme des cures. On prend des vitamines pendant un mois ? C'est pareil avec ces shampooings et après-shampooings – si l'on trouve que l'on a les che- ▶

“C’est la haute couture du cheveu : quand on s’offre une robe de chez Dior on ne la lave pas en machine…”

veux mous, par exemple, il ne faut pas excéder ces temps de cure, sinon le cheveu va se lasser, il va devenir plat, il y aura saturation. Il faut tourner avec deux trois shampooings et deux trois crèmes dans l’année, c’est vraiment important, à choisir en fonction de la nature du cheveu – du mode de vie et de l’environnement : si l’on vit à Paris, les cheveux graissent plus vite que sur la côte d’Azur.

Important aussi : avant une couleur, ne pas hésiter à nourrir le cheveu – et après aussi. Cela paraît futile sur le moment, parce que l’on pense juste coloration, mais ça change tout. La couleur va mieux vieillir, mieux évoluer, le cheveu sera sain, il va pouvoir l’absorber. De la même façon, un cheveu trop cassé ne prendra pas de la même façon en racine qu’en pointes.

Nourrissez-le ! Vous allez gagner dans le temps, vous n’allez pas vous retrouver avec une couleur terne au bout de quinze jours : elle aura beaucoup plus de prise, elle va rester brillante.

Si une femme a envie d’une très belle couleur, il faut qu’elle s’en donne les moyens, il faut un suivi : quand on s’offre une très belle robe de chez Dior, on ne va pas la mettre en machine…

J’ADORE LA COULEUR ! M. Rosselli de L’Oréal Professionnel me fait travailler sur Matrix, Majirel, Luo… J’aime par-dessus tout la deuxième lecture, pas le tape à l’œil, ce qui autorise du coup des couleurs extrêmes. Un total look rouge bleu vert, ça sert juste à choquer. C’est beaucoup plus ludique et drôle si l’on s’aperçoit au bout de cinq minutes où l’on parle avec une femme qu’elle a du bleu électrique dans les cheveux – là, il y a une vraie recherche !

LES EXTENSIONS, UNE VRAIE RÉVOLUTION : c’est génial pour avoir de beaux cheveux immédiatement, de l’épaisseur, jouer avec les longueurs. À un show de coiffure, je suis arrivé avec une simple mèche d’extension, on est arrivé à un volume incroyable, on peut vraiment tout se permettre !

On les garde de deux à trois mois, les jonctions de kératine sont beaucoup plus fines, on les sent à peine – et l’on se lave les cheveux sans problème. Seul problème : ça coûte encore trop cher.

CÔTÉ COUPE, à bas les diktats de certains coiffeurs à la mode ! Une seule tendance : votre envie ! c’est bien d’être dans l’air du temps, pas de se laisser imposer un style qui n’est pas le sien, pour être fashion pendant dix jours et en pleine déprime après – genre “la coupe au bol, c’est génial”, où “tous effilés”, (on allait se faire faire des coupes de rat en disant : “le coiffeur a fait ce qu’il a voulu, c’est un artiste !”)

Non, je suis contre, on n’est pas des artistes, mais des artisans, je le dis haut et fort ! Il faut **un vrai dialogue avec son coiffeur** (c’est de plus en plus vrai, heureusement). Avec les magazines, les défilés accessibles à tout le monde, Internet, les femmes ont vraiment un maximum d’informations : on sait où l’on va.

“Réflexion”, des images d’extase, où l’on n’est jamais dans l’ostentatoire.

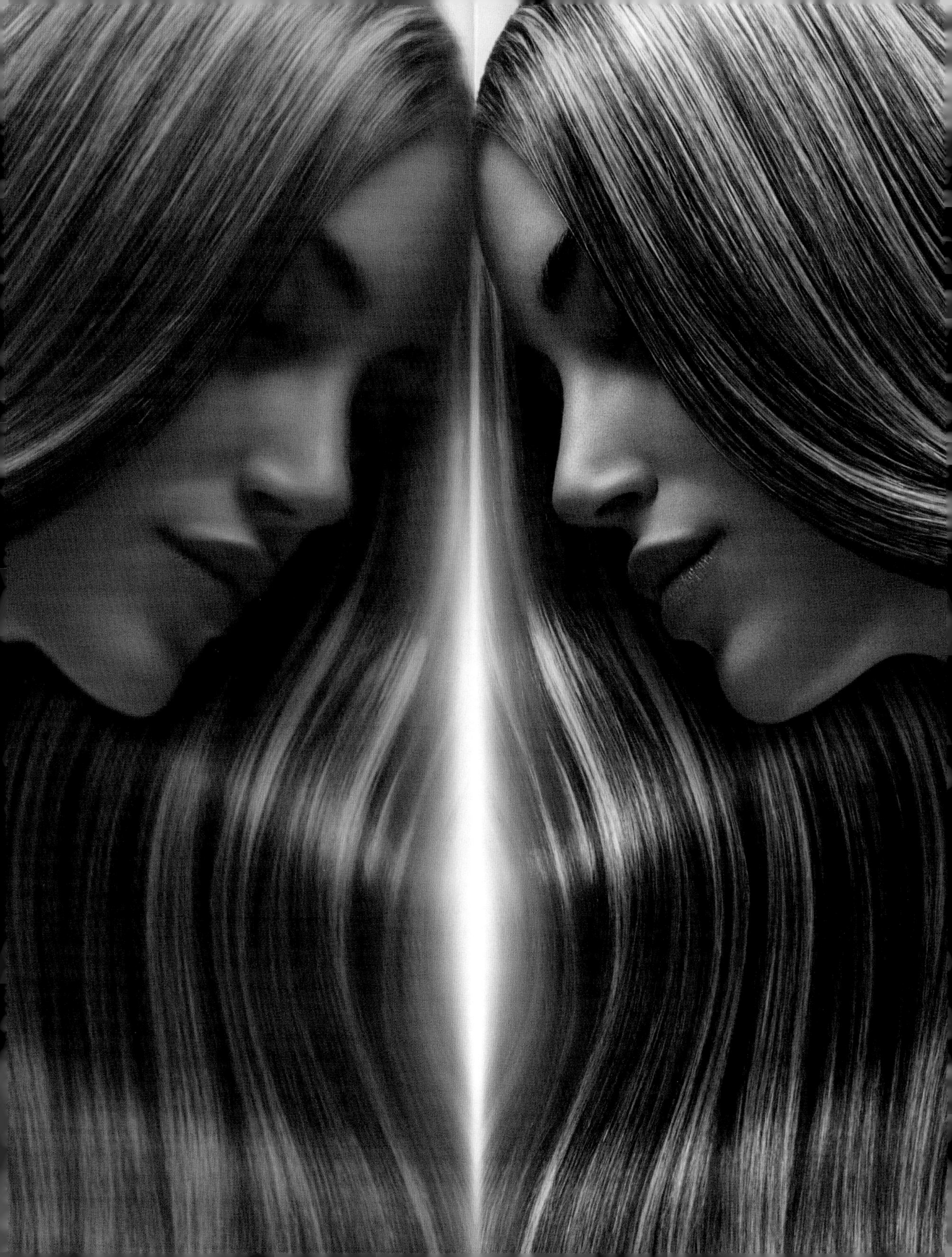

“Ces volumes extrêmes : un travail d’artisan, du croquis à l’image, en fusion artistique !”

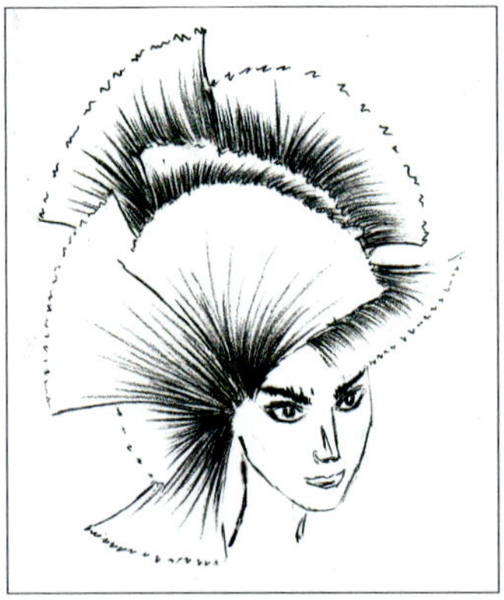
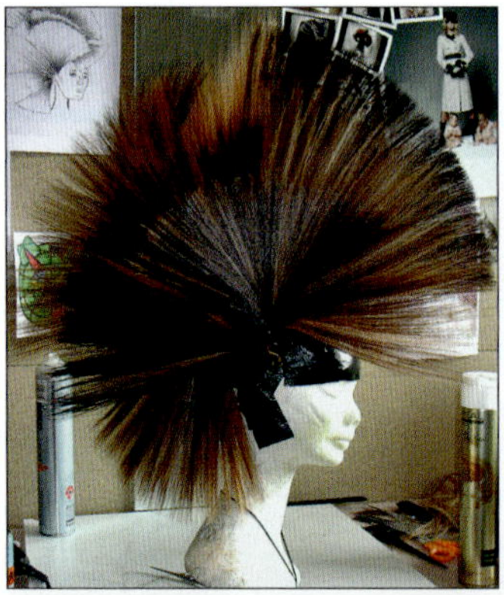
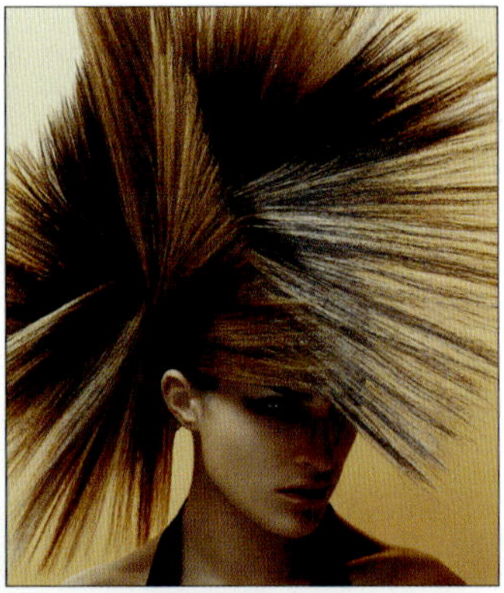
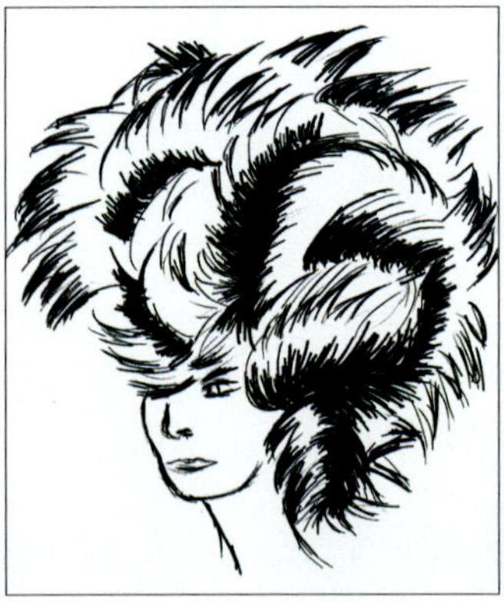
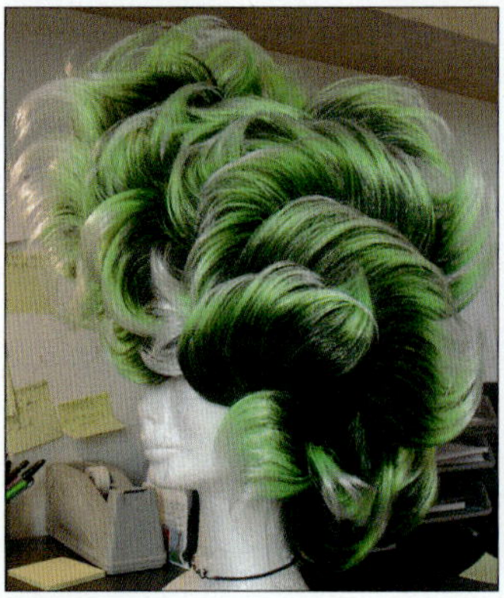
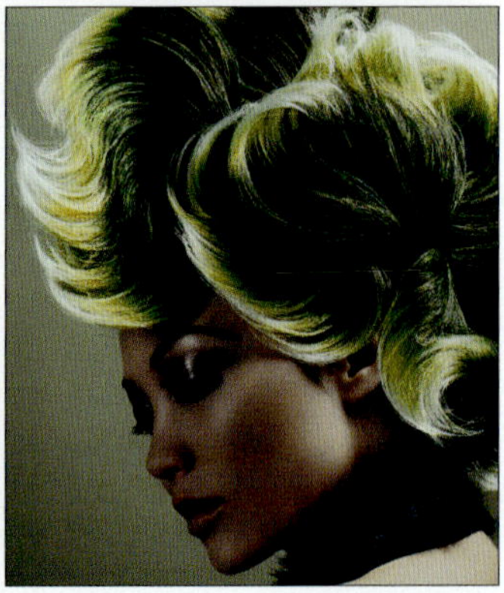

Un travail d’artisan comme pour la campagne L’Oréal Professionnel (ci-dessus). Je travaille sur croquis, jusqu’à l’image institutionnelle. Ce n’est pas du montage : cela se fait en en atelier et peut passer par la fabrication de deux cents mèches : un vrai puzzle à monter pièce par pièce et qui va représenter plusieurs jours de travail. J’adore les détournements : d’une frange on peut faire une nuque !

Nude Colors (à droite) Un dégradé, un fondu de couleurs, du chocolat au rouge foncé – ça dessine la coiffure, ça permet des tonalités plus extrêmes…
Je n’aime pas les couleurs unies, j’adore jouer avec les reflets, avec les matières – du relief, des dégradés subtils de la racine aux pointes. Du blond doré au cendré…

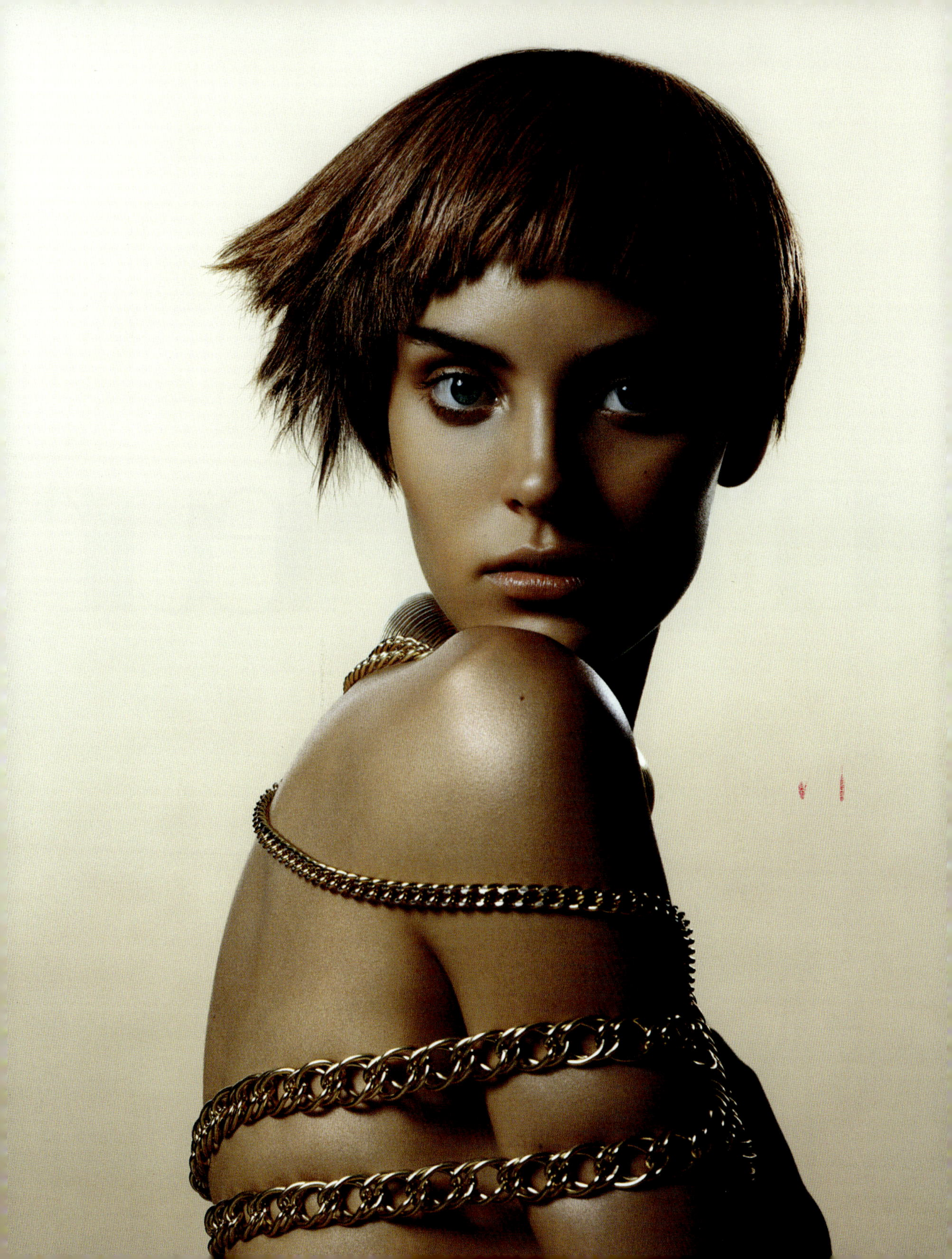

3

ma couleur

IDÉES DE BON TON

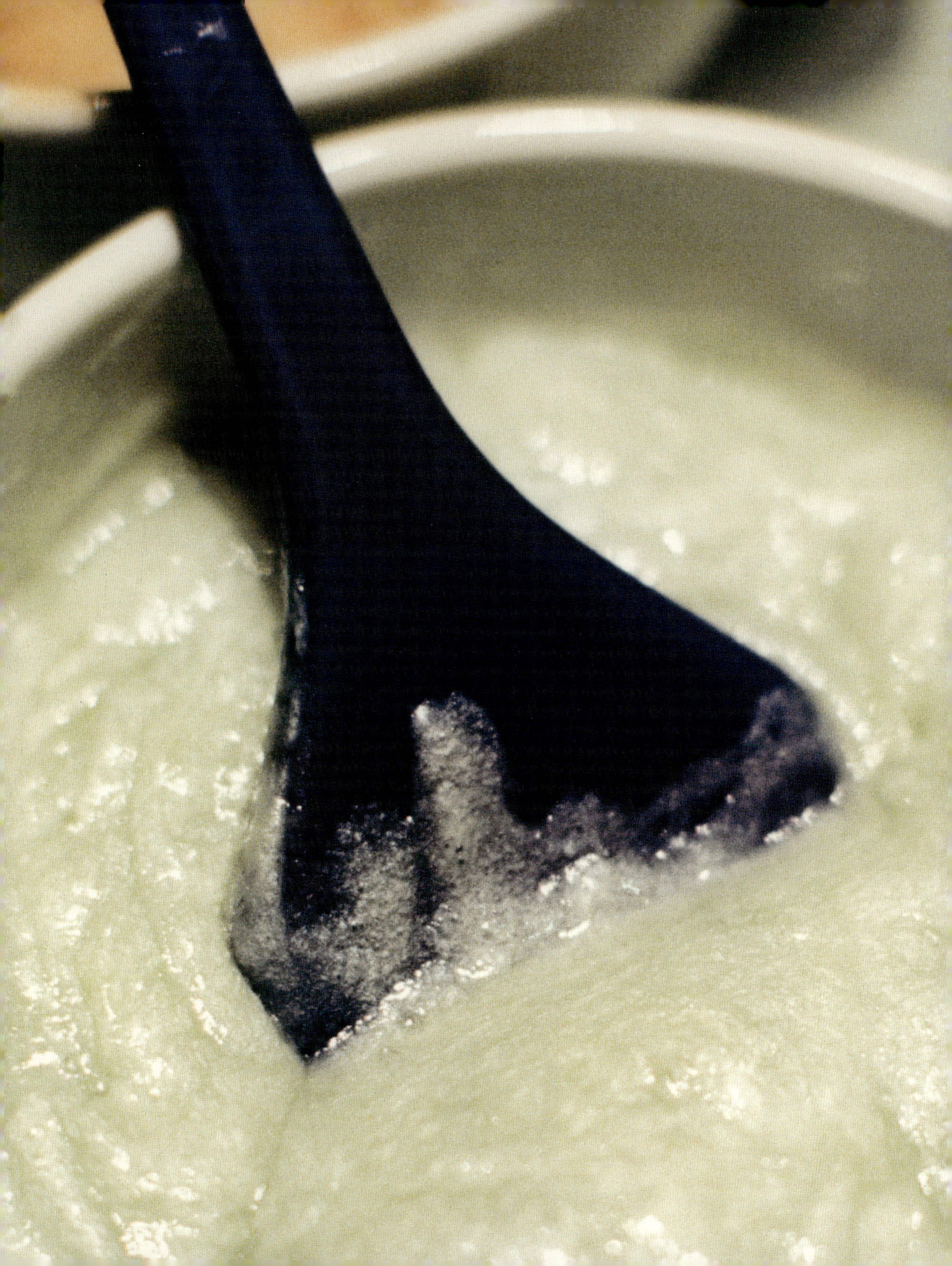

Trouver son mode d'expression pour nuancer sa personnalité

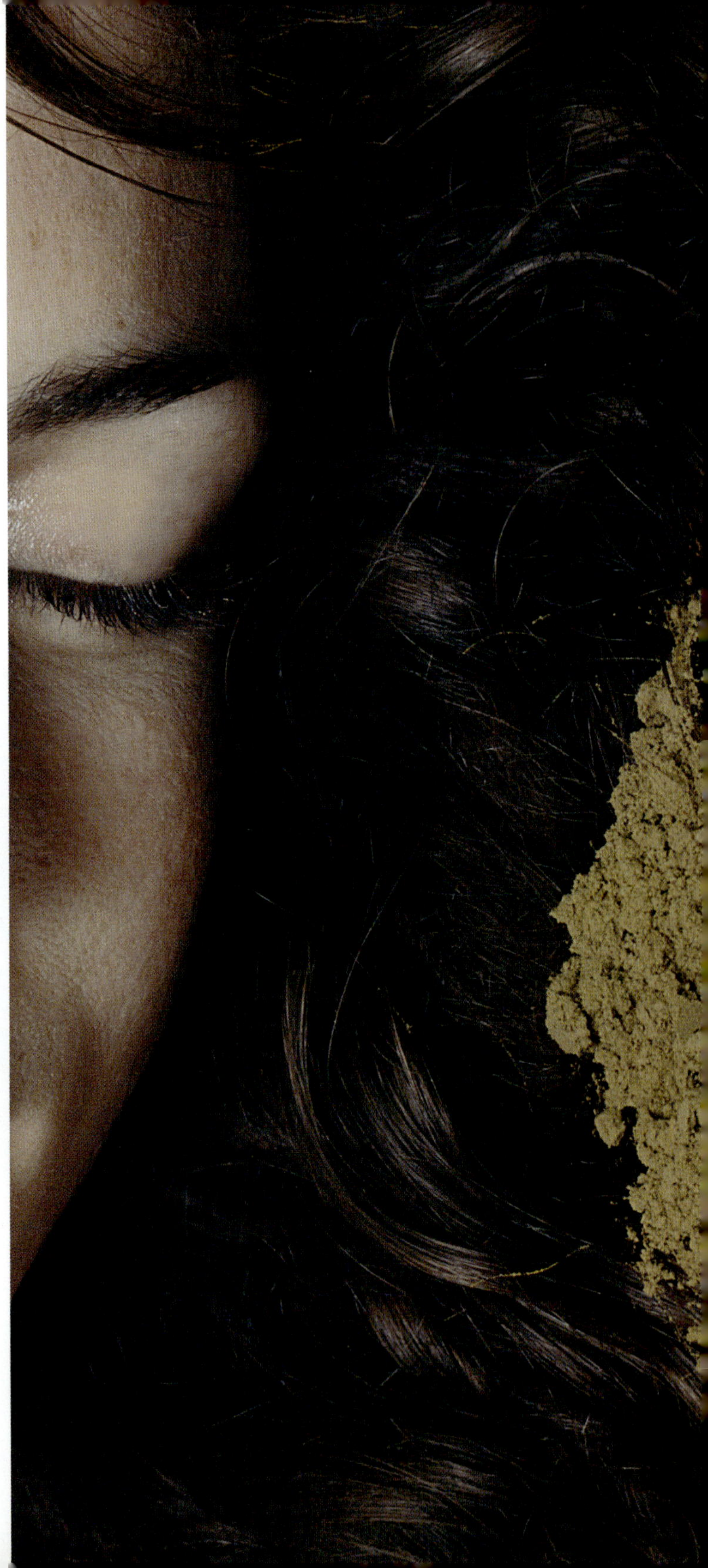

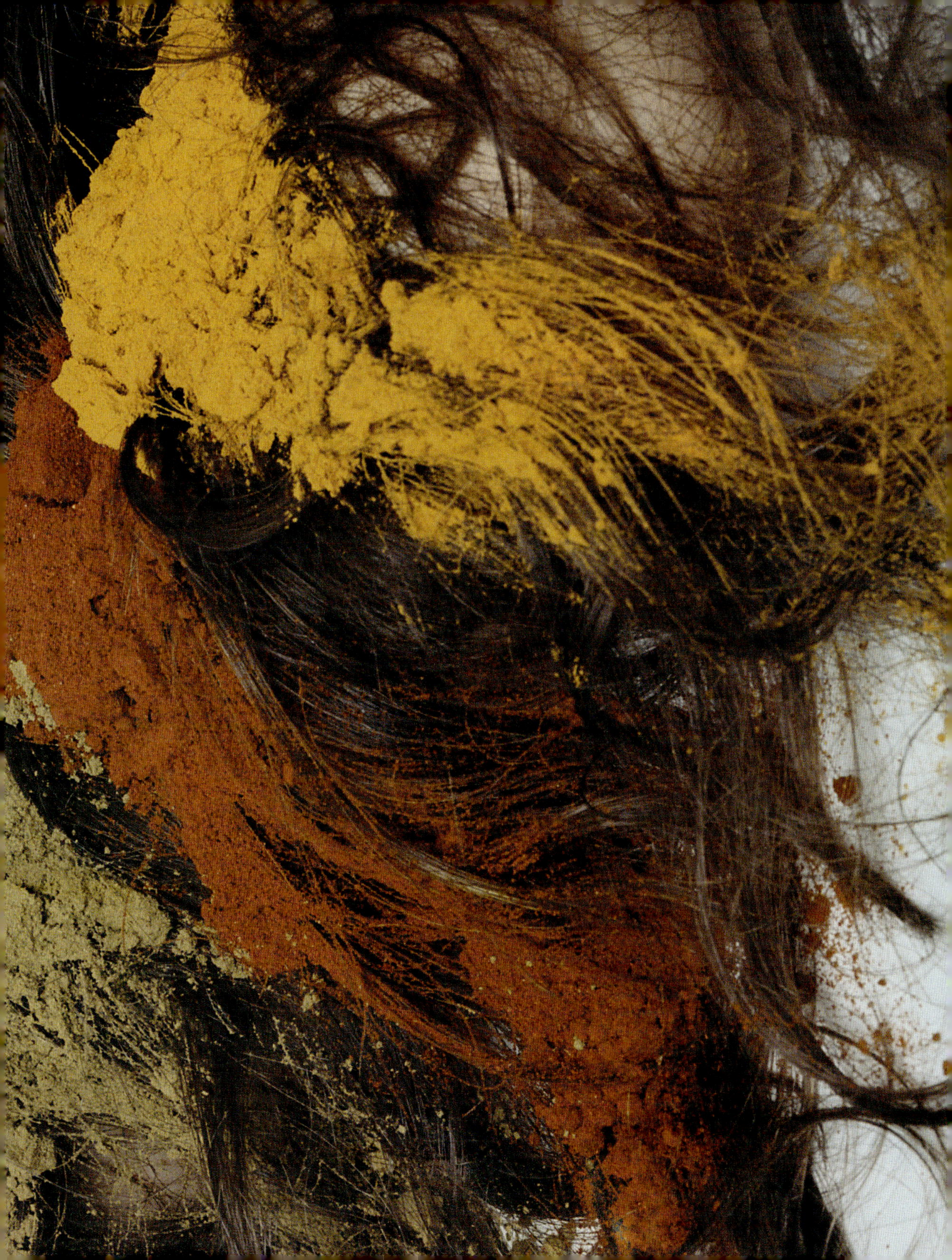

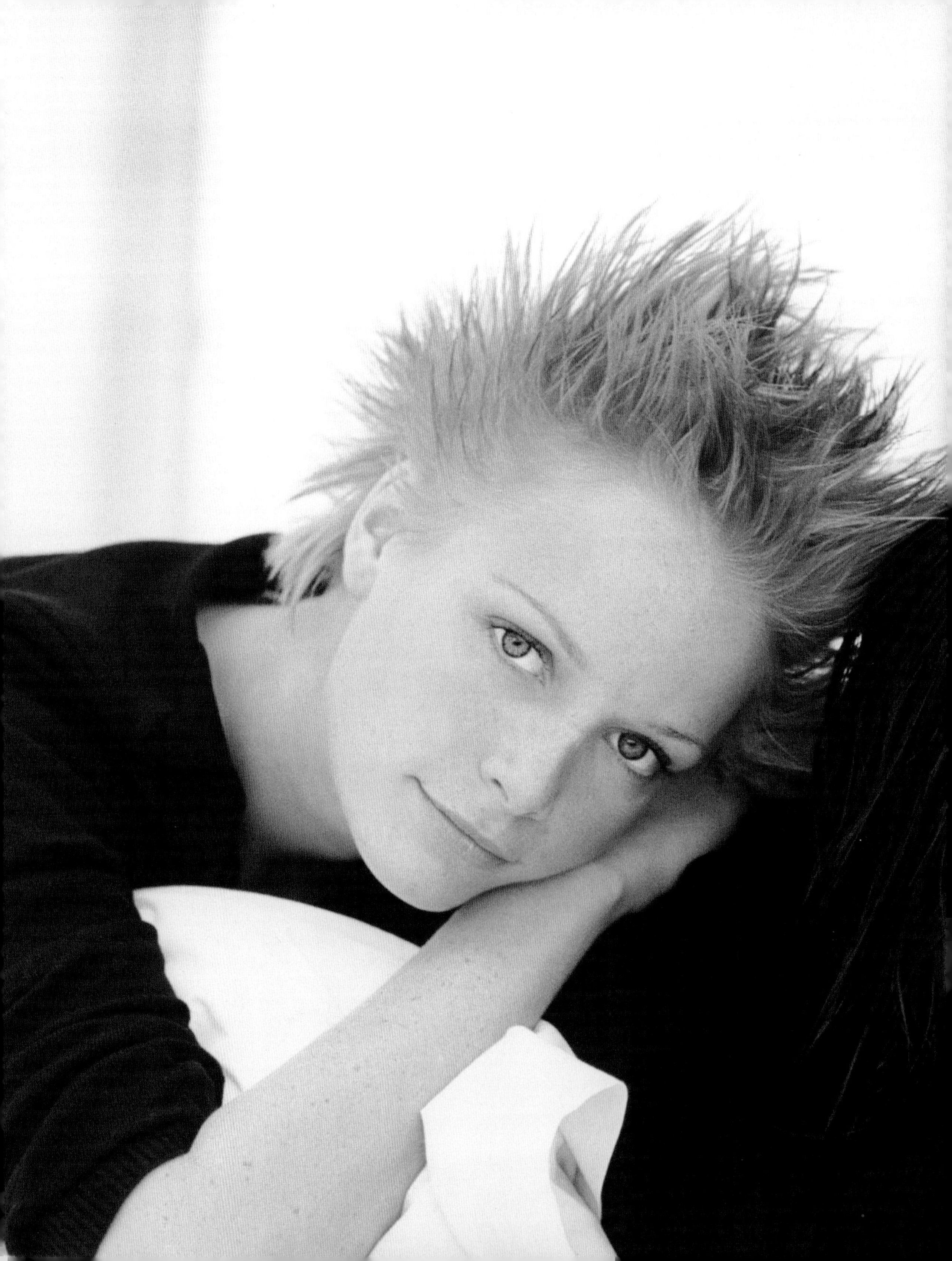

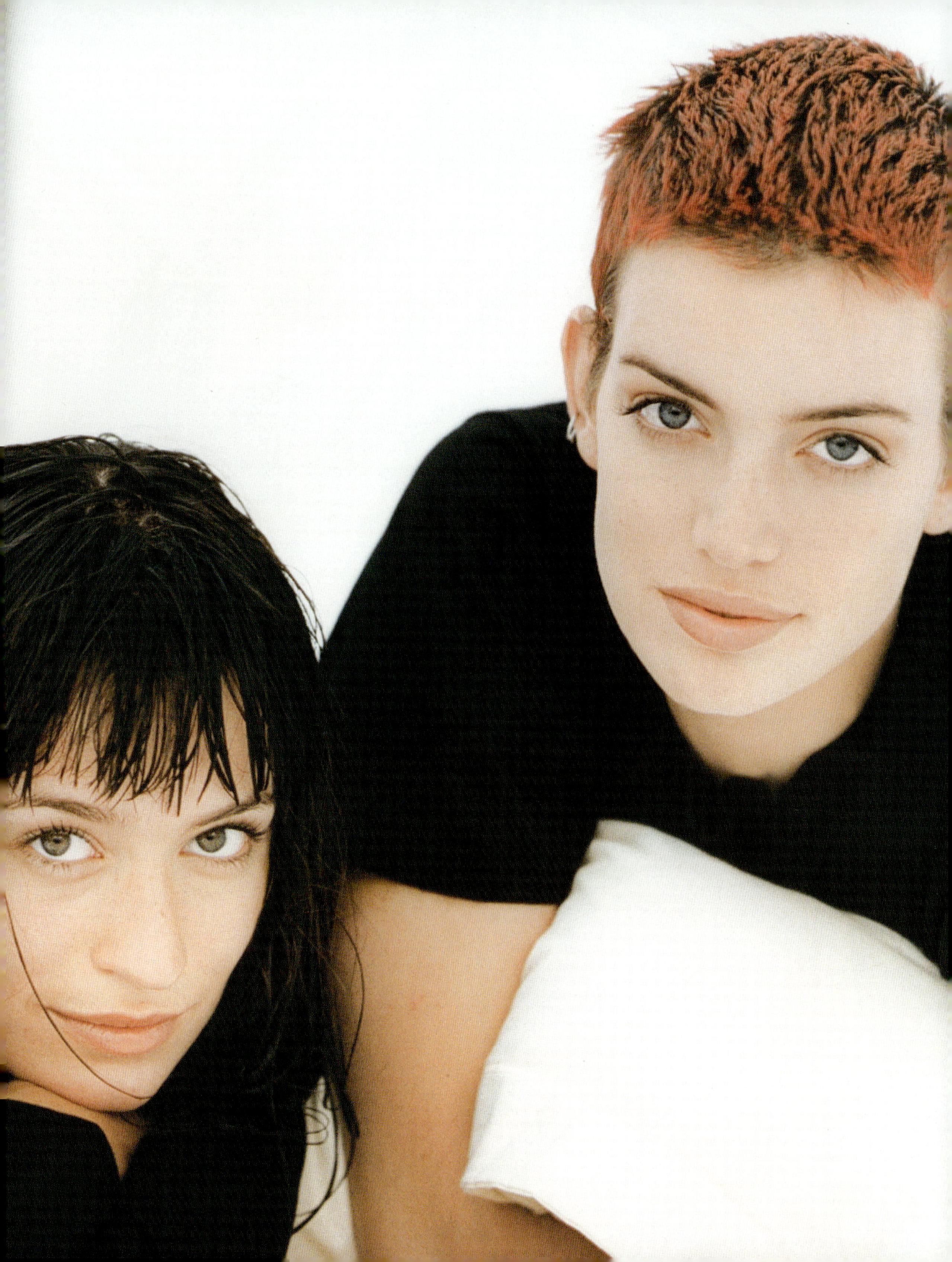

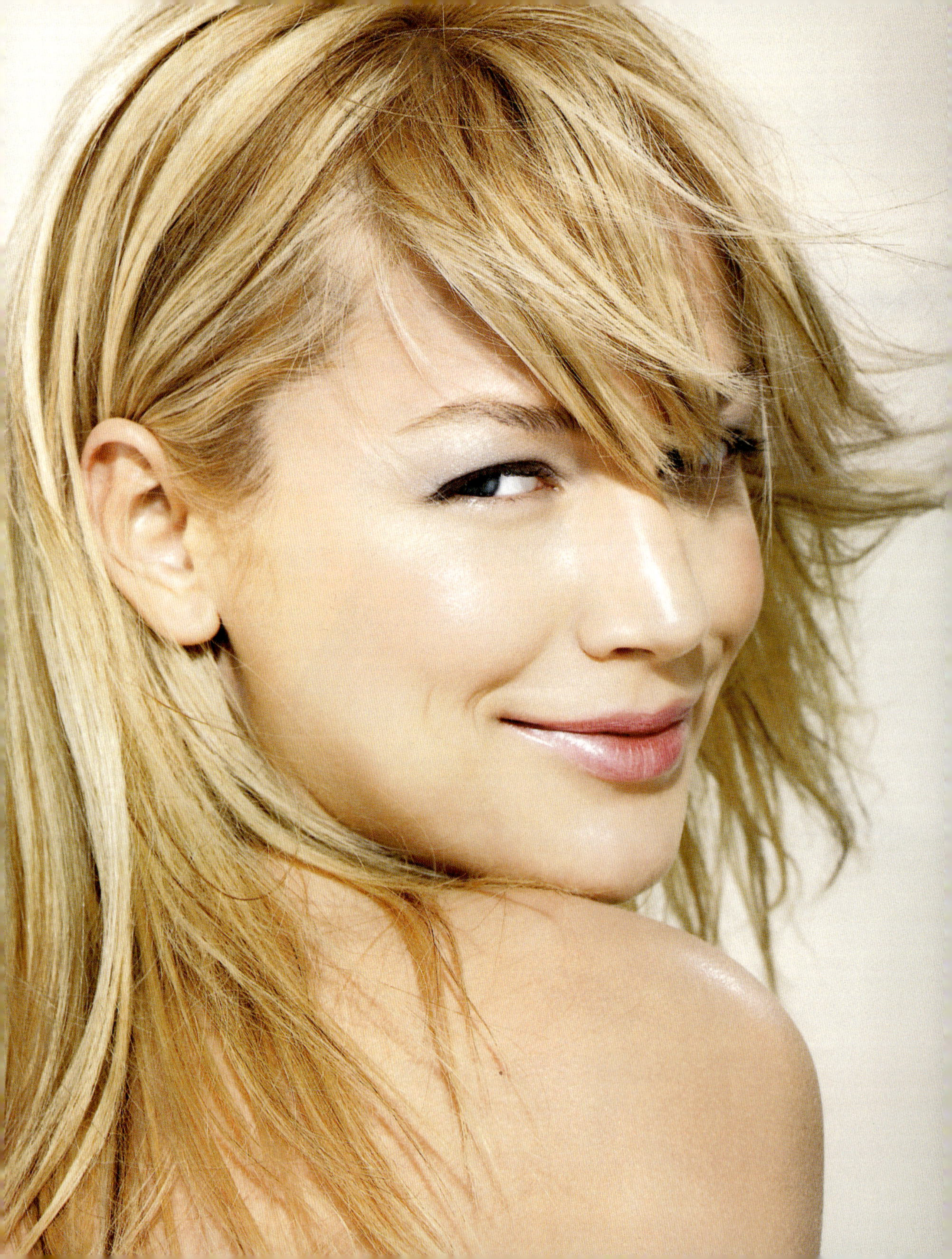

Blonde : ma panoplie séduction

Il a été de tout temps l'étalon or de la beauté classique et a auréolé de sa gloire toute une galaxie de stars. Mais le blond a, lui aussi, fait sa révolution. Sur tous les tons.

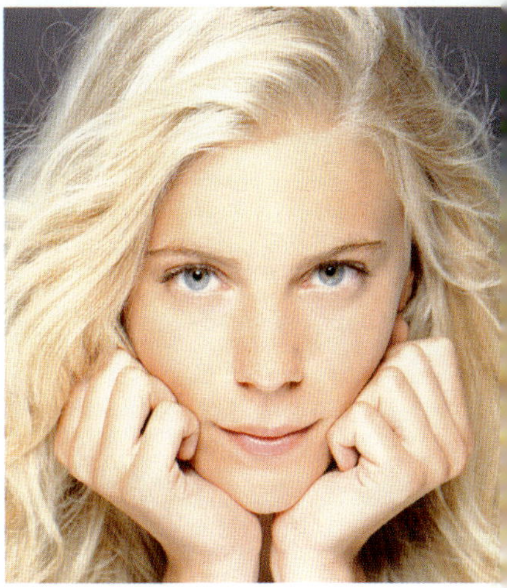

TOUJOURS MYTHIQUE, le blond vous projette en pleine lumière – alors que, paradoxalement, il ne sera jamais aussi brillant qu'un cheveu foncé… Blondeur angélique ou fatale, de Marilyn et Bardot à Sharon Stone, de Deneuve à Madonna, il a toujours symbolisé une certaine image de la féminité, parfois aussi décriée. Aujourd'hui, il se décline en une infinité de nuances subtiles, du caramel…

Le **blond bébé** est à réserver aux teints diaphanes, aux peaux claires. Il donne quelque chose de la fragilité de l'enfance au visage, évoque plage et soleil.

À vouloir être trop claire, on peut en fait ternir le teint et le regard. Il est totalement interdit aux peaux très mates.

Blonde comme les blés – oui à condition de partir de bases claires et de mélanger les tonalités avec des balayages personnalisés.

Le fait de **passer aux teintes chaudes** – blond foncé doré, caramel, noisette, miel – et surtout à des tonalités plus contrastées, change vraiment la donne. En restant toujours d'un ou deux tons plus clair ou plus foncé que sa base.

Les vraies blondes Nordiques sont plutôt dans les tons pastel, alors que les "fausses" blondes ont tendance à la sophistication et jouent le noir et blanc.

L'AVIS DE BERNARD FRIBOULET

Aujourd'hui les femmes refusent les contraintes trop pesantes, et ne veulent plus être esclaves des rendez-vous obligatoires pour cause de racines apparentes. La solution ? Passer au miel ou au blond vénitien qui paradoxalement, rehausse le teint, met en valeur et redonne un coup de jeune.

Rousse ma panoplie séduction

La rousseur enfin reconnue à sa juste valeur… Une explosion méritée au panthéon de celles dont l'insolente vision a longtemps été une provocation.

UNE FLAMBOYANCE QUI A TRAVERSÉ LES SIÈCLES, entre romantisme et torride. En pleine actualité, vraies rousses assumées ou rousses de composition, jouez les premiers rôles de toute beauté sur des peaux claires.
Au contraire des autres tons, le roux demande souvent une couleur uniforme (mais ce n'est pas une règle absolue) – mais par-dessus tout de l'éclat et de la profondeur.

Le roux artificiel est très sensible à l'agression du quotidien : shampooings et soins repigmentant, utilisés en boucle, sont la seule façon de préserver sa flamme.

Le rouge est mis : couleur forte par excellence, il a fait une percée fracassante. À suivre ?
Côté couleurs, elles peuvent tout se permettre, les verts, les cuivrés et les bruns en tête. Mais aussi prune et vieux rose.

L'AVIS DU COLORISTE RODOLPHE

Je suis contre l'uniforme, même pour les roux. Quelques mèches chocolat noir dans un roux éclatant vont le mettre en valeur. Il faut créer des volumes, des formes et des contrastes.

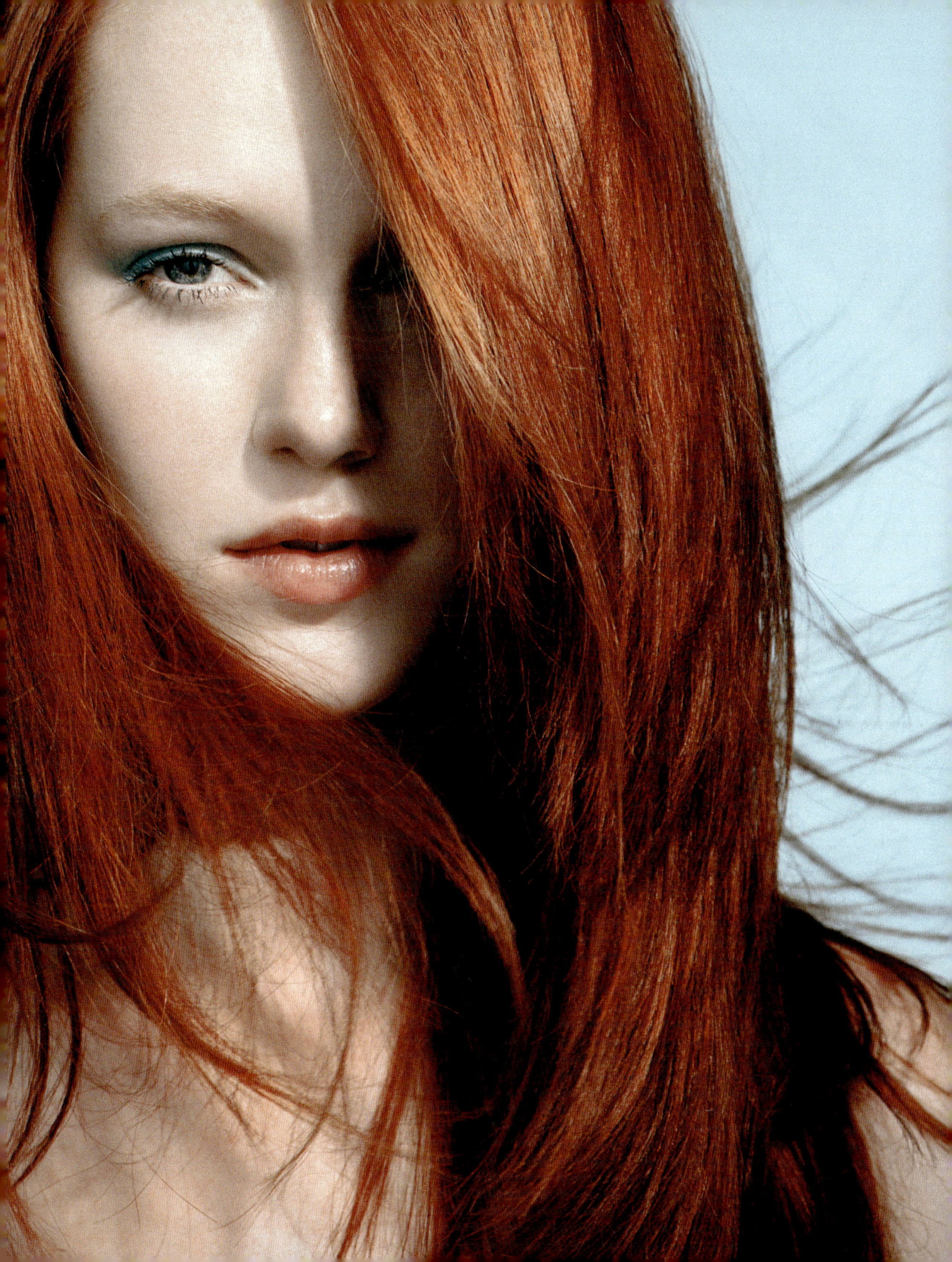

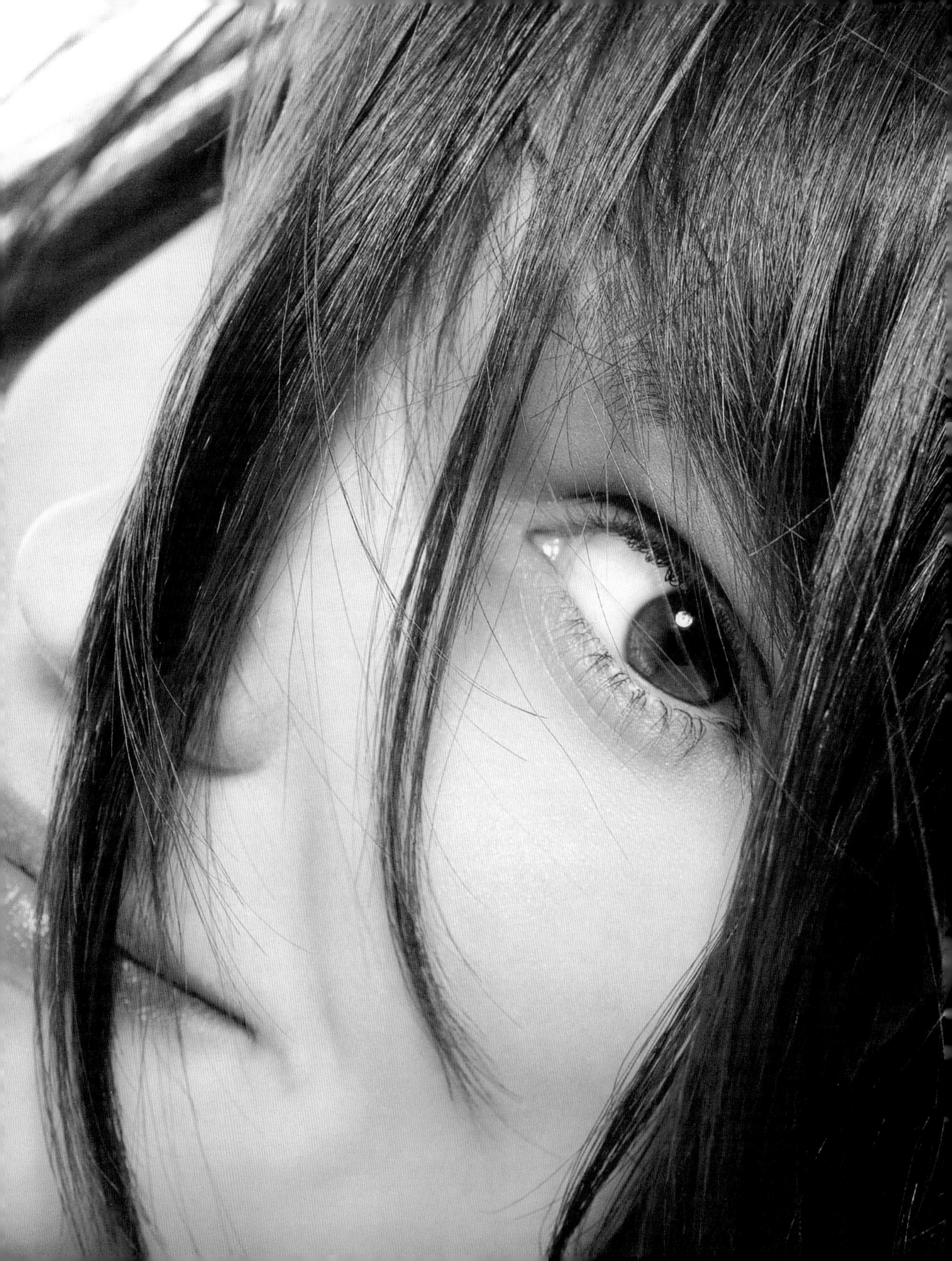

Châtain ma panoplie séduction

On n'est pas au bout de ses surprises. Le châtain fête son grand retour avec une façon bien à lui d'annoncer la couleur. Personnalité oblige.

CHÂTAIN PAS CHAGRIN

Noisette, marron glacé, chocolat, sablé… c'est tout un vocabulaire de gourmandise pour réchauffer la couleur la plus répandue – mais aussi la plus méconnue.

Profond et lumineux, il s'épanouit aussi dans les cuivrés et les acajou. Avec une priorité absolue : sortir de l'ombre. Réinventer l'effet soleil… qui n'est pas, loin s'en faut, réservé aux blondes…

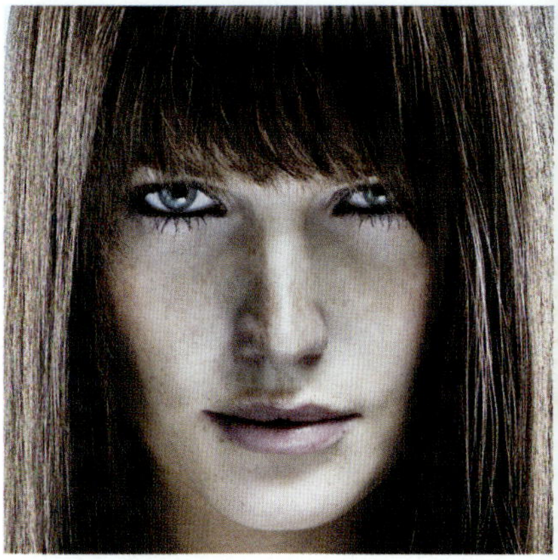

Varier les plaisirs en jouant sur sa gamme : à partir de sa base, on peut éclaircir quelques mèches et introduire des tonalités plus foncées à loisir, en tenant compte de la carnation et de la couleur des yeux.

On ne peut colorer de la même façon des cheveux raides et frisés, longs ou courts, seul un coloriste professionnel peut faire la différence.

Ils vont à toutes :

- les cuivrés
- les marron chaud

pour les peaux et yeux clairs

- les cendrés
- les bruns…

L'AVIS DE JOHN NOLLET

À condition de le faire vibrer par des reflets multiples et variés, tout en restant dans ses tonalités, il flatte le teint. Superbe sur des cheveux mi-longs ou longs dégradés, il prend toute son ampleur… On redécouvre enfin son vrai chic, à la fois naturel et sophistiqué.

Brune, ma panoplie séduction

Les brunes comptent moins que jamais pour des prunes. Elles peuvent tout se permettre et assurent en beauté.

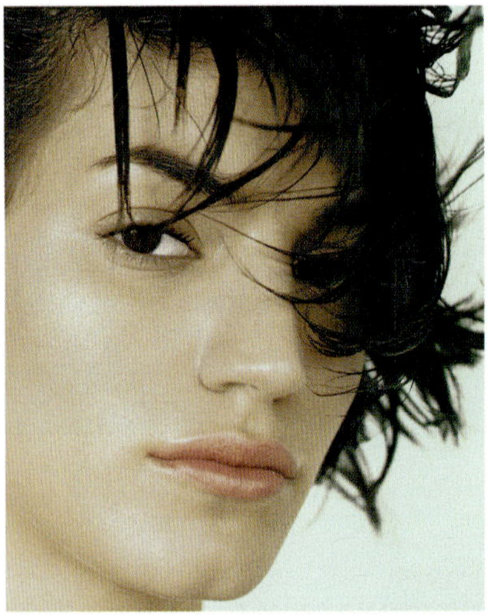

LE NOIR CORBEAU AUX REFLETS DE NUIT BLEUTÉE – est recommandé si l'on a déjà une base plutôt foncée, il sublime les yeux clairs et s'accorde merveilleusement aux teints mats.

Quelle personnalité !

Une couleur forte, à qui toutes les coupes conviennent, mais qui est particulièrement mise en valeur en version stylisée, extrêmement dessinée. Les carrés de toutes sortes lui vont particulièrement bien.

L'embellie du brun

Les marron et chocolat dorés rehaussent les teints pâles.

Les cendrés et les cuivrés font descendre d'un ton les rougeurs du teint.

Une châtain va faire une jolie brune, mais si l'on a les cheveux clairs, ce sera difficile de traverser toute la gamme.

Un balayage de fils plus clairs va donner de la transparence.

Les risques : qu'ils deviennent plus fades à la longue.

Embellisseurs de brun entre deux colorations... toute la gamme des shampooings repigmentants va leur redonner vigueur et profondeur.

L'AVIS DU COIFFEUR

Une couleur nettement en hausse les brunes brillent de tous leurs feux... dans tous les sens du terme : c'est pour elle que l'effet miroir a été inventé !

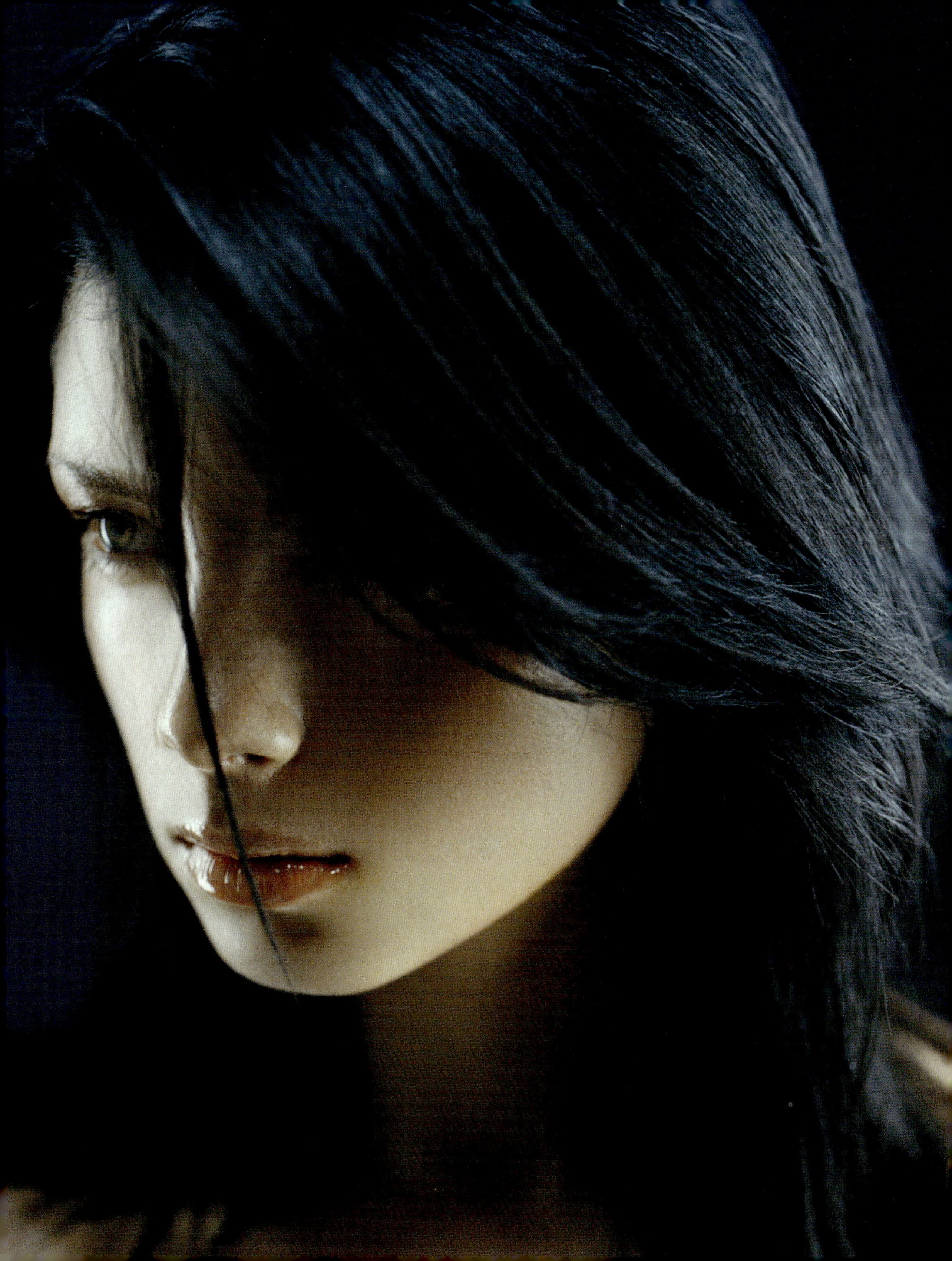

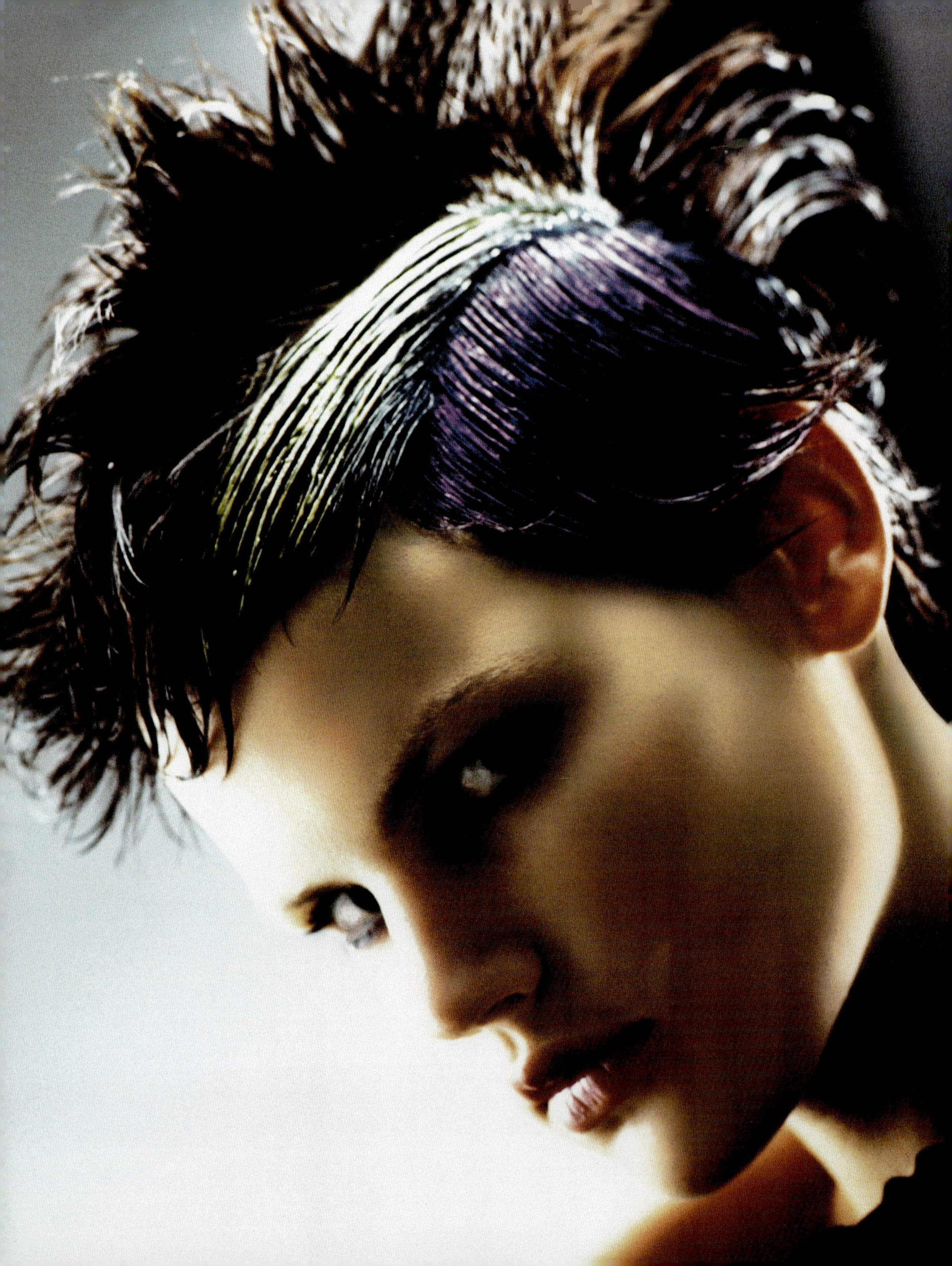

Aux couleurs de mon humeur

Colorer ses cheveux, rien de plus naturel aujourd'hui… La preuve ? Près de 70 % des femmes y ont recours, tandis qu'une nouvelle génération de produits font tomber une à une les réticences, en intégrant systématiquement la notion de soin à leurs formulations.

À BAS L'UNIFORMISATION !

Oui, on veut de la couleur, plus que jamais ! Mais une couleur qui se fonde harmonieusement dans la tonalité naturelle, et surtout qui ne soit plus uniforme… Fini l'effet casque, balayé le côté monochrome : on crée des contrastes, pour pouvoir mieux accrocher la lumière, jouer avec les reflets et créer des volumes en trompe-l'œil. Non seulement on dispose de palettes incroyablement riches – mais les coiffeurs n'hésitent plus à créer des compositions qui font appel à des mariages de couleurs inédits pour recréer un naturel parfait…

Une approche extrêmement technique, qui explique que la coloration reste le geste professionnel par excellence. Ce qui n'empêche pas la moitié des colorations de se faire à la maison… Mais un coiffeur apporte toujours sa patte, sa touche personnelle pour une couleur sur mesure.

UN NIVEAU DE SOIN JAMAIS ATTEINT

Un acte de coloration, c'est aujourd'hui clairement un acte de soin. Au-delà du fait de couvrir les cheveux blancs et d'apporter la couleur souhaitée – on lui demande d'intégrer cette dimension en améliorant la fibre capillaire. On va vers de plus en plus de confort, avec des formulations de plus en plus douces, qui sentent bon et surtout qui soignent les cheveux. Paradoxalement, beaucoup de femmes trouvent une texture et une brillance exceptionnelles à leurs cheveux le lendemain de la coloration !

L'AVIS DU COLORISTE RODOLPHE

AUSSI UNIQUE QU'UNE EMPREINTE DIGITALE… une couleur est faite de mille couleurs. Comment choisir, quand des centaines de possibilités existent dans chaque palette ? Le test absolu : une couleur réussie doit être belle pas seulement sous une lumière flatteuse, mais dès le matin quand on se voit devant son miroir avec la brosse à dents dans la bouche ! Rien de tel pour savoir si elle vous valorise ou vous "éteint".

Colo... comment ça marche

Grâce à leur très haute technologie, les produits sont de plus en plus confortables et de plus en plus faciles à utiliser... mais une coloration n'a toujours rien d'anodin.

L'AVIS DU COLORISTE RODOLPHE

Il faut espacer les colorations, pour laisser l'émotion s'installer. On ne peut pas empêcher le cheveu de pousser, mais rendre la repousse moins linéaire, moins visible.

• Pour éviter les sensations d'inconfort, il est préférable d'appliquer une coloration permanente sur des cheveux non lavés.

• Avec des cheveux gras, une coloration permanente sera bénéfique car elle diminue provisoirement l'excès de sécrétions sébacées.

LES DEUX FAMILLES DE COLORATION

1 **La coloration fugace ou temporaire :** elle ne fait qu'imprégner le cheveu de substances colorées et va s'estomper au fil des shampooings. Elle n'entraîne pas de modifications de la **mélanine naturelle**, car elle reste en périphérie du cortex, sans aller jusqu'au cœur du cheveu. Elle est parfaitement efficace pour les premiers cheveux blancs.

2 **Les colorations d'oxydation ou permanentes :** adaptées pour une plus grande quantité de cheveux blancs, grâce à un procédé chimique, elles savent faire pénétrer au cœur de la fibre des substances qui, une fois dans le cheveu, deviennent colorantes.

Coloration d'oxydation classique : un mélange de produits colorants et oxydants va pénétrer le cheveu pour le décolorer (en éliminant tout ou partie des mélanines naturelles) avant de le recolorer dans la teinte choisie.

Coloration d'oxydation ton sur ton : elle pénètre la fibre, se dépose autour du cortex. La coloration n'éclaircit pratiquement pas la fibre. Au lieu de modifier la couleur naturelle, elle se superpose à elle toute en transparence. Elle sublime la nuance d'origine, les cheveux restent dans la même tonalité, ou juste un peu plus foncés.

ET SUR LA DURÉE ?

Au fur et à mesure, des shampooings, les reflets s'estompent, la couleur perd de son éclat. D'où l'attente N° 1 : préserver l'intensité de sa couleur entre deux colorations !

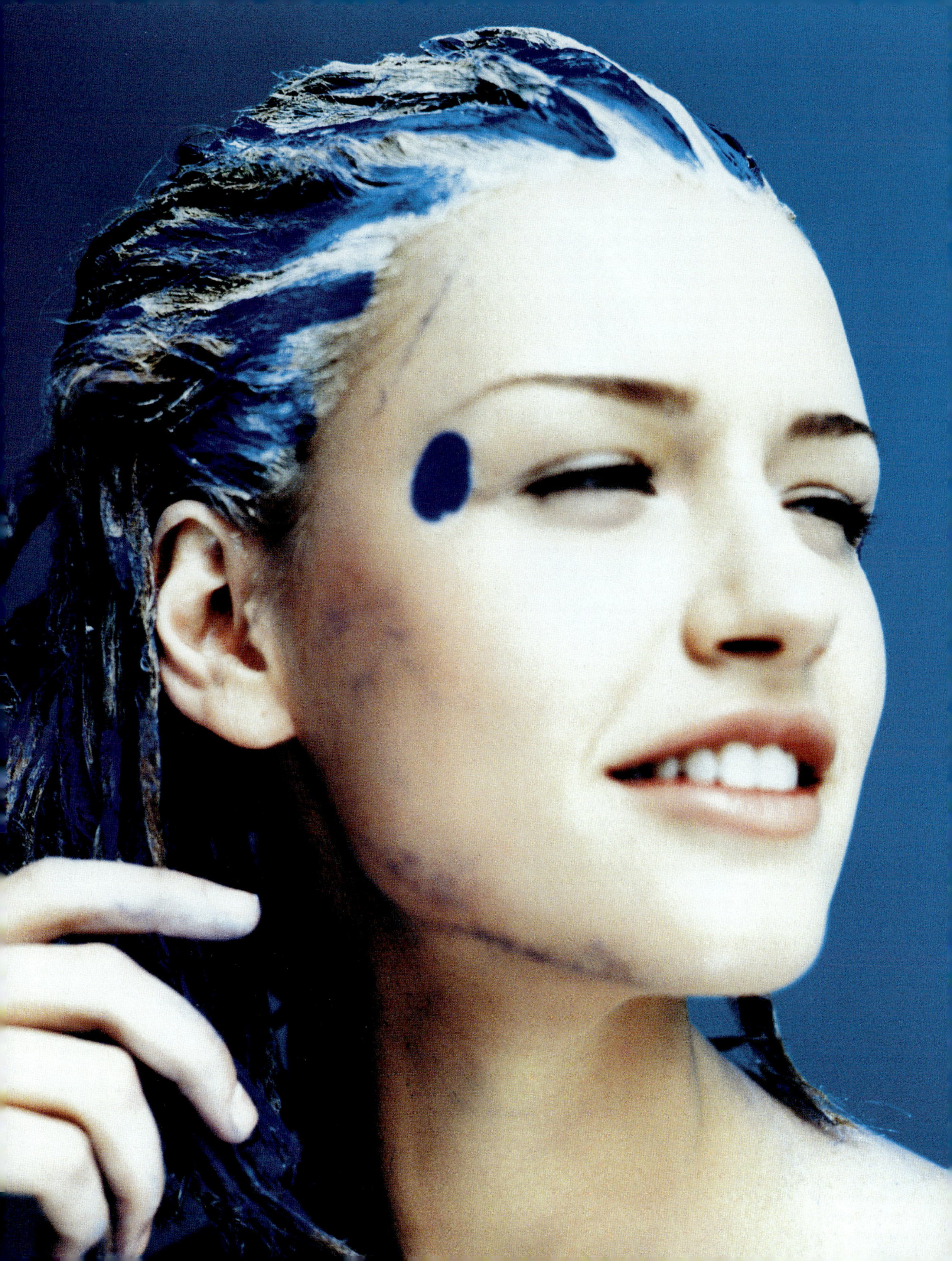

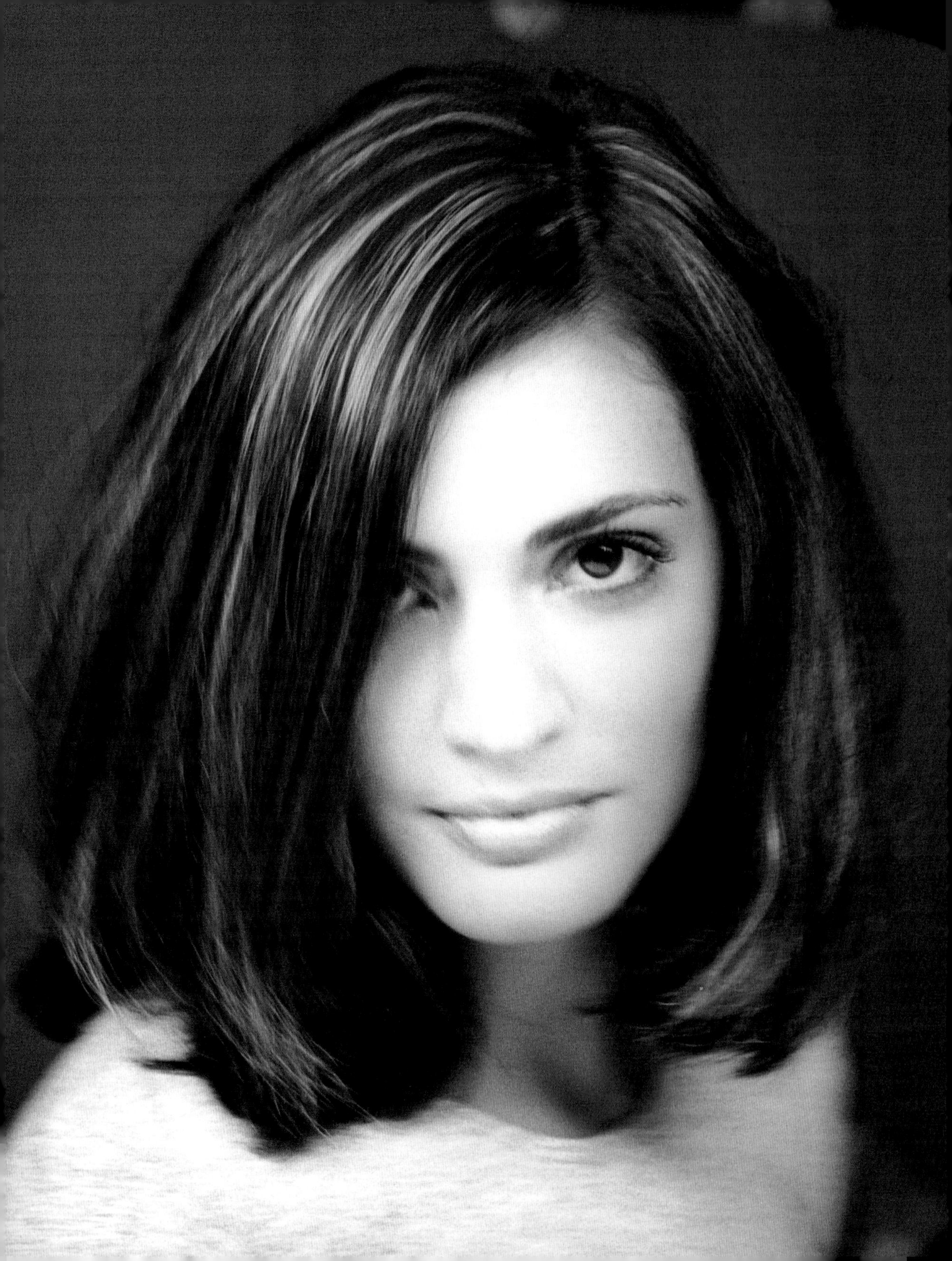

Cheveux blancs on joue à cache-cache ?

J'assume… ou je dissimule ? La dépigmentation des cheveux, qui peut apparaître dès l'âge de trente ans, peut être bien vécue (certains grands coiffeurs adorent !) ou rejetée en bloc. Bonne nouvelle : il y a des solutions pour toutes.

Le premier cheveu blanc donne le signal… et l'on ne voit plus que cela ! En fait, cela démarre petit à petit, tout autour du visage. Cela va petit à petit gagner le reste de la chevelure, signant la baisse d'activité progressive des cellules de pigmentation, les mélanocytes… une grève d'enzyme, en fait. Ils sont plus gros que les autres, mais ont la même durée de vie.

JE GARDE

Le gris est une pure merveille, le raffinement même – à condition de le préserver du jaunissement. Des shampooings irisés, des produits qui savent déjaunir avec efficacité, pour préserver un équilibre subtil entre le poivre et le sel. Une coupe ultra-stylisée, une modernité affirmée, et hypergraphique et le tour est joué : le contraste est encore plus vif avec un visage jeune.

JE CACHE

Le ton sur ton va nuancer dans la couleur et couvrir en transparence : en estompant sans les effacer. On peut jouer les mèches pour que les cheveux blancs se fondent dedans.

La coloration d'oxydation va prendre le relais quand on passe à plus de 50 % de cheveux blancs… à condition de choisir une coloration plus claire d'un ou deux tons de sa couleur. Avec l'avantage d'adoucir les traits.

Si on l'arrache ? Il repoussera blanc, et on prend le risque de casser son cycle – et de le perdre définitivement.

Un choc, une émotion forte, peuvent faire blanchir instantanément les cheveux. Vrai, mais toujours mystérieux !

L'AVIS DU COLORISTE RODOLPHE

Les cheveux blancs se détectent à la racine. Sur la longueur, ils se fondent dans la masse. C'est pourquoi il suffit de ne couvrir que le sommet de la tête, en laissant les pointes vivre leur vie !

Six femmes sur dix colorent leurs cheveux, et, parmi elles, quatre sur dix le font pour couvrir leurs cheveux blancs.

Un mot barbare, la canitie, recouvre l'apparition de ces premiers cheveux blancs.

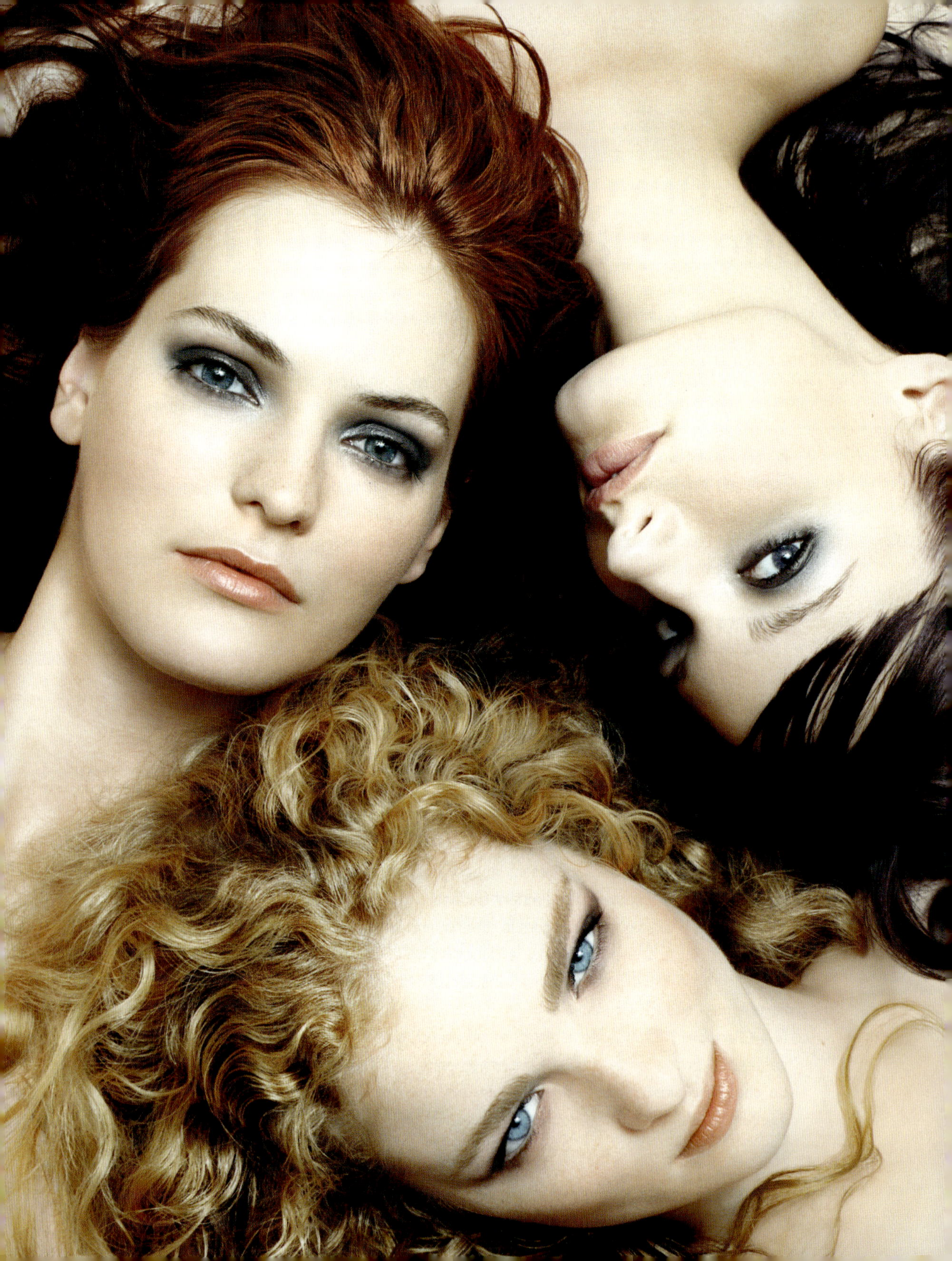

Rodolphe
Coloriste

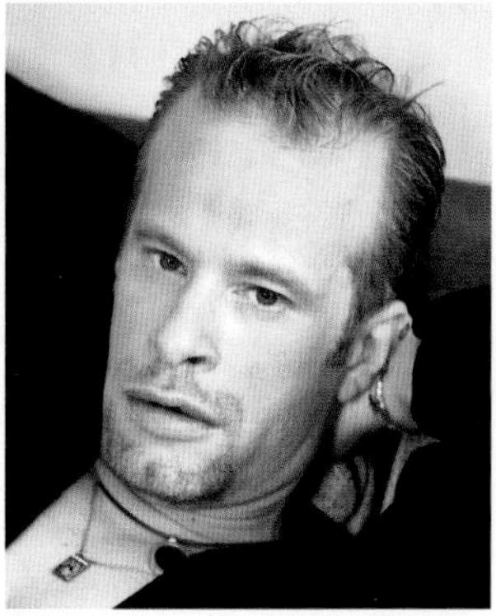

Sa grand-mère paternelle était aquarelliste, il doit sa carrière à un dessin de Cocteau et il a appris que l'immeuble où il a installé "Coloré par Rodolphe", son salon boudoir, avait appartenu à Picabia… Difficile d'imaginer plus beau faisceau d'encouragements à une vocation : redonner aux femmes la couleur de leurs rêves…

"J'ai joué un rôle de pionnier… mais ce sont les femmes qui ont inventé les coloristes !"

C'est peut-être le fait d'être sourd jusqu'à l'âge de dix ans qui a aiguisé mon regard… Marguerite, ma grand-mère paternelle, aquarelliste, a été mon premier maître. C'est elle qui m'a expliqué que **la couleur objective n'existe pas, chacun d'entre nous "fabrique" la sienne** – en interprétant la lumière qui se reflète sur un support et dont le nerf optique transmet les données au cerveau.
Elle a guidé mes premiers pas, de l'aquarelle qui se dilue en un dégradé immédiat à la pâte à modeler, qui la rend palpable en l'associant au toucher.
J'ai donc dévié d'une lignée de saint-cyriens pour aller jusqu'aux Beaux-arts, avant de confirmer ma vocation. J'ai tenu bon, malgré la déception de mes parents, qui m'ont tout de même inscrit dans une école privée à Strasbourg, chez l'ancienne esthéticienne et coiffeuse du paquebot France.

JE NE VOULAIS PAS ÊTRE COIFFEUR. JUSTE FAIRE DE LA COULEUR.

Or, à l'époque, on mélangeait les deux métiers, on ne faisait pas la distinction…
Le coloriste était un sous-coiffeur, juste là pour cacher les cheveux blancs ou travestir une brune en blond platine. La meilleure preuve, c'est que l'on "faisait une couleur" derrière un paravent, c'était honteux – on appliquait, on mettait la minuterie et on rinçait, un vrai pensum.
Il n'y avait que les grandes maisons comme Carita et Alexandre qui avaient leurs coloristes. C'est ▶

La symbiose des trois images emblématiques de la féminité
– la blonde la brune et la rousse –
un tableau pour englober les beautés du monde entier…

"Avant, on faisait la couleur derrière un paravent juste pour cacher les cheveux blancs ou travestir, c'était un peu honteux…"

justement chez M. Alexandre que, je rêvais de travailler : arrivé à Paris, entre plonge et petits boulots, je lui ai écrit une lettre par mois pendant onze mois. À la onzième réponse négative, la directrice m'a finalement accordé un rendez-vous avenue Matignon, m'a remercié pour mon acharnement et m'a expliqué que l'on entrait là comme dans les ordres, et que l'on n'y avait pas besoin de moi. Alors que je partais, M. Alexandre m'a vu passer… et m'a embauché sur ces mots énigmatiques "cela aurait fait tellement plaisir à Jean…".

En fait, il trouvait que je ressemblais à un dessin de Cocteau – son ami, mort des années avant !

C'est à ces petits riens que tient un destin…

J'ai passé, auprès de M. Alexandre, quinze très belles années : entre stars de cinéma, reines et impératrices, j'ai vécu dans une bulle de champagne… Mais il m'a appris davantage que mon métier.

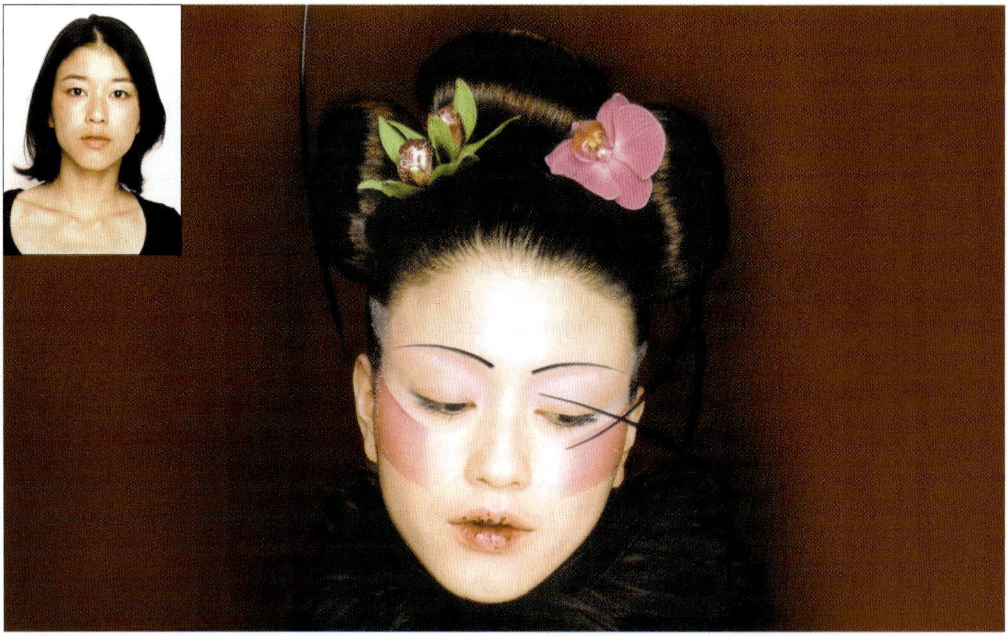

UNE BEAUTÉ ETHNIQUE EN TROIS TYPOLOGIES : LA NOUVELLE FEMME EST ET SERA MÉTISSÉE.
1. UNE GEISHA MODERNE, un pseudo-bandeau blond, une cohabitation chromatique qui crée la surprise avec l'orchidée, fleur de la couleur…

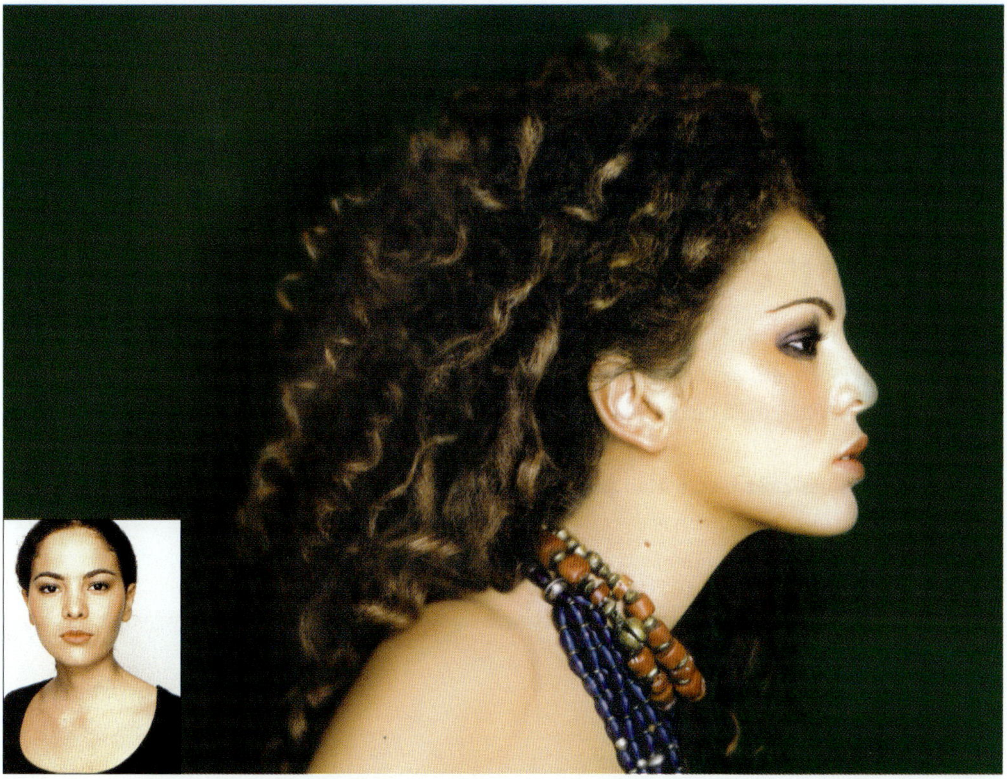

2. Femme du désert une lourde chevelure, un balayage au sable : un produit décolorant, mélangé à l'oxygénée et à du sable, empêche la prise uniforme et donne des centaines de reflets – un aspect proche de la nature, que l'on ne retrouve qu'en allant au soleil – ou dans cette mèche d'enfance que l'on a gardée...

Il m'a appris à regarder les femmes, à décoder leurs codes, à les écouter – une véritable éducation à la femme. Tout cela était très cohérent, au travers de règles de respect, de courtoisie, qui ont été mon instrument le plus précieux.

Je n'aurais pas assez de toute ma vie pour lui dire merci !

Je perpétue son état d'esprit, en toute humilité. Il m'a porté, au moment où cette tendance de la couleur a explosé, où elle est descendue dans la rue, au début des années 80, comme il l'avait pressenti, lui qui aimait répéter : "La mode, on la crée au troisième étage et, des années après, on la retrouve dans la rue !"

Proposer la couleur comme un service à part entière a fait de moi un pionnier – j'ai été médiatisé très tôt. Grâce à cette vague de comédiennes américaines qui ont changé de couleur, comme Meryl Streep, Cameron Diaz, et cassé le mythe à la Jean Harlow, de Joan Crawford, bien avant Marilyn – de la fausse blonde un peu facile, mais qui appuyait la virilité de l'homme.

Ça a été comme une traînée de poudre.

La couleur a explosé, elle a été revendiquée partout. On a vu des femmes arriver rien que pour cela, on revendiquait de porter une couleur, ce qui changeait la donne – une vraie révolution. ▶

“La couleur n’existe pas ! D’ailleurs, on la voit beaucoup mieux en noir et blanc !...”

Ce sont les femmes qui ont inventé les coloristes !

L’émotion est identique quand on se trouve devant une feuille blanche avec un pinceau, et quand on va colorer un cheveu – mais ce qui se transmet de la personne en face, c’est magique, à la fois profond et futile.

Mon idéal, travailler chez moi, n’était pas réaliste et c’est Juliette Gréco, autre personnage clé de mon histoire, qui m’a trouvé mon lieu, cette cour où “Coloré par Rodolphe” est né, il y a dix ans. Tout s’est enchaîné mon moteur a été l’inconscience, ça m’a aidé.

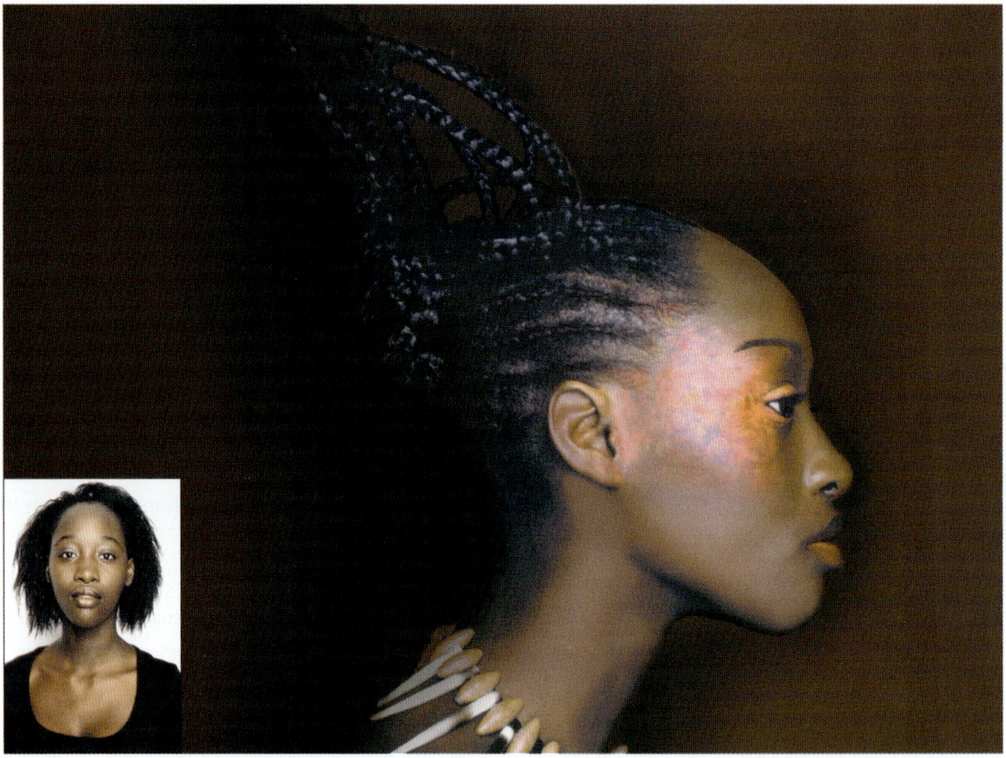

3. LES COULEURS FAUVES DE L’AFRIQUE, des reflets bleus au moindre changement de position et un maquillage qui rougit la peau pour marquer cet excès de ton sur ton.

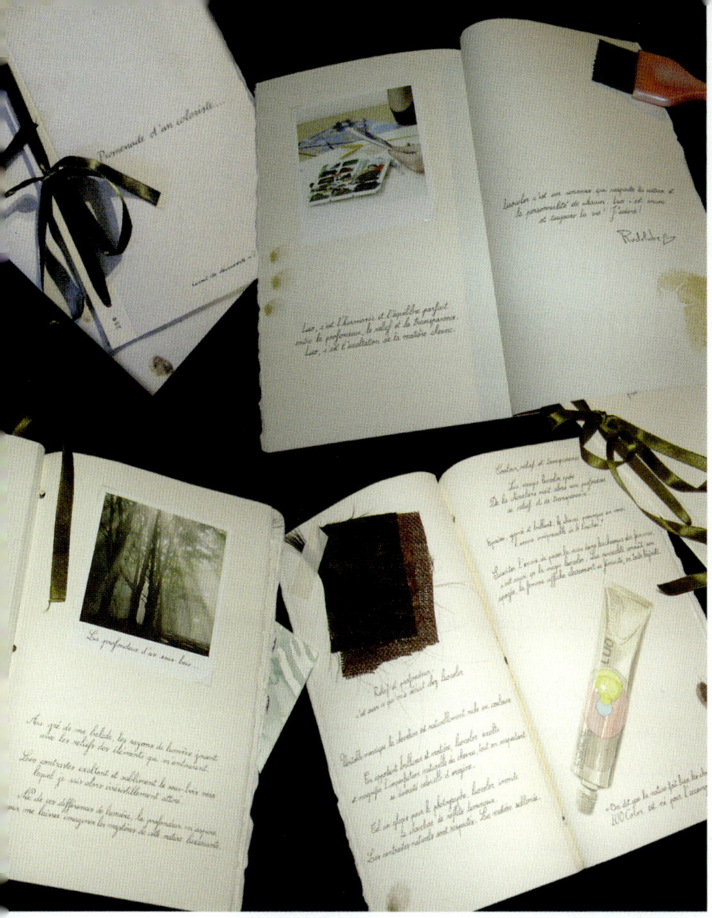

Le plus beau, c'est que le peintre Picabia – le maître de la couleur –, a habité l'immeuble où je me suis installé ! Et que c'était un ami de mon grand-père... Tout est allé très vite, une fois ouvert mon "appartement de couleur" (je ne parle jamais de salon !), et l'engouement a été immédiat. Il y a eu plus de femmes que de chaises dès l'ouverture ! Plein de gens m'ont aidé, ça a été magique, j'ai même des photos de Juliette Gréco au milieu des travaux.

COLORÉ, MODE D'EMPLOI

Une première visite se fait en cabine, c'est plus intime, pour une vision générale de l'individu, homme ou femme.

Je suis à l'écoute de l'être en face de moi, il s'agit juste d'une mise en connaissance mutuelle, rien d'indiscret : mais pas question de changer pour changer. Ni de se restreindre pour se décider à la seule carnation de la peau ou du vêtement. Une leçon de couleur, sensation d'une belle matière, rôle d'accordeur : entre le mieux être et le spectaculaire, nous sommes des initiateurs ! Même si certaines me demandent juste le même blond que Madonna.

Les cheveux, c'est la dernière chose que je regarde chez une femme, je vois une démarche, une attitude, la manière de poser ses mains : la couleur va être la cohérence de tout cela. On se met dans le sensoriel, après on pose les codes – social, professionnel, de séduction, pour déterminer ses codes à elle – et aller vers la couleur... ou la non-couleur ! On peut très bien proposer à une femme une variante de sa propre couleur – ou lui dire de ne rien changer, qu'elle est très bien ainsi.

Et puis une couleur, ce n'est pas stable, ça évolue tout le temps : c'est un instant, une attitude, une façon de cerner une personne, c'est magique : il n'y a pas de règles immuables.

LA PROMENADE D'UN COLORISTE

Je donne des masters classes à des coloristes. Moi que tout inspire, je leur explique comment la couleur crée l'émotion – avec le bleu de Klein, la jeune fille au turban de Vermeer, la Vénus de Botticelli...

Je leur dis : "Vous êtes des artistes, vous peignez directement sur l'émotion, ne passez pas à côté ▶

“Bien sûr, certaines femmes viennent juste pour me demander le blond de Madonna !…”

de cette femme que vous ne voyez plus. Brisez la routine qui s’était installée…”
Je leur fais prendre la mesure de la valeur de leur acte. Quelle chance de participer à la création d’émotion ! Pour prolonger la démarche, je leur propose ensuite de faire leur couleur avec de l’aquarelle, sur une feuille blanche.
Mon rôle est modestement de leur montrer l’impact de leur action sur une femme. Il faut avoir conscience de son art pour être un artiste !
Le vocabulaire est limité – le blond va évoquer une teinte précise pour l’une, mais chacun a le sien ! On parle deux langages différents : les femmes le langage de l’émotionnel – et nous notre jargon. Quand une femme vient en disant : “Je veux être blonde, ou rousse !”, on n’a pas le droit de la décevoir – par un manque de regard, un manque d’attention qui est un manque de respect – certaines ont économisé six mois pour venir. Il faut faire penser à une femme que l’on s’est levé le matin rien que pour elle, ce qui est parfaitement vrai !
La couleur est devenue un acte de beauté, un acte social à part entière – une véritable remise en question, et de grande humilité – on permet à quelqu’un d’intervenir sur son image et son intégrité. On remet son cheveu entre les mains d’un autre, quelle preuve d’amour et de confiance !
Il faut oublier ses qualifications, pour mieux se laisser aller à l’observation d’un ensemble, oublier toutes les règles de la colorimétrie, de la capillarité… et laisser la place à l’imagination.
On sent si l’on n’est pas dans la bonne couleur. Lorsqu’une femme n’est pas bien pour un certain nombre de raisons, il faut qu’elle se retrouve, elle-même devant son miroir, sans artifice. La couleur est évolutive, elle va y participer activement.

MES STARS :

Juliette Gréco, Michèle Laroque, Johnny et Laeticia, Cyrielle Clair, Madonna, Marina Hands pour Lady Chatterley, Jodie Foster – et ma mère… la plus exigeante de mes clientes !

PYTHON… SUR TON !
La couleur prise de dos, sans visage ; elle seule compte… Ce pourrait être n’importe quelle femme. La couleur parle le serpent – qui est en Extrême Orient est symbole de beauté et de féminité – illustre parfaitement la métaphore de la couleur, et du mouvement. Ses écailles évoquent celles du cheveu, au premier regard on ne le voit pas, comme une couleur qui est faite de mille couleurs, tout se mélange, comme de l’eau qui coule. Il faut 125 couleurs pour arriver à ce blond sablé ! C’est le même phénomène quand on regarde de près une poignée de sable, où se mêlent le nacré, le noir, le cendré.

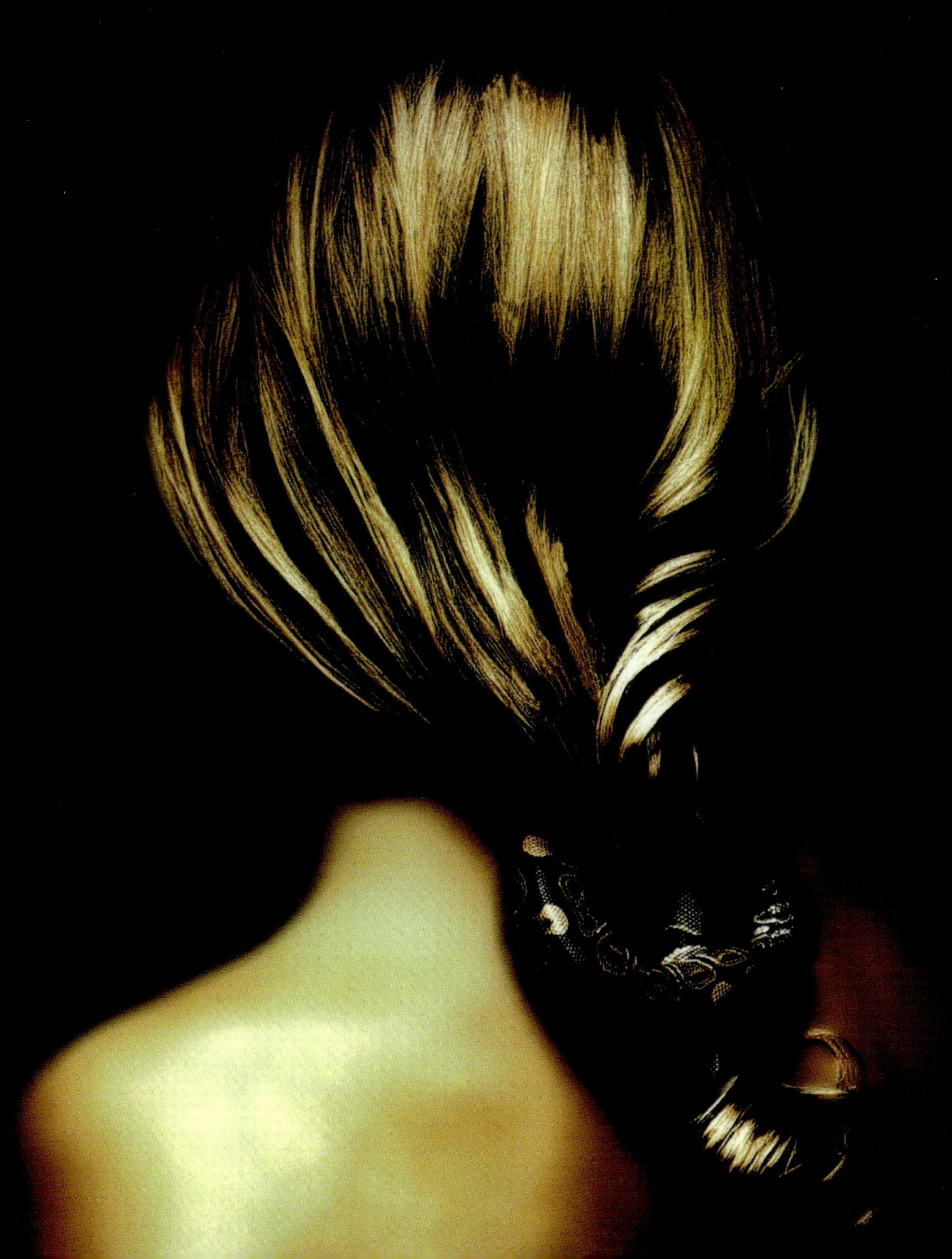

ma coupe

4

TECHNIQUES DE POINTES

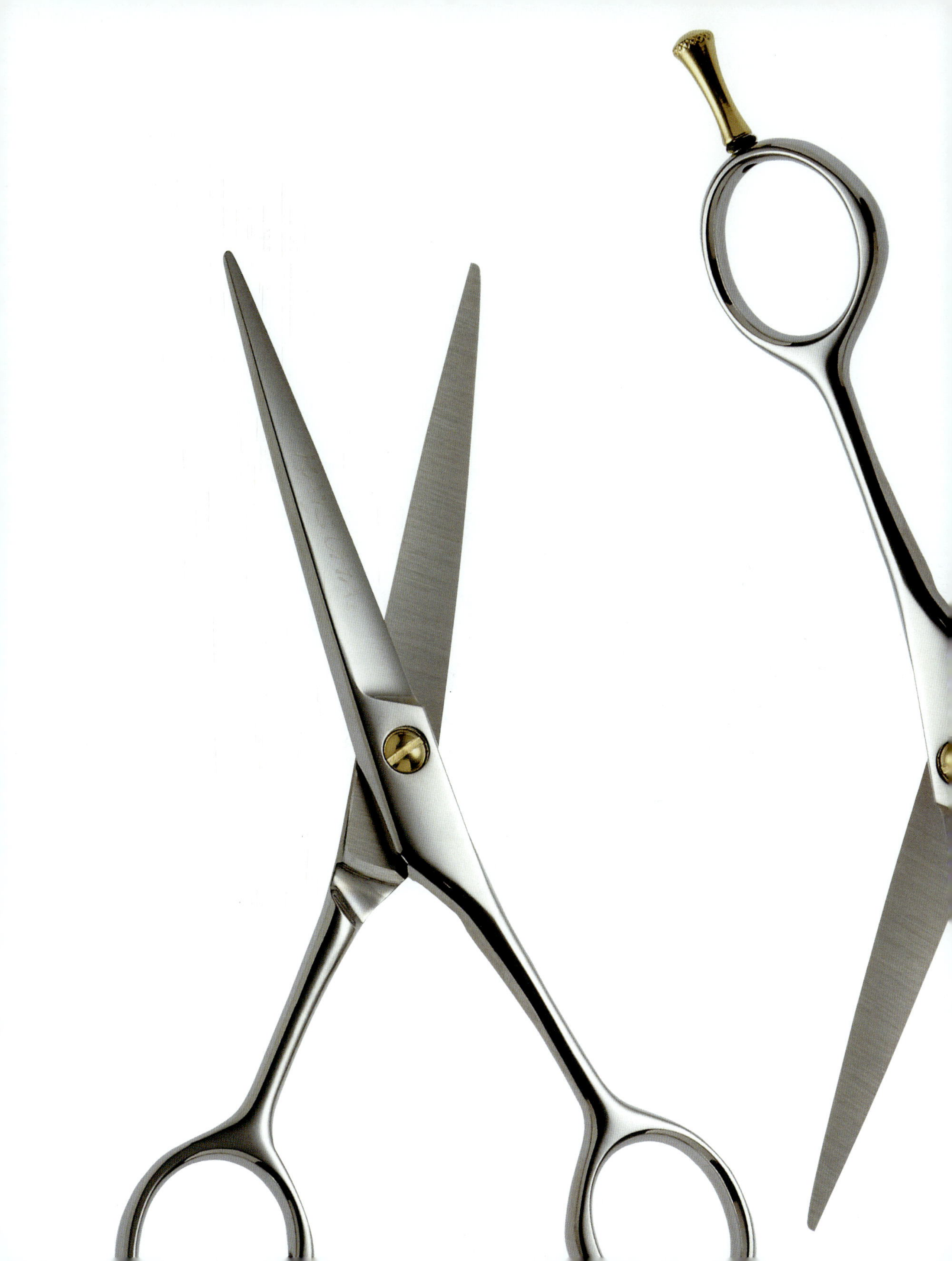

Changer
renaître
évoluer
relever
la tête…

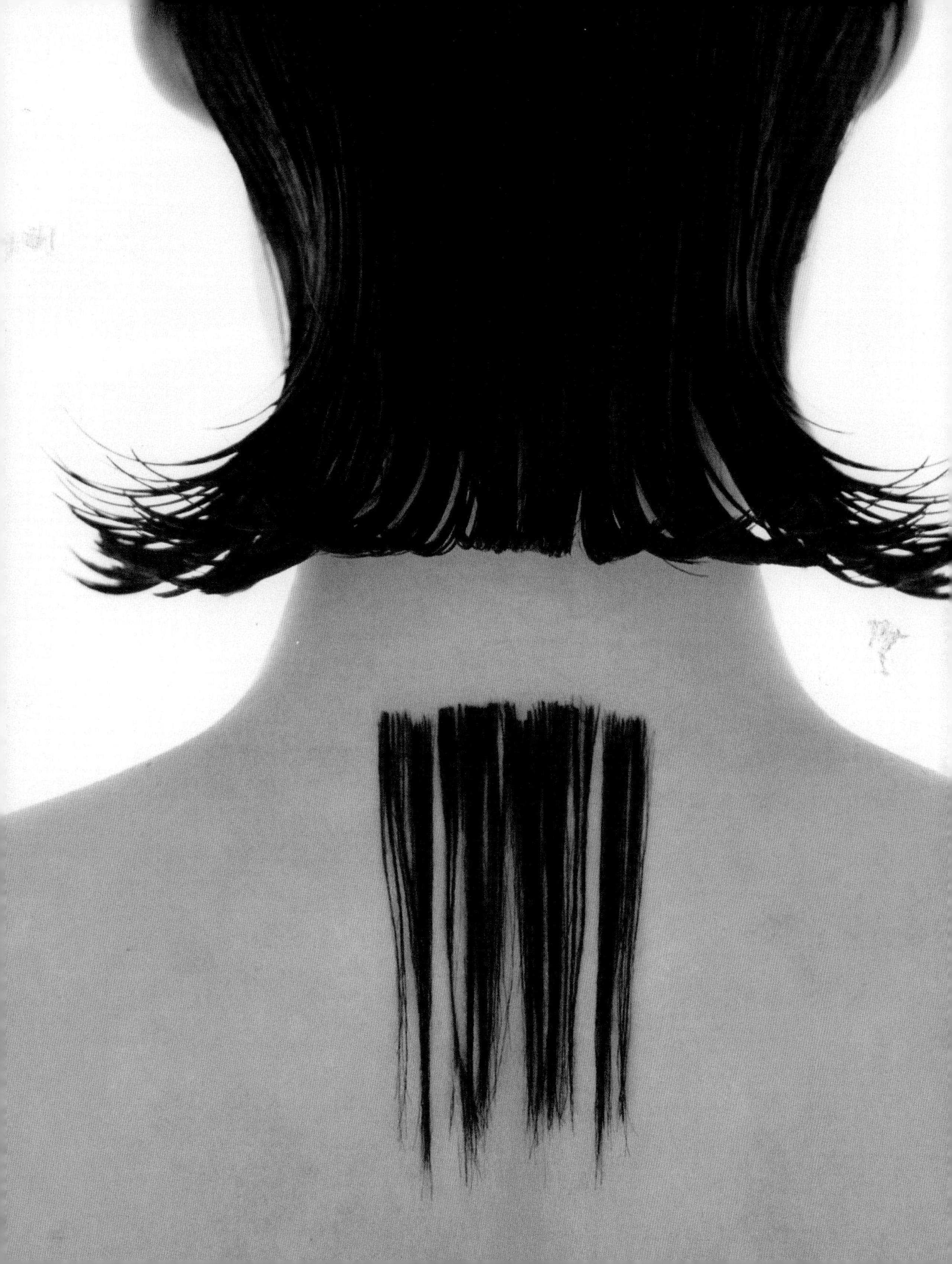

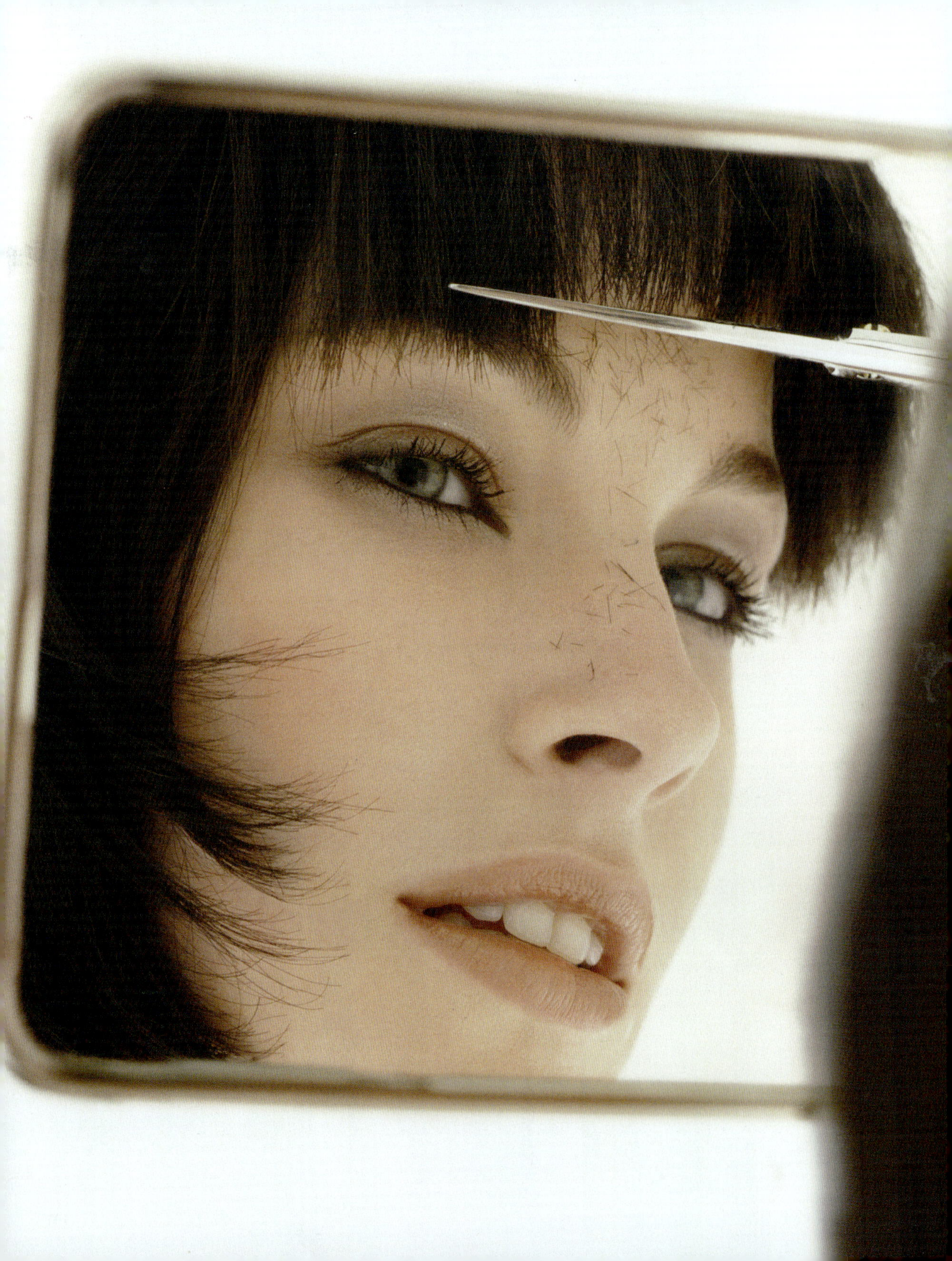

Couper court aux idées reçues

Comment démêler le vrai du faux ? Petite revue des bons (et des mauvais !) réflexes pour sauver ses cheveux des erreurs de jeunesse...

AVOIR ENVIE DE CHANGER DE TÊTE... cela ne se fait pas sur un coup de tête ! **Aller en discuter avec votre coiffeur,** qui va être le mieux à même de vous éclairer, en fonction de la forme du visage mais aussi de l'ensemble de la silhouette, de la nature de vos cheveux ou de votre mode de vie. Et posez-vous les bonnes questions sur vos motivations.

RESPECTER SA NATURE pas question de rêver hors de sa condition : une coiffure délire pour un soir, pas de problème. Mais au quotidien, pas question de se prendre la tête avec une coupe inadaptée.

CHANGER DE COUPE = CHANGER DE COULEUR? Deux axes indissociables : c'est forcément un tout ! Une couleur étudiée pour éclairer le visage, parachèvera une nouvelle coupe, en soulignera les reliefs, les volumes et les mouvements.

LES COUPER LES REND PLUS ÉPAIS Bien sûr que non : c'est excellent pour éliminer les pointes (surtout si elles ont fourché), mais leur nature est, rappelons-le, génétiquement programmée.

COUPER UN CENTIMÈTRE À CHAQUE ANNIVERSAIRE ? Finie la légende qui disait que les cheveux courts sont incontournables quand on vieillit. Les plus grands coiffeurs, le proclament haut et fort : la seule tendance qui compte, c'est votre envie !

L'AVIS DE JEAN-MARC MANIATIS

Sous prétexte de se rajeunir, certaines vont se croire obligées de se couper les cheveux... et vont prendre dix ans de plus ! Il n'y a pas de règle immuable. Les logiciels qui vous permettent de vous visualiser avec des tas de looks ne tiennent pas compte de l'implantation des cheveux ni de la forme du crâne : pas plus que le fait d'essayer des perruques... Le plus fiable est encore de simuler sa future coupe avec des pinces chez son coiffeur !

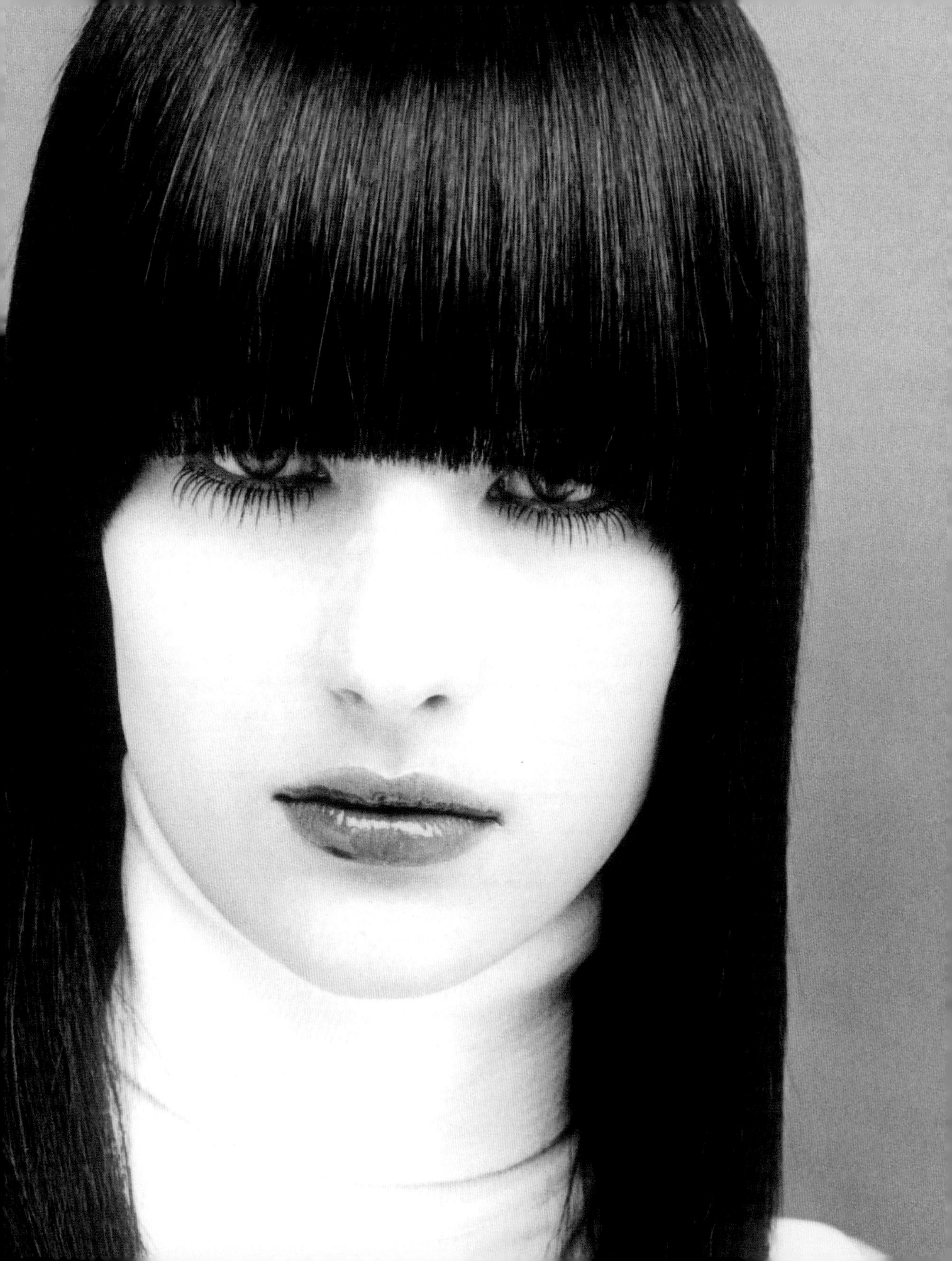

Je m'aime en long…

Comment choisir ? En tenant compte de la forme de son visage et de son mode de vie, toutes les coupes sont permises. Une seule règle : être soi-même.

LA SÉDUCTION DU LONG correspond à un type de femmes qui misent sur le glamour sans pour autant sacrifier de leur modernité. On a tendance à jouer réellement de ses cheveux longs comme d'un **accessoire de beauté** à part entière, en les replaçant derrière les oreilles ou en s'abritant derrière ce rideau de charme.

Mais **le négligé ne pardonne pas** : il est essentiel de leur donner une architecture et une structure, en les faisant couper au moins à chaque saison pour rafraîchir les pointes et redessiner les volumes – et en évitant par-dessus tout le look ado prolongée, surtout après quarante-cinq ans.

UN ENTRETIEN… AU LONG COURS

Les cheveux mi-longs ou longs demandent beaucoup d'attention et exigent des soins constants – c'est pour cette raison que l'on utilise les **après-shampooings** souvent uniquement sur les pointes : même si le reste du cheveu est en bon état, c'est là qu'interviennent les soucis de démêlage, facilement détectables au niveau du toucher.

On peut **les laisser en liberté** le jour du shampooing, mais les relever dès le lendemain : natte lâche, chignon souple, tout leur va, à condition de les laisser en liberté… surveillée !

La **coloration** maison est à éviter : les cheveux longs sont plus fragiles et moins faciles à travailler que les cheveux courts. Ils ont plus que tout autre **besoin de briller.**

L'AVIS DU CHERCHEUR JEAN-MICHEL STURLA

POURQUOI UN CHEVEU S'ABÎME… À LA LONGUE

Si l'on observe un cheveu long au microscope, il sera intact près des racines mais, plus on se rapprochera de la pointe, plus il montrera des signes d'usure (écailles soulevées, fourches…)

Les pointes sont plus exposées, mais surtout plus “âgées”. Un cheveu poussant d'environ 1 cm par mois, si vous avez des cheveux de 20 cm (aux épaules), votre pointe a déjà vécu vingt mois de brossages, lavages, décolorations, expositions…

Car même si le cheveu est « mort », c'est un mort bien vivant !

… et même en court !

À qui profite le court ? Récapitulatif de tous les arguments à avoir en tête avant de sauter le pas…

ÉTUDIÉ COURT… Idéal pour mettre en valeur l'ovale d'un visage ou la ligne d'une nuque, souligner le regard et affirmer la personnalité, avec souvent un côté espiègle, le court a aussi l'avantage d'être facile à vivre et à entretenir… à condition de partir d'une bonne base : une coupe impeccable.

Et pour cela, **un coiffeur avec qui vous êtes en confiance est irremplaçable**. Il connaîtra vos goûts afin de trouver un style en harmonie avec votre identité propre, mais aussi la façon dont vos cheveux vont réagir, se remettre naturellement en place, y compris quand on se retrouve à la maison !

À COURT SÛR

Avec un crâne bien rond on peut tout se permettre, y compris des petits cheveux effilés. S'il est un peu plat, il va falloir compenser en volume et, si l'on a les cheveux fins, préférer garder un peu de longueur. **Un cou fin** sera facilement dégagé, s'il est un peu épais, il vaut mieux l'habiller de mèches qui vont alléger sa ligne. Des **épaules larges** le paraîtront encore plus : éviter dans ce cas les nuques taillées droit. Avec une silhouette plus large en bas qu'en haut, il vaut mieux éviter l'option petite tête et choisir un carré.

Bien dégager les oreilles ? Le moyen le plus efficace de mettre son visage en lumière !

Sur cheveux fins un dégradé à hauteur des oreilles va permettre de garder de la matière et **sur cheveux épais** une bonne coupe bien nette aux ciseaux.

L'AVIS DU COIFFEUR MADELEINE COFANO

PASSER DIRECTEMENT DU LONG AU COURT ?

CONTRE

Il faut vraiment être sûre de soi : cela va avoir des incidences sur le moral, la silhouette et la façon de se tenir et de s'habiller.

POUR

Oui, si on en a vraiment envie, il faut se lancer. Sinon, on risque de se retrouver avec une longueur bâtarde et de regretter ses longueurs.

OUI, MAIS…

Autre option, pour les plus hésitantes : commencer par un changement de couleur ou un déplacement des volumes.

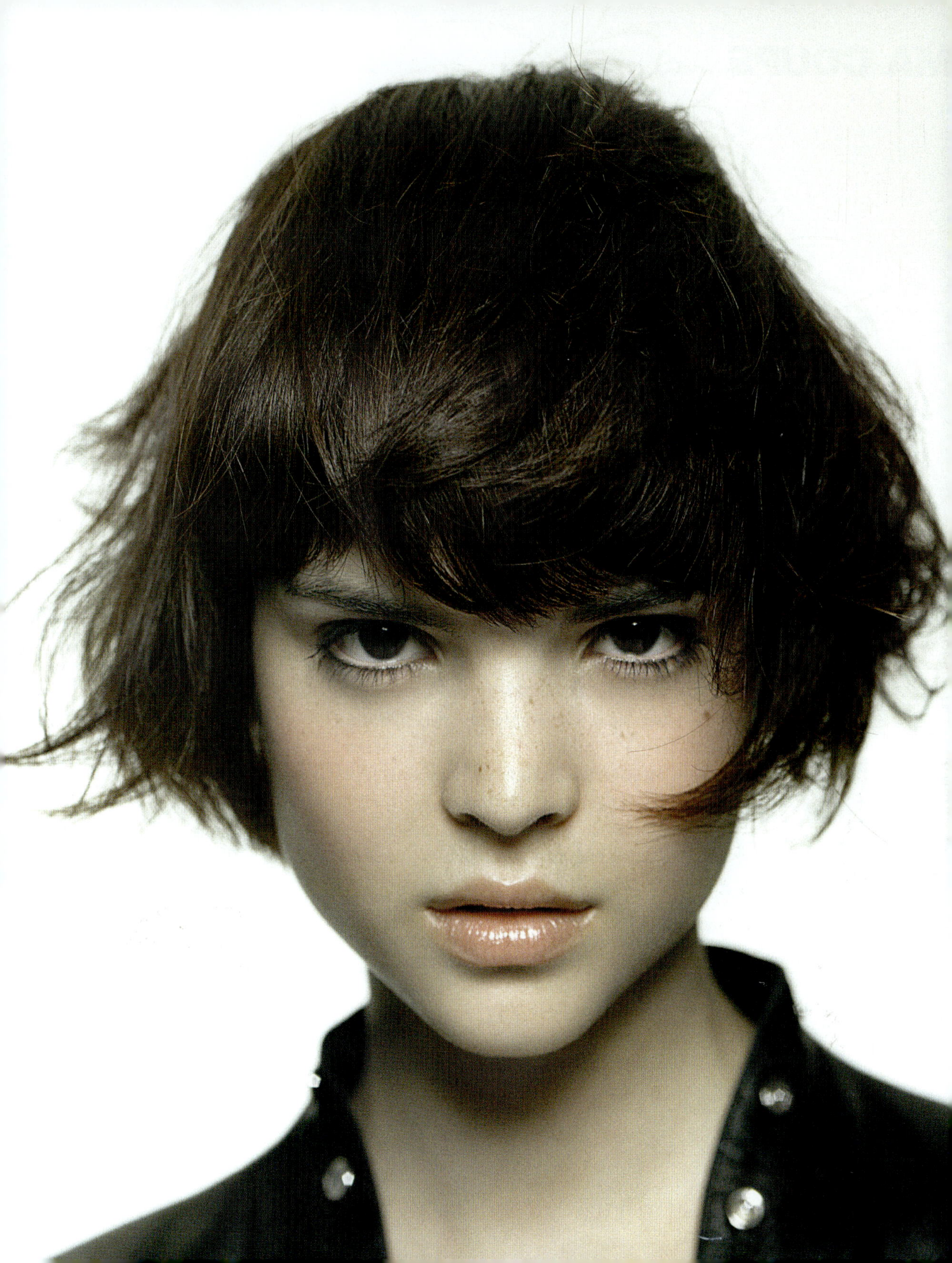

Petit cours de grand pro

L'incroyable dextérité d'un maître du ciseau, dans une brillante démonstration autour d'une indémodable "petite tête".

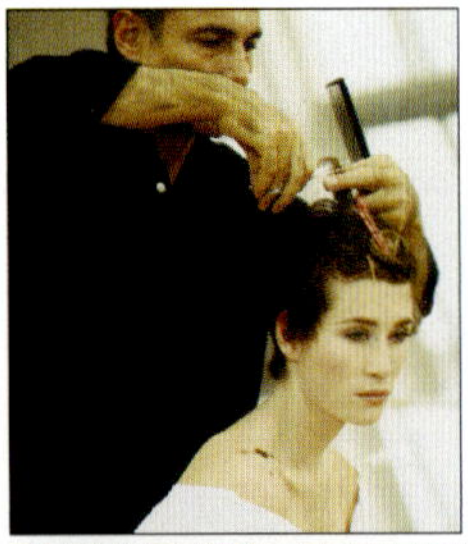
1

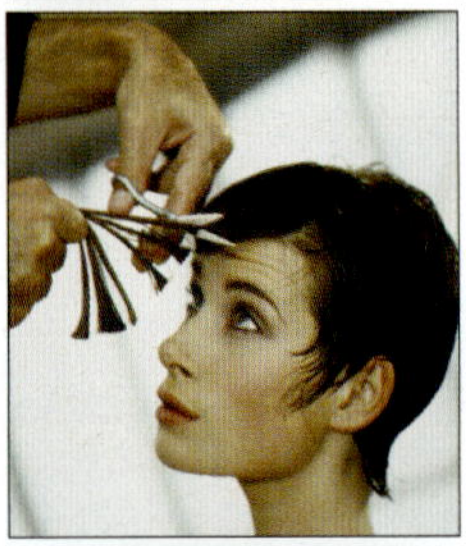
2

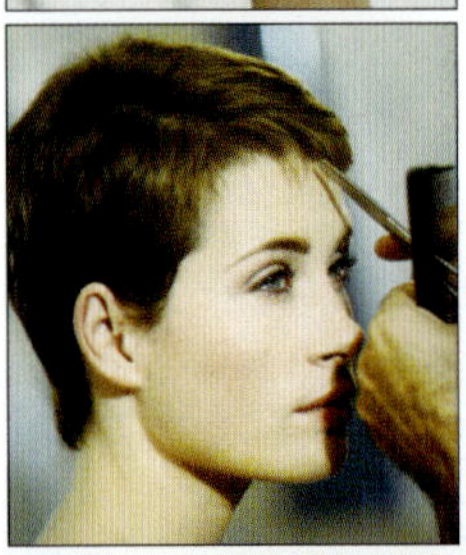
3

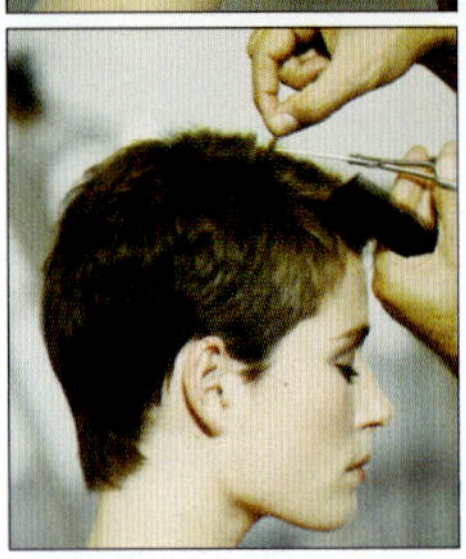
4

COURT, TOUJOURS! La fameuse technique Maniatis de coupe à sec a le mérite de localiser les épis naturels pour mieux les maîtriser (et en tirer parti) tout en assurant un joli volume, et une repousse gracieuse… au long cours!

1 JOUER LA COULEUR, sur une si petite surface, on peut tout se permettre. Soit renforcer sa couleur naturelle *(à gauche)* soit foncer… sur les contrastes *(à droite)*!

2 CISELAGE EXPERT, à l'aide des ciseaux de céramique, pour transformer les éventuels petits défauts d'implantation en atouts esthétiques.

3 DÉGRADÉ SAVANT : pour que court ne devienne pas synonyme de dureté, il faut savoir jouer sur les volumes et mettre de la douceur dans les lignes.

4 ÉPIS PHÉNOMÈNES : savoir les travailler est indispensable pour parfaire un dessin "Ils apportent de la vie dans une coupe, il suffit de bien les travailler".

5 RÉSULTAT CRAQUANT, ultra féminine et mettant en valeur le regard… la coupe facile à vivre par excellence.

LE CONSEIL DE JEAN-MARC MANIATIS

La coupe garçonne fait merveille sur des visages fins, mais son côté androgyne s'accommode aussi très bien du contraste avec une féminité plus affirmée.

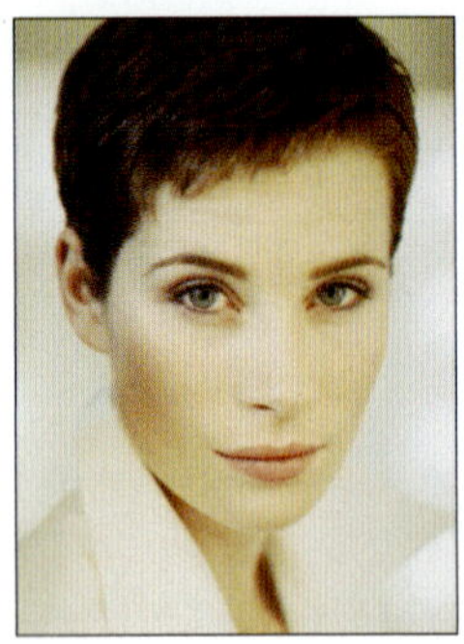

Le résultat (ci-dessus) et, toujours au répertoire de Jean-Marc Maniatis, sa réinterprétation en platine.

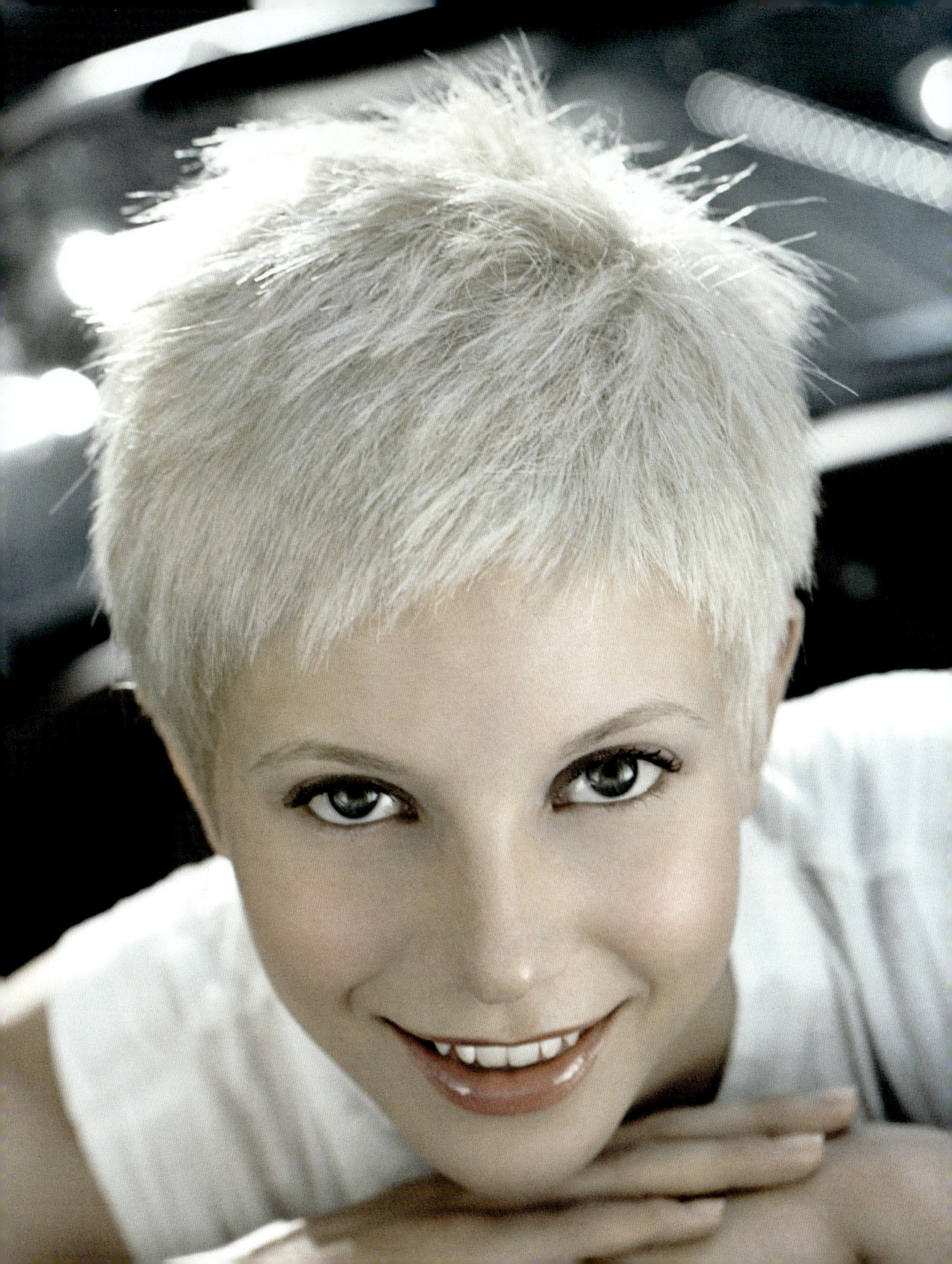

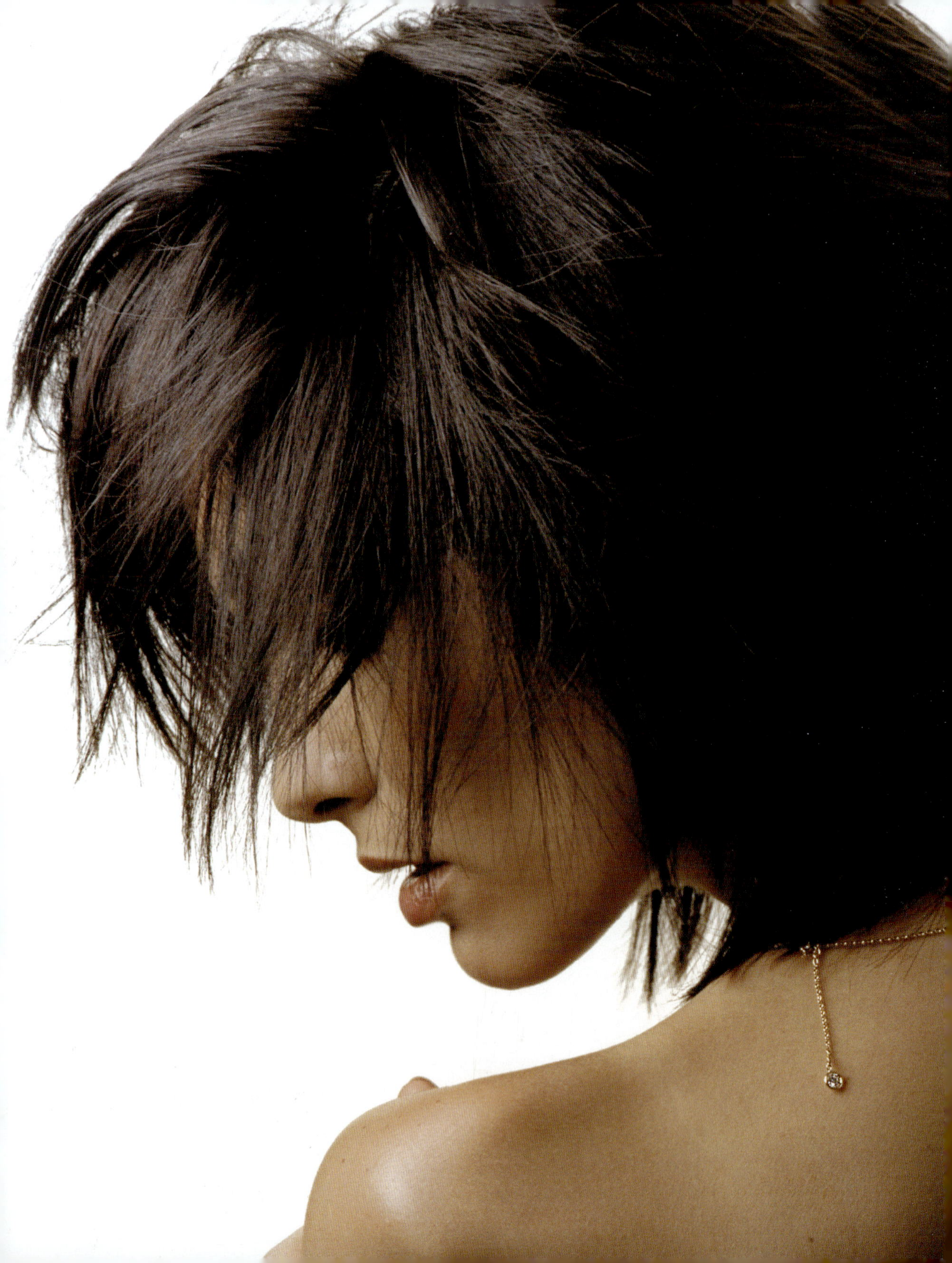

Coup de flou coup de jeune...

Les coupes anti-âge : l'art de relever le défi en faisant des pieds de nez aux années !
Elles ont de l'allure, du chien, et l'élégance de jouer l'impertinence.

COUVRIR SON COU en laissant de jolies mèches venir le caresser : c'est là que se repèrent les premiers signes de vieillissement, même avec un visage encore lisse.
Une nuque longue, une frange asymétrique, autant de stratégies gagnantes.

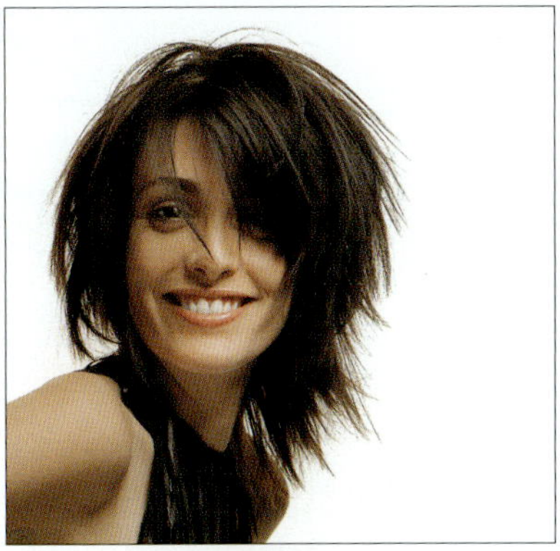

LE DÉGRADÉ va donner un effet de liberté, alors qu'une coiffure stricte va donner irrémédiablement un "coup de vieux" : pour remonter le temps (et les volumes !) on lutte contre la pesanteur en allégeant le dessus de la tête.

À ÉVITER

Brushing façon Dallas, oreilles de cocker ou queues de rat, le bestiaire des coupes éteignoirs est très explicite .

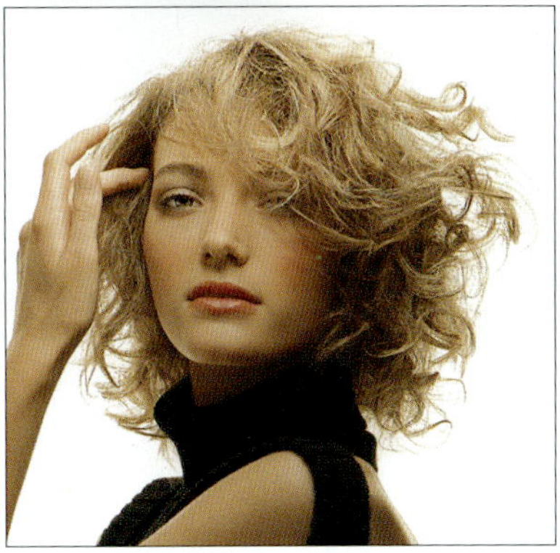

John Nollet mise sur les jeux de lumière pour sculpter avec des mèches qui viennent mordre les joues... et donner l'impression immédiate qu'on a dix ans et trois kilos de moins !

L'AVIS DE JOHN NOLLET

Miser sur la lumière et le mouvement : un effet lifting immédiat qui va apporter du peps et de la gaîté.

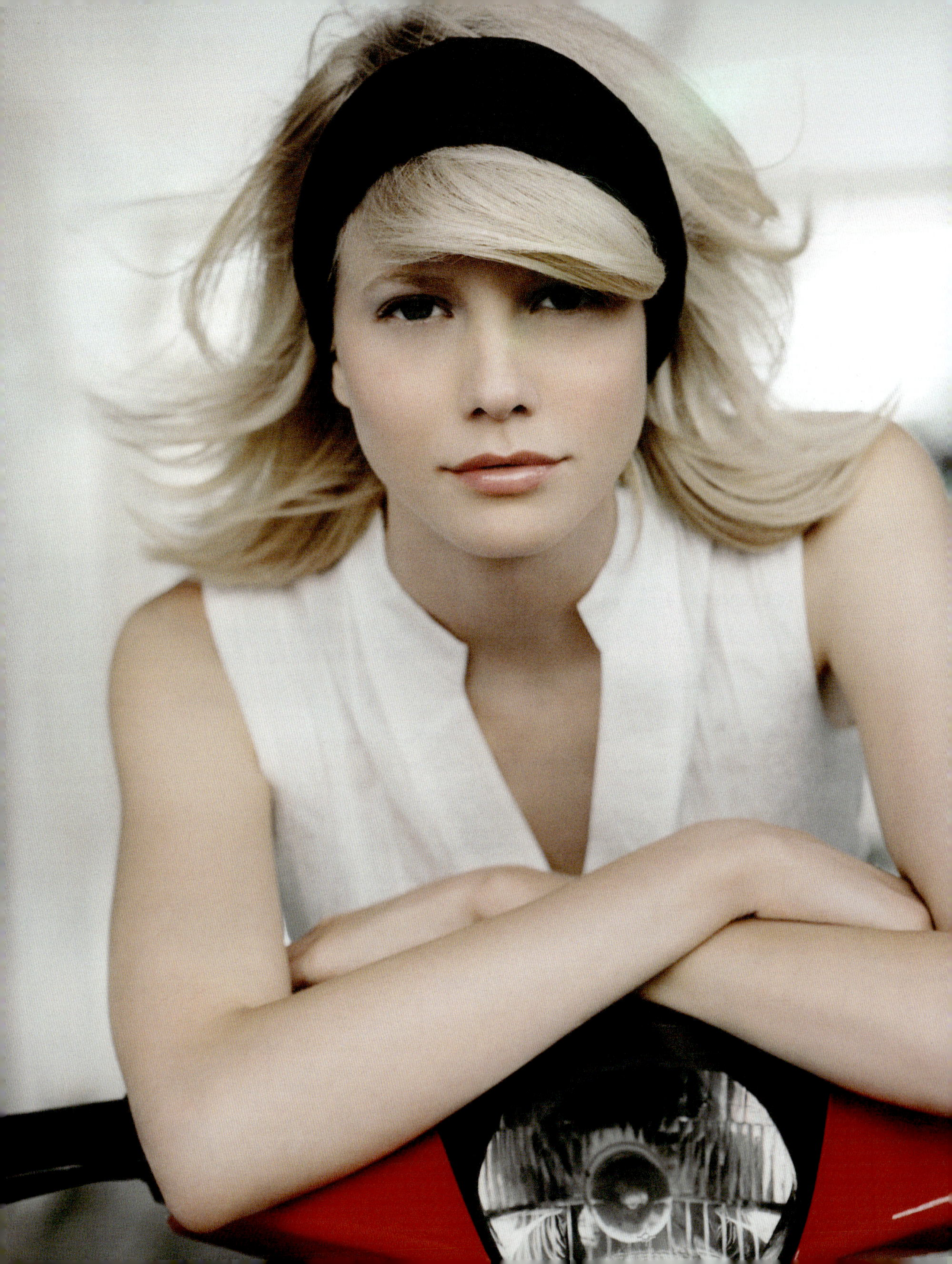

Jean-Marc Maniatis
Coiffeur d'avant-garde

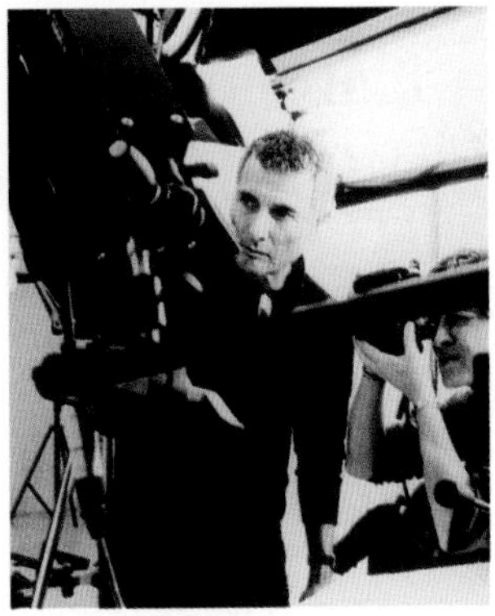

Il a fait sa propre révolution, dès les années 70, en dynamitant les coiffures mémère à coups de coupes sauvages et de dégradés rebelles : rendre les femmes sexy – mais surtout leur rendre leur liberté – a été d'entrée le double credo de cet éternel jeune homme qui persiste et signe avec, toujours un style d'avance. Démonstration.

"Si j'invente une coupe et qu'elle n'est pas immédiatement copiée, pas la peine d'insister : c'est la rue qui décide !"

C'est à 13 ans que j'ai eu le coup de foudre. Mon cousin, coiffeur dans un grand salon, m'avait demandé de le rejoindre pour aller au cinéma – et je me suis assis à la réception pour l'attendre. J'étais imprégné par les odeurs, c'est prenant les odeurs d'un salon – et puis ces femmes, plus belles les unes que les autres… Deux heures d'attente plus tard, j'étais séduit, trop tard !

Les coiffeurs, dans les années soixante, avaient beaucoup de pouvoir sur les femmes – elles venaient se faire coiffer deux fois par semaine, minimum.

ON NE POUVAIT PAS SE COIFFER SOI-MÊME, les coupes structurées n'existaient pas, le coup de patte du maître était indispensable.

Quand je suis rentré à la maison, on a cru au début à un caprice mais, finalement, mon père qui m'a inscrit à l'école de coiffure. Et même là, j'avais l'impression de perdre mon temps, je trouvais ça trop classique, je sentais que ce n'était pas là ma voie : j'étais attiré par le style, les magazines de mode. Trois ans d'école, non ! J'ai coupé court (déjà).

Je suis entré chez un grand coiffeur grec, avenue Montaigne, mais là encore, ce n'était pas mon truc. Il m'a présenté à Jacques Dessange, dont je suis devenu l'assistant : mes premiers studios, avec un photographe star, avec un mannequin très connu, j'étais très impressionné… On est allés à Orly, dans la maquette de la Caravelle – les premiers à y faire des photos de mode – de quoi prendre son envol ! ▶

La scooter girl revisitée pour une équipée so sage…

“L’absence de contraintes, le seul fait de laisser sécher ses cheveux librement, ça a été une vraie révélation !”

De photos en photos, chez Dessange, puis chez Carita à la grande époque (l’institution mondiale) – où j’ai fait un essai. Pris d’entrée, c’est allé très vite. J’avais des facilités, mais je ne me rendais pas compte, je débutais. Et puis c’est vrai qu’à la maison, de la tête au pied, on baignait dans la mode. Mon père était un grand bottier parisien, l’équivalent d’un grand couturier, il chaussait Mlle Chanel et faisait les modèles de ses collections, et ma mère avait le sens de la mode.
Un jour, elle m’a laissé lui couper les cheveux et elle m’a dit : « C’est très jeune, ce que tu m’as fait ! »
Déjà, je n’étais pas là pour coiffer, mais pour embellir, sans le savoir, c’était instinctif.
Petit à petit, j’ai commencé à faire des coupes, dans un milieu très sélect. On m’a confié les longs cheveux du grand champion de tennis Grinda – à seize ans, ça vous place !
Les sœurs Carita m’ont envoyé coiffer au théâtre, avec les stars de l’époque – des postiches de Ludmilla Tchérina aux favoris de Bernard Blier ! Elles m’envoyaient chez Pierre Cardin aussi, pour les défilés de haute couture. Tous les noms qui m’avaient fait rêver…
J’ai quitté Carita parce que je suis tombé amoureux du travail d’une grande coiffeuse, Thérèse Chardin, qui sublimait les “flous”. Elle m’a engagé au coup de cœur, je suis resté deux ans avec elle, puis mon père m’a aidé à ouvrir mon premier salon avec mon cousin, avenue Mozart : Elrhodes. J’avais vingt ans. On a démarré vite. Dany Saval nous a aidés, et puis Mylène Demongeot, Sophie Daumier, Catherine Deneuve quelquefois, les mannequins-vedettes – puis les journaux, Mlle âge tendre et les yéyés.

J’AI TRANSFORMÉ EN BLONDE UNE JOLIE BRUNE AUX CHEVEUX COURTS… SYLVIE VARTAN !

J’ai “créé” aussi la première Mireille Mathieu… version pop art !
Puis le faubourg Saint-Honoré, les franchises, le Japon, avant que mon cousin et moi n’arrivions à la séparation – nous avions des aspirations différentes. J’ai fait un break. J’adorais le côté spontané et créatif des grandes années où j’ai démarré, aujourd’hui on n’est plus dans le coup de folie ! J’ai commencé un parcours de coiffeur de studio, Peter Knapp et Hélène Lazareff m’ont proposé de devenir le coiffeur de leur journal – avec un statut de journaliste. J’assistais à toutes les réunions, quatre ans d’une expérience unique, mode, beauté, je faisais 80 % des sujets – avant de lancer l’enseigne Maniatis, fin 1971. Un vrai démarrage – avec les magazines, toujours. Un parcours jalonné de chance.
Je suis un perfectionniste ! Je préfère ne pas multiplier les lieux, et m’investir personnellement. ▶

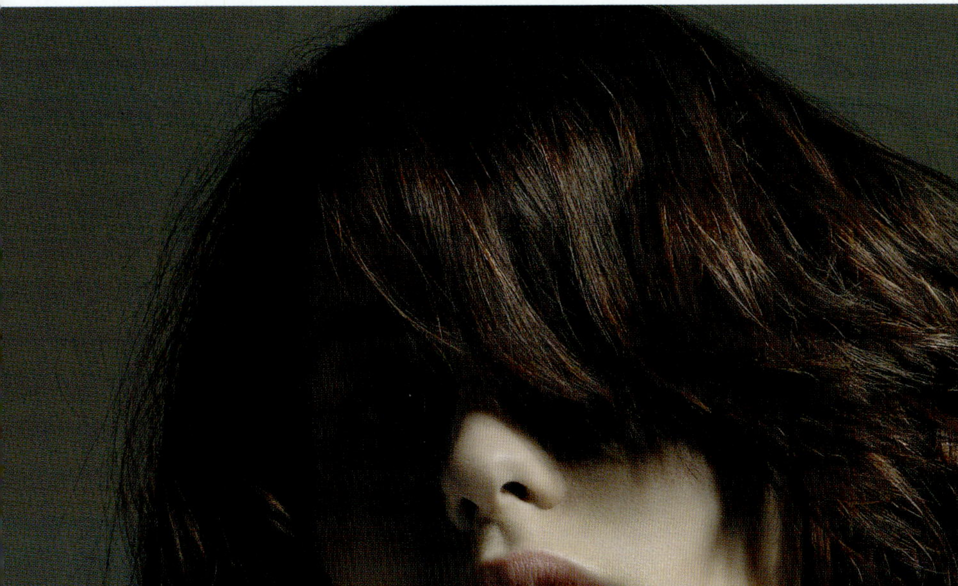

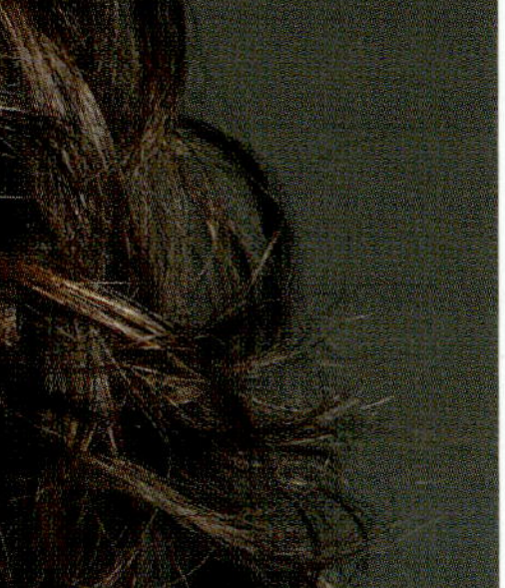

LA COUPE SAUVAGE VERSION VINTAGE **1977** (À DROITE), VERSION **2007** (CI-DESSUS) – et toujours d'actualité : née de l'inspiration musicale. Fan des Stones, j'étais fasciné par cette foule pleine de petits Mick Jagger, il y avait quelque chose à trouver. j'ai mis au point cette technique un peu folle (que j'ai baptisée Sauvage en sortant d'un film avec Deneuve). Un dégradé qui ne s'était jamais fait, pas classique puisqu'on ne coupait dans le sens du cheveu. Je prenais des mèches fines, droites, et je coupais net – en plus élaboré : premier succès mondial. Le nom a été repris jusqu'au Japon, la wild cut, comme un jean, elle allait à tout le monde, elle était sexy, elle était féminine – elle s'adaptait à toutes les longueurs, elle marchait avec tout. En version 2007, encore plus de peps – avec un brun aux reflets de Cola…

J'AI TOUJOURS EU DEUX RÈGLES ABSOLUES :

N° 1 : rendre une femme attirante et sexy, déclencher le désir (comment la coifferais-je si je sortais avec elle ce soir ?)

N° 2 : je suis toujours parti du principe qu'il fallait laisser tomber si une coiffure ou une coupe n'était pas copiée tout de suite. Pas la peine d'insister : c'est la rue qui décide !

MA VIE… EN COUPES !

• **la petite tête courte** 1969-1970 (*voir page 118*) je l'avais fait sur deux stars de la photo aux cheveux très longs, qui ne travaillaient qu'avec les Bourdin ou les Newton, Birgit et Suzanne – très féminines, pas garçon manqué pour un sou, les petits détails de petites mèches. Elles avaient un cendré moyen, pas très clair, et sur les deux j'ai fait en très clair tout ce qui entourait le visage, toutes les bordures, et ça avait tout changé, de mettre l'éclat et la couleur à un endroit précis. Tout est une question de chance.

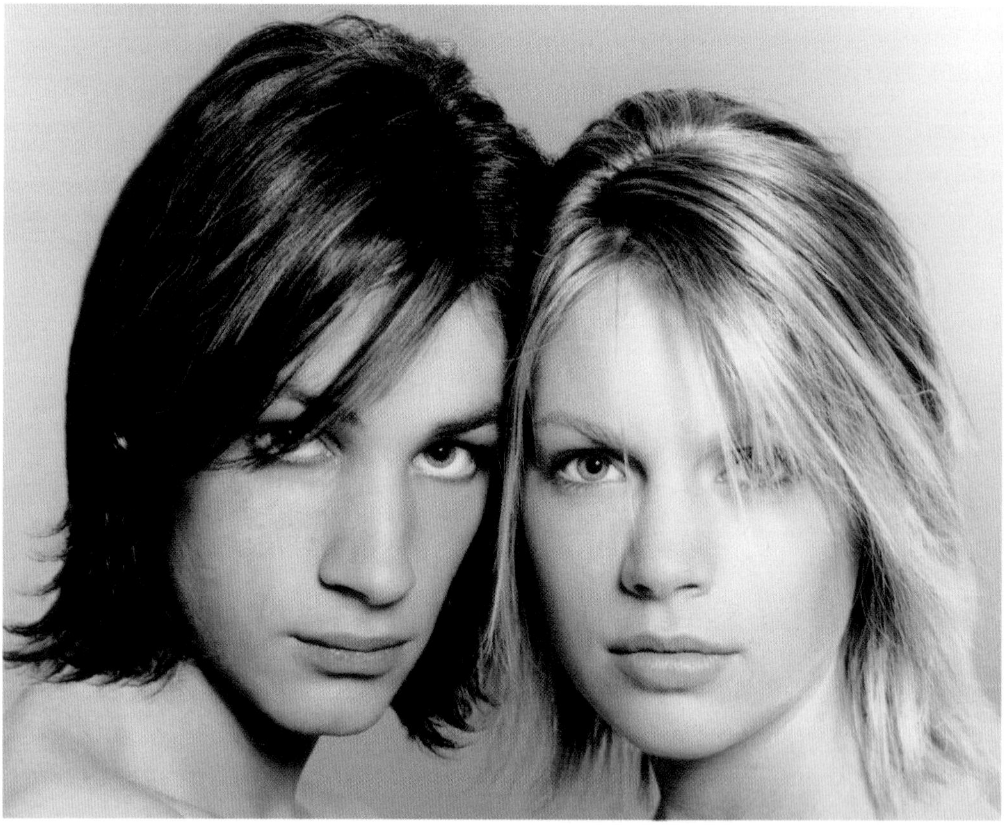

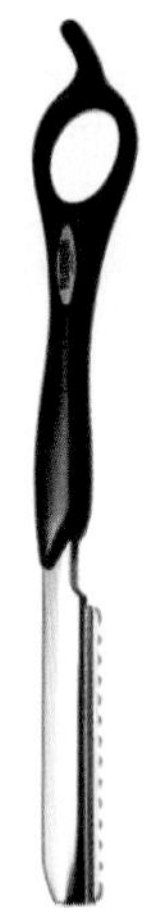

Un outil magique, le contraire du rasoir qui "vide" le cheveu, pour célébrer la beauté androgyne.

“Couper les cheveux à l’envers ? À l’école, on m’aurait mis un zéro ! Et ça a été un succès mondial… jusqu’au Japon !”

• **la coupe sauvage** (*voir page 116*) On ne peut pas breveter une coupe, les femmes ne venaient pas toutes chez moi, mais ça a été une vraie révolution ! D’ailleurs couper les cheveux à l’envers, c’était impensable. À l’école, on m’aurait mis un zéro !

• **le premier dégradé** (le mot n’existait même pas dans ce sens-là !) sur cheveux longs est arrivé par accident. Je faisais des photos avec Helmut Newton à Deauville, la fille avait des cheveux très longs, au carré. Il y avait beaucoup de vent, qui ne soufflait pas comme on voulait, les cheveux ne bougeaient pas bien, se plaquaient par paquets. J’ai commencé à remonter les cheveux, rien ne marchait, quand deux trois petites mèches se sont détachées tout à coup et j’ai une idée (pas une idée de coiffure, une idée de photo) : j’ai coupé quelques petites mèches, et c’est devenu instantanément gracieux…

C’est deux ans plus tard que le déclic s’est fait : j’ai coupé les mèches à partir du haut, en descendant sur les pointes pour donner de la légèreté. Une coupe contraire à toutes les règles : on part du bas, d’habitude ! Mais là, ça me donnait toutes les proportions et c’est ce qui a lancé une vraie mode. Moi j’ai apporté ce style, parallèlement à Dessange (avec Bruno), et à Jean-Louis David, où des femmes sophistiquées se libéraient tout d’un coup.

Les jeunes n’avaient pas envie de ressembler à maman, mes coupes bougeaient, elles collaient aux attentes, à l’absence de contraintes : on laissait sécher librement, une vraie révélation !

EXACTEMENT COMME ON A LIBÉRÉ LES FEMMES DU CORSET, J’AI LIBÉRÉ LES FEMMES DU CARCAN DU COIFFEUR DE MAMAN !

• **la coupe androgyne** : le monde de Calvin Klein à New York m’a inspiré CK1, avec ces ados qui m’ont donné envie de créer une coupe unique, avec cette lame (photo) qui contrairement au rasoir, ne “vide” pas le cheveu de toute matière - un outil idéal pour lequel j’ai mis au point une technique, très près de la tête – un peu de mal à prendre (on a l’impression de ne plus avoir de cheveux !) et un an après c’est parti – et c’est toujours, sept ans plus tard, une des coupes qui marchent le mieux !

C’est en fait l’équivalent du jean pour les cheveux.

Les cheveux très frisés (à moins d’être naturels) ça ne marche pas, sauf pour une soirée (avec des grosses mèches, des Kleenex…) ! Les femmes ont les cheveux colorés, si en plus on leur fait une permanente…

Le carré qui marche, c’est celui qui bouge, qui n’a pas le côté trop strict. ▶

"J'ai eu envie de couleurs cosmétiques, qui remplacent le maquillage !"

J'AI JOUÉ À FAIRE BOUGER LA COULEUR, AUSSI

j'ai passé mon temps à inventer des techniques nouvelles dans les blonds avec le côté très clair devant, des couleurs cosmétiques : couleurs fortes, mais jolies - des bleus, des rouges. Ou encore, avec une mèche de chaque côté de la raie, comme un voile de couleur qui se mêle à la couleur de base – et ne nécessite pratiquement pas d'entretien.

Côté balayage aussi, en appliquant le produit sur du crêpage, ça évite les racines – on a besoin de les faire trois fois par an au lieu d'une fois par mois !

Quant à la couleur bleu jean, j'ai eu la chance de l'inventer en même temps que les maquillages Chanel, avec des teintes qui partent en délavé, les deux en simultané très Andy Warhol…

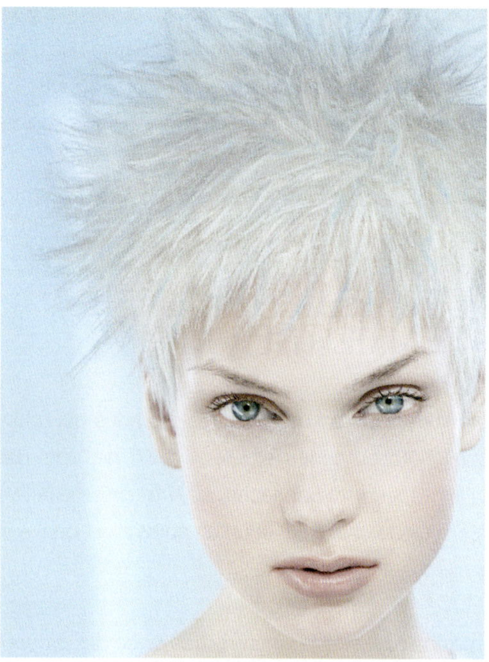

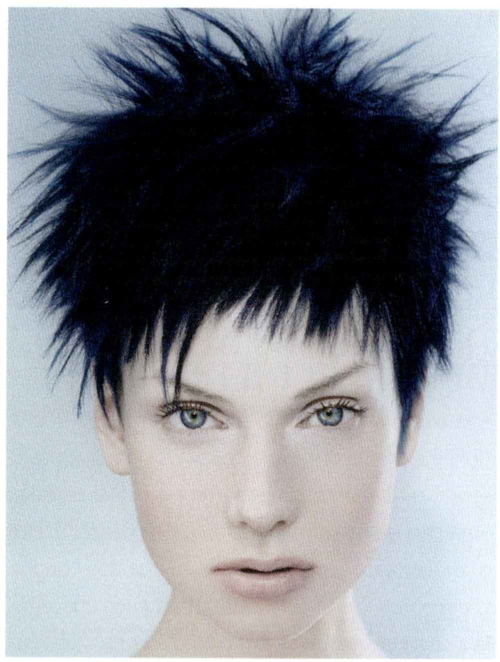

Bleu jean délavé (à droite) et (ci-dessus) deux interprétations aux antipodes l'une de l'autre : du blond glacier blond-bleu pour le pôle Nord et côté pôle Sud, un noir aux reflets délicatement bleutés.

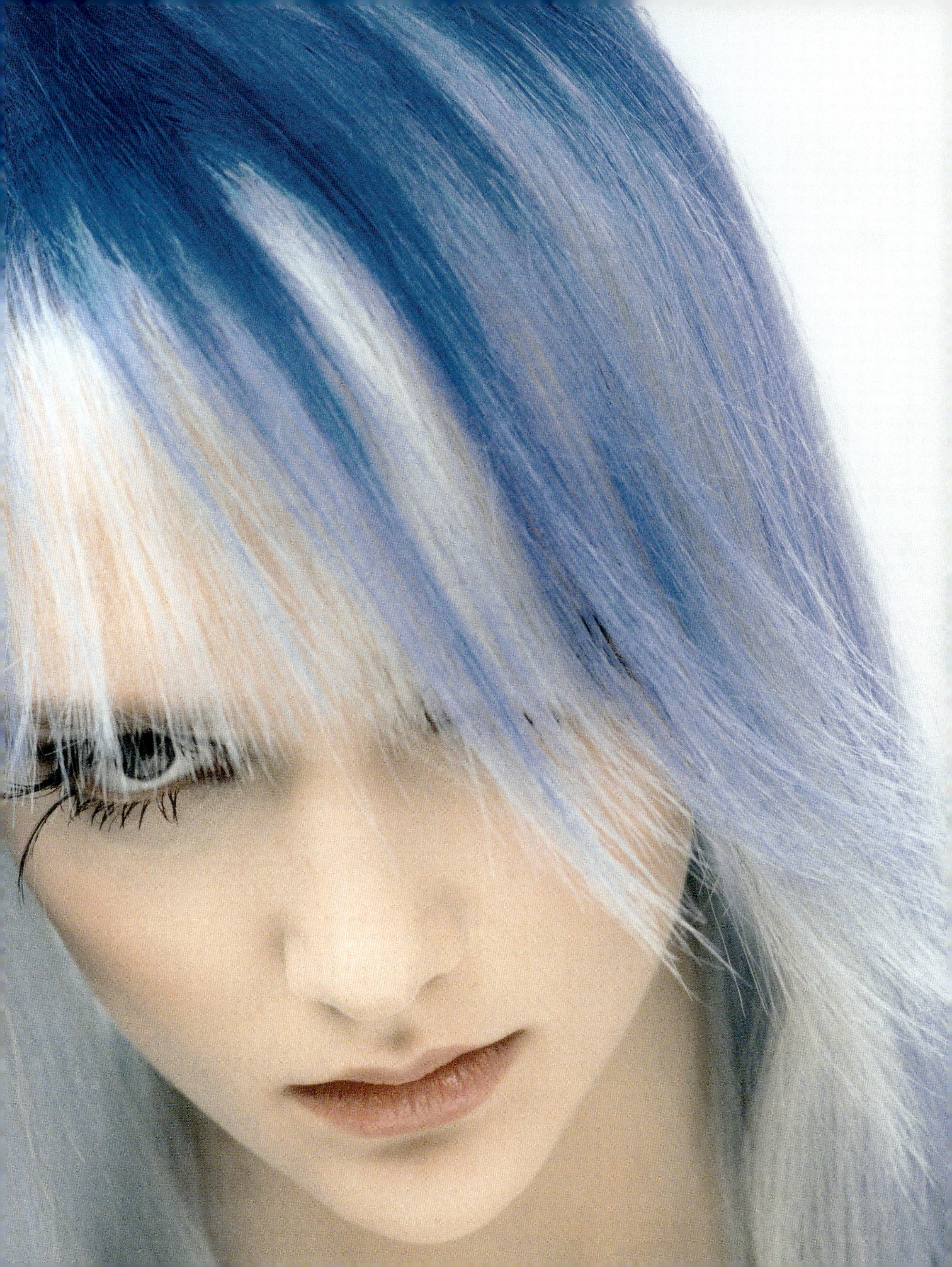

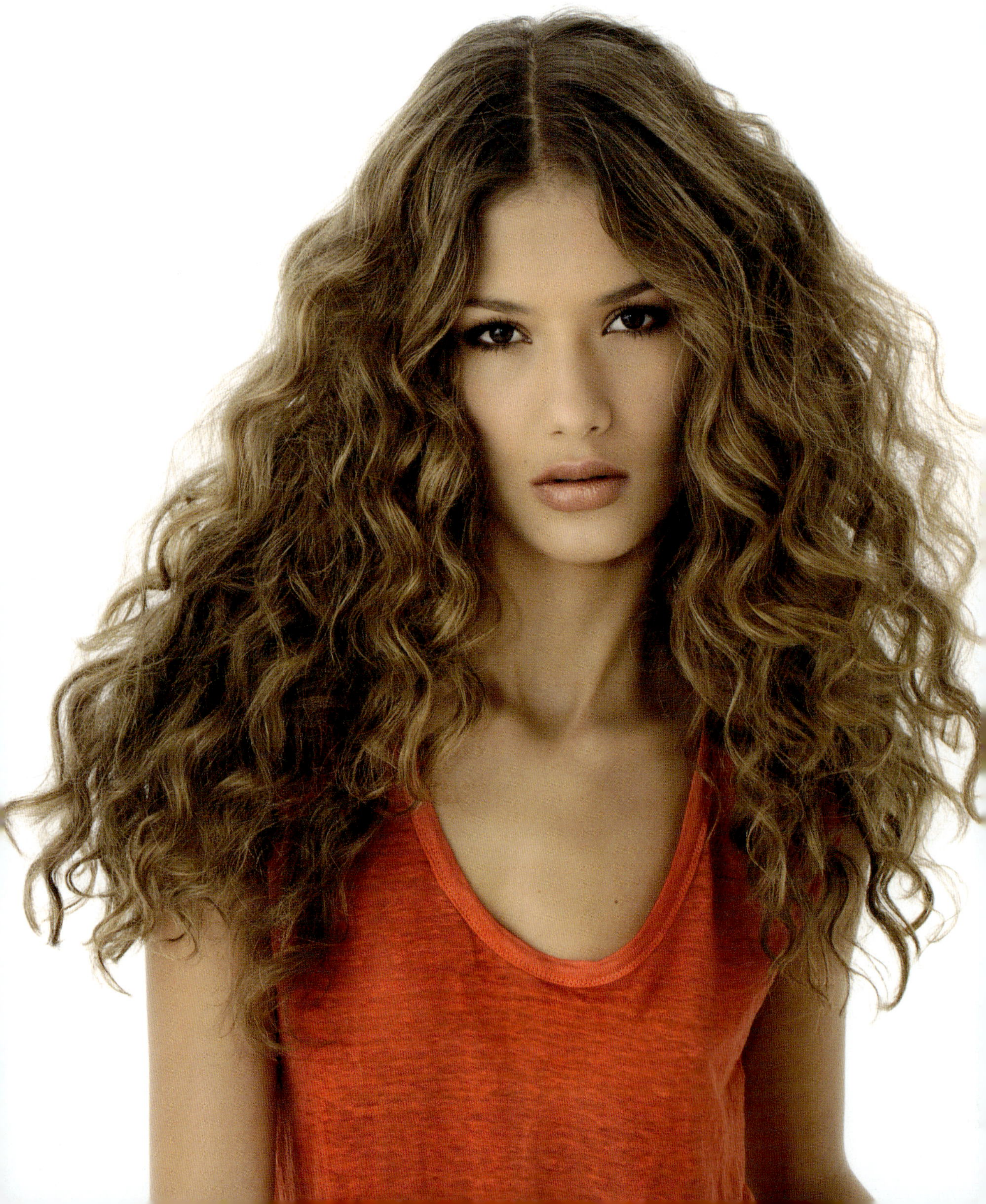

Éric Pfalzgraf
Créateur coiffeur

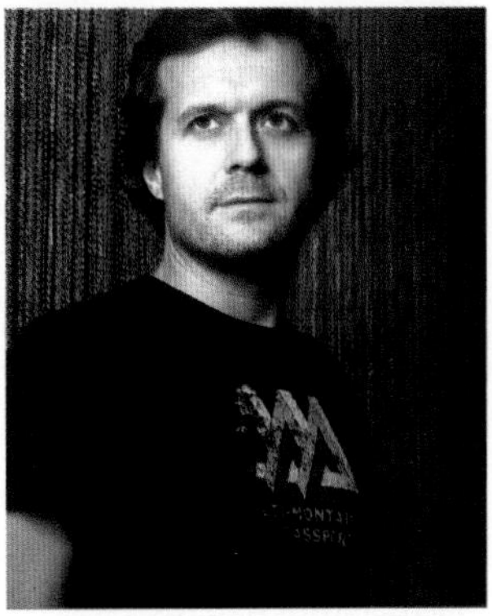

Du cœur de St-Germain-des-Prés (où l'un de ses Coiff1rst vient d'être sacré par un jury plus beau salon de coiffure du monde) au Japon, où il développe son enseigne, toujours en réalisant ses collections, des plages de St-Tropez aux maisons de retraite et aux prisons, aucun terrain n'est étranger à ce visionnaire de la coiffure, qui a mis son goût de la belle ouvrage à défendre passionnément la cause des femmes.

"C'est la mode qui doit se mettre au service de la beauté : une belle peau, de jolis cheveux, c'est le plus important !"

Coiffer est l'un des rares métiers où l'on s'occupe de la fille qui se cache derrière chaque femme – celle qu'il faut retrouver et protéger.

On y a sans cesse des surprises, le protocole saute, l'intimité s'installe – et ce n'est pas la notoriété qui entre en ligne de compte dans les relations.

Comme dans un couple, la relation avec son coiffeur est à chaque fois remise en question. Le rapport au coiffeur passe par une demande d'attention. Il y a une attente.

UN BON COIFFEUR, C'EST CELUI QUI OUVRE À UNE FEMME L'ÉVENTAIL DE SES POSSIBILITÉS - ET LUI PERMET D'EXPRIMER TOUT SON POTENTIEL, AVEC UN PROJET.

Il faut se donner le temps et les moyens de réunir les conditions pour bien s'occuper d'une femme Si elle a fait la démarche de venir chez nous, ce n'est pas pour retrouver la même chose qu'en bas de chez elle !

Ce métier, je ne l'ai d'ailleurs pas choisi pour le revenu, ni pour le niveau social, mais avec une image : à quoi ressemblerait mon quotidien ? Mon père était cuisinier, j'ai préféré la compagnie des femmes à celle des casseroles. Avec une évidence : j'avais envie d'être différent, un peu visionnaire… et de coiffer les plus jolies femmes du monde !

J'ai choisi tout ce qui était en dehors des salons, des plages privées de St-Tropez aux prisons, aux ▶

L'absolue beauté de boucles insolentes…

“Se faire coiffer ? Un rendez-vous avec soi. Avec la vie. Ça peut même parfois redonner le goût de vivre !”

hôpitaux et aux maisons de retraite – un salon itinérant, un rendez-vous avec soi, avec la vie, c'est important : on s'en rend compte… surtout quand c'est raté. Et “La maison de Solenn” pour redonner goût à la vie à des jeunes filles qui sont prêtes à recommencer à se nourrir pour avoir de beaux cheveux… Je préfère définir mon métier comme une façon de participer à embellir le quotidien, c'est utile – plutôt que de me dire que je vais passer ma vie à couper des cheveux qui passent leur temps à repousser ! Je vais encore plus loin dans mon amour de l'image… je fais des photos, je réalise des films, j'en produis aussi (*Célibataires*)

DON, TALENT OU TRAVAIL – PARTICIPER À RÉVÉLER LA BEAUTÉ DES FEMMES, QU'Y A-T-IL PLUS BEAU ?

Or, ce métier a été longtemps à la traîne par rapport aux couturiers ou aux grands chefs : Alain Ducasse et ses brigades m'inspirent autant que mes pairs. Il ne faut pas être en décalage, le décor doit être à la hauteur. J'ai ouvert, rue du Four, 1 000 m² au cœur du quartier des créateurs, un vrai tournant pour moi – un jury vient de lui attribuer, sans que je n'aie sollicité quoi que ce soit, le prix du plus beau salon du monde !

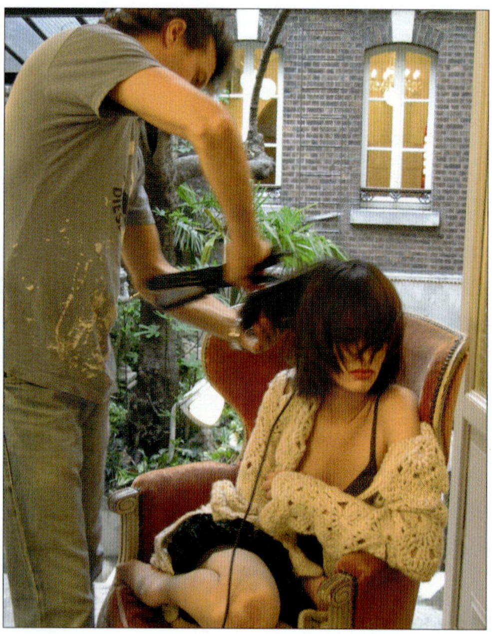

Pour moi la beauté est principale, la mode doit rester un accessoire, tout le reste est à son service : une belle peau, de jolis cheveux, c'est le plus important.

À travers des formations et le travail des grandes maisons de produits, le pouvoir de la beauté est devenu prépondérant – on y consacre de plus en plus de temps, ainsi qu'à son bien-être. Mais aujourd'hui, notre vrai concurrent, c'est le temps (un déjeuner, une séance de gym), toujours sur le registre d'un plaisir, d'une pulsion d'achat.

Sauf qu'après un dîner, même sublime (je peux ▶

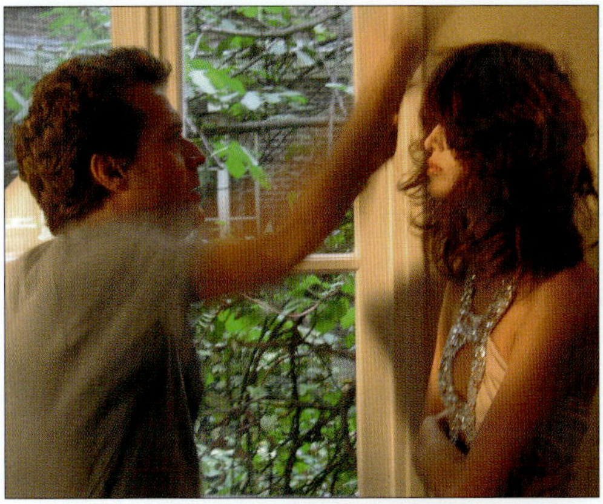

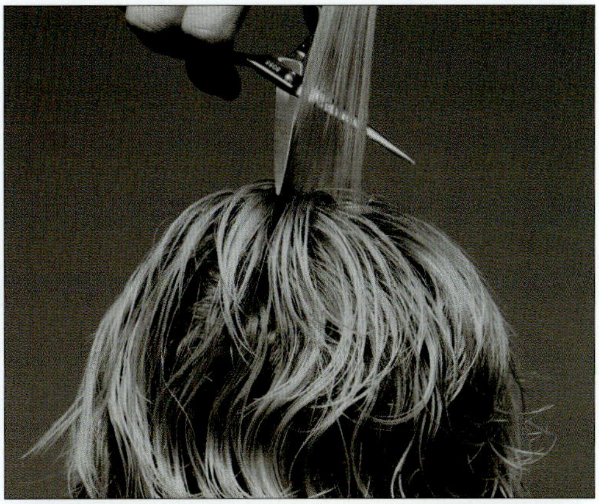

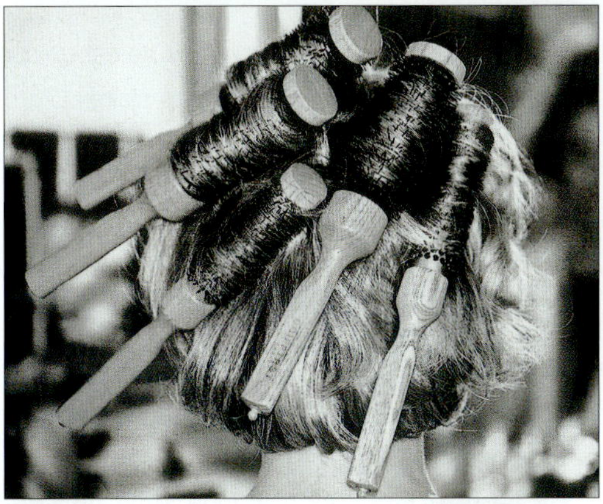

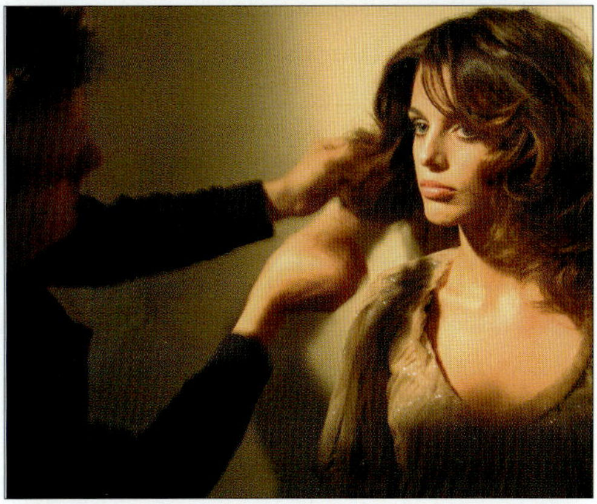

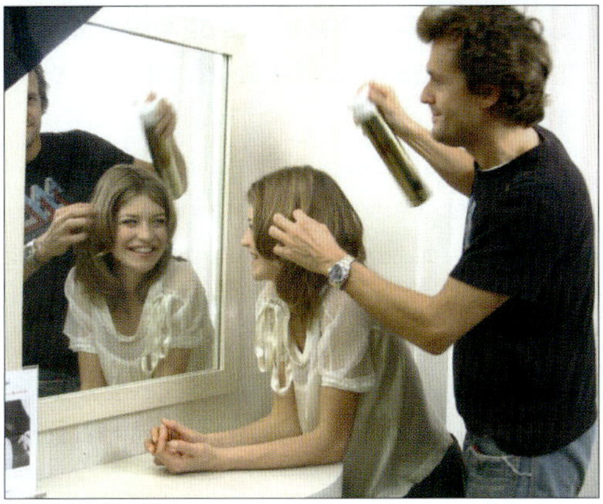

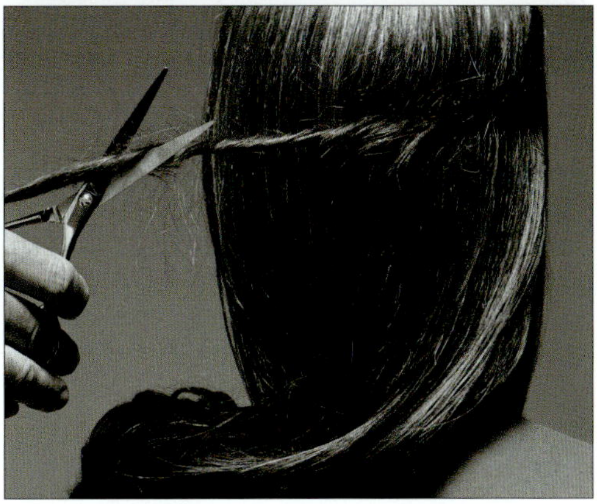

PROUESSES DE SALON Jamais de rasoir : tout aux ciseaux, c'est notre savoir-faire. LA TECHNIQUE DU PIQUETAGE… (en haut) est réalisée exclusivement aux ciseaux pour valoriser les volumes. Elle va donner de la texture – créer de l'épaisseur pour les cheveux fins. On évite les lignes droites, avec des pointes de différentes longueurs qui vont empêcher les lourdeurs et créer le mouvement, de la douceur – le cheveu se replace naturellement. LE CRÊPAGE AUX CISEAUX ou TOURNICOTIS (en bas) va accentuer et créer des imperfections volontaires, des effets rebelles dans la chevelure.
UN NUAGE DE LAQUE pour mieux définir les mèches en rebrossant ensuite pour éviter l'effet casque !

“Le **bon goût**, ça n’existe pas dans l’absolu : les belles matières, le **glamour** naturel, oui ! ”

en parler j’ai repris le restaurant familial à Strasbourg), on s’en va, c’est fini – alors que l’on repart de chez son coiffeur… avec le résultat sur soi !

Nous sommes des décoiffeurs, parfois, des femmes très apprêtées peuvent ressortir rebelles… mais on ne les laisserait jamais repartir avec des racines de cinq centimètres !

On a envie de se faire plaisir, on est à la recherche d’une perfection… Le rapport à la beauté est unique – j’ai une cliente atteinte de cécité qui peut me faire un scandale si ses mèches sont trop claires…

LA VRAIE QUESTION EST : « EST-CE QUE JE SUIS AU MAXIMUM DE MON POTENTIEL, OU EST-CE QUE L’ON PEUT ALLER PLUS LOIN ? »

Pas question de se comparer aux modèles sur papier glacé.

Le bon goût, ça n’existe pas dans l’absolu ; le glamour naturel, les belles matières, si.

Une belle coupe – où l’on sent que le coiffeur s’est fait plaisir –, c’est moins bien qu’une jolie forme…

Il faut se désintoxiquer de ce que l’on peut apprendre dans ce métier.

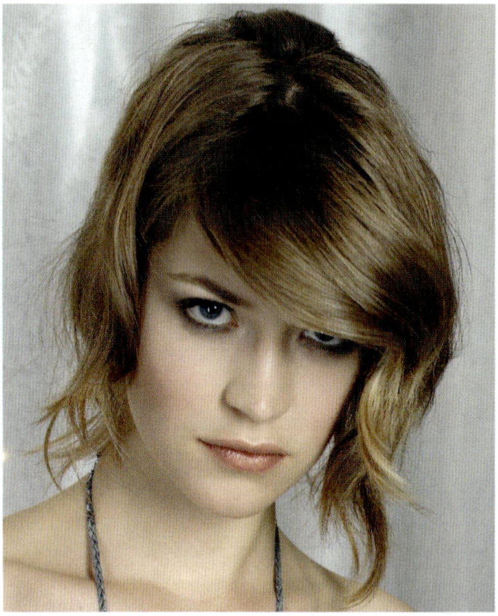

ON NE DOIT PAS VOIR QUE L’ON SORT DE CHEZ LE COIFFEUR – LES MARIÉES DE VINGT ANS QUI EN FONT TRENTE-CINQ SUR LES PHOTOS, C’EST TERRIBLE !

Les choses les plus simples sont souvent les plus fortes. Paradoxe : les mannequins ont toujours des coiffures simples. Je tiens à ce que nos deux cents coiffeurs aient ce look sans apprêt, un simple “vernissage” vintage aux couleurs naturelles, des beaux cheveux qui les mettent en valeur – pas l’inverse. Avec mille clientes par jour, on entretient ses cheveux…

Un grand coiffeur coupe très peu les cheveux, les clientes ne viennent pas qu’une fois par an pour un grand avant/après ! D’ailleurs, ne rien changer… peut être un très beau geste de coiffeur !

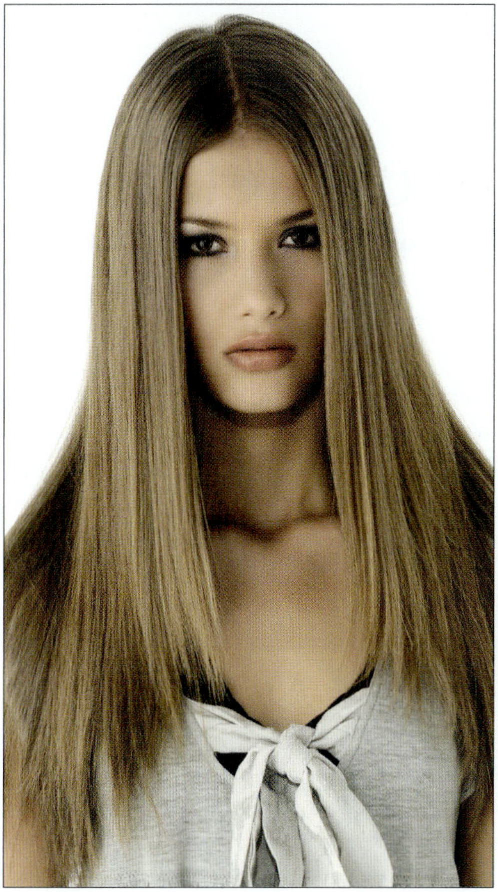 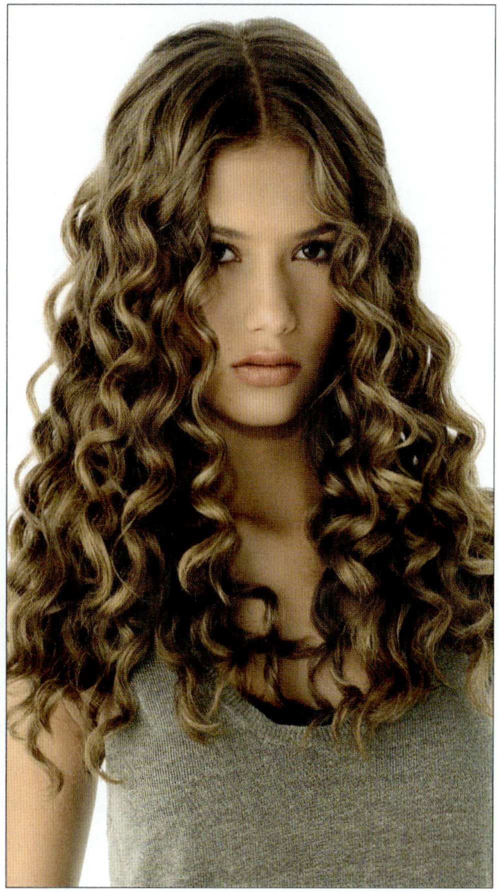

DU LISSE À TOMBER RAIDE Les cheveux sont traités mèche par mèche au lisseur pour une brillance miroir. Coiffage libre après le brushing – décoiffé tête en avant en faisant souffler en alternance l'air chaud (pour le volume) et l'air froid (pour lustrer et faire briller le cheveu).
... À LA BOUCLE STYLÉE Les boucles entourées en spirales autour de **stylers dynamiques** pour une définition parfaite - ou, autre option la **mise en plis nouvelle génération** à l'aide de **brosses thermiques** utilisées comme des rouleaux pour dessiner de belles vagues naturelles (VOIR PAGE 125).

L'ABÉCÉDAIRE DE NOS SECRETS

Je trouve enrichissant que nos clientes puissent décoder les gestes clés de notre métier.

Nous faisons des tests pour déterminer l'état du cuir chevelu – sa souplesse. Et le cheveu en lui-même, qui peut être cassant, desséché, lisse, solide, on évalue son élasticité – pour mieux définir le rituel sur mesure avant shampoing.

ON NE FAIT PAS UNE COUPE, ON REDESSINE. Toutes nos coupes nous servent à donner la matière du cheveu – ça parle aux femmes! Quand une femme vient nous voir, elle a des attentes : on ne s'appuie pas sur le défaut – mais sur le résultat qu'elle espère. C'est elle qui va l'exprimer!

On peut lui promettre plus de brillance, un cheveu qui respire la santé.

Notre style, c'est plutôt cheveux mi-longs au naturel. On crée des imperfections, avec des techni- ▶

“Nous sommes parfois des **décoiffeurs** une **femme** peut arriver très apprêtée et **repartir rebelle !**”

ques de coupe – c'est plus naturel que le naturel ! Du glamour, pas du sexy outrancier. Du nature vintage, je ne cherche pas à être à la mode : un style finalement très St Germain des Prés, qui s'exporte au Japon... Résultat : la plus belle matière possible avec une jolie forme – une question d'inclinaison pour que le cheveu se replace naturellement de la meilleure façon.

CÔTÉ COULEUR

On se sert des bases existantes – on analyse et on repart sur quelque chose de plus affirmé : l'œil s'est habitué à du coloré. Aujourd'hui, le vrai naturel nous paraît terne, on a besoin de souligner, mais avec discrétion.

J'ajoute à mes colorations une pointe d'huile d'olive qui protège le cuir chevelu et va freiner légèrement la prise pour donner plus de transparence – mes racines italiennes ne sont pas loin !

Balayé le balayage, vive le vernissage couleur naturelle !

La technique du vernissage est un travail au pinceau de coloriste, qui va souligner les effets de la coupe, avec des mèches en V, avec des repousses dans un dégradé, pour créer des reliefs... Le vernissage donne un effet de matière – un cheveu trop uni, non.

SE COIFFER, LISSER, BROSSER, ça n'abîme pas les cheveux – quand on voit que les mannequins sont coiffés dix fois par jour et qu'elles gardent des cheveux sublimes... Je suis pour le brossage de grand-mère, cent fois, de la racine à la pointe, des traitements qui freinent la chute – avec une bonne brosse pneumatique.

Les permanentes, c'est vraiment au cas par cas, mais c'est très rare aujourd'hui, on n'en fait pratiquement plus que pour les Japonaises !

On laque ? Oui, et l'on utilise même la vintage Elnett, créée par L'Oréal – j'adore son odeur, ma grand-mère en mettait ! – pas pour figer les matières : si un cheveu est trop propre on n'arrive pas à fixer les coiffures.

On définit mieux les mèches, on a moins l'effet casque, et ensuite on rebrosse le cheveu.

On crêpe ? Oui, sur un défilé, mais plus au quotidien !

LES ERREURS À ÉVITER ?

Des coupes trop courtes – alors qu'il y avait la matière –, ou au contraire des cheveux longs alors qu'il n'y a pas de matière... Du trop éclairci, du peroxydé...

Tout ce qui est coiffure voyante.

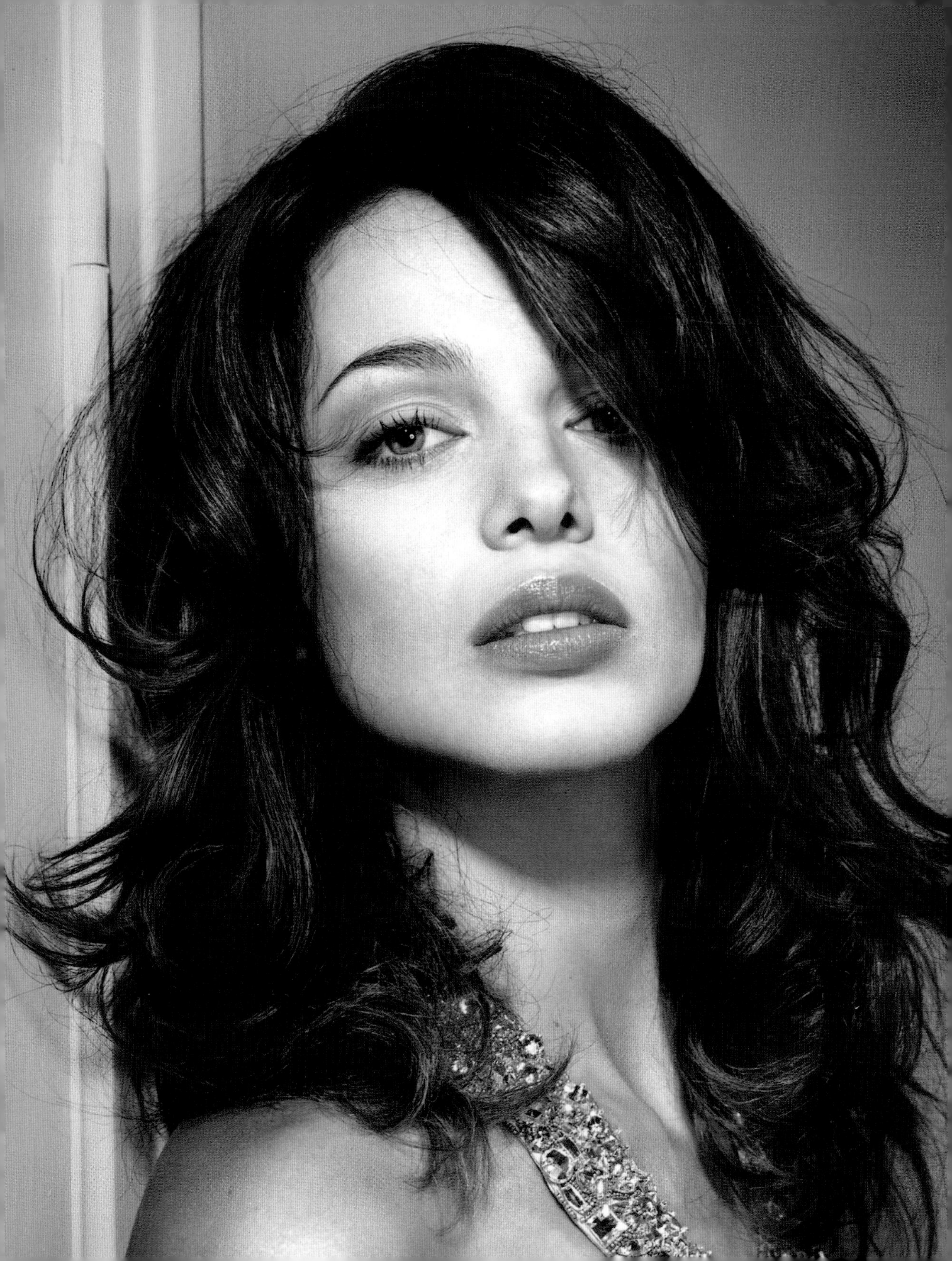

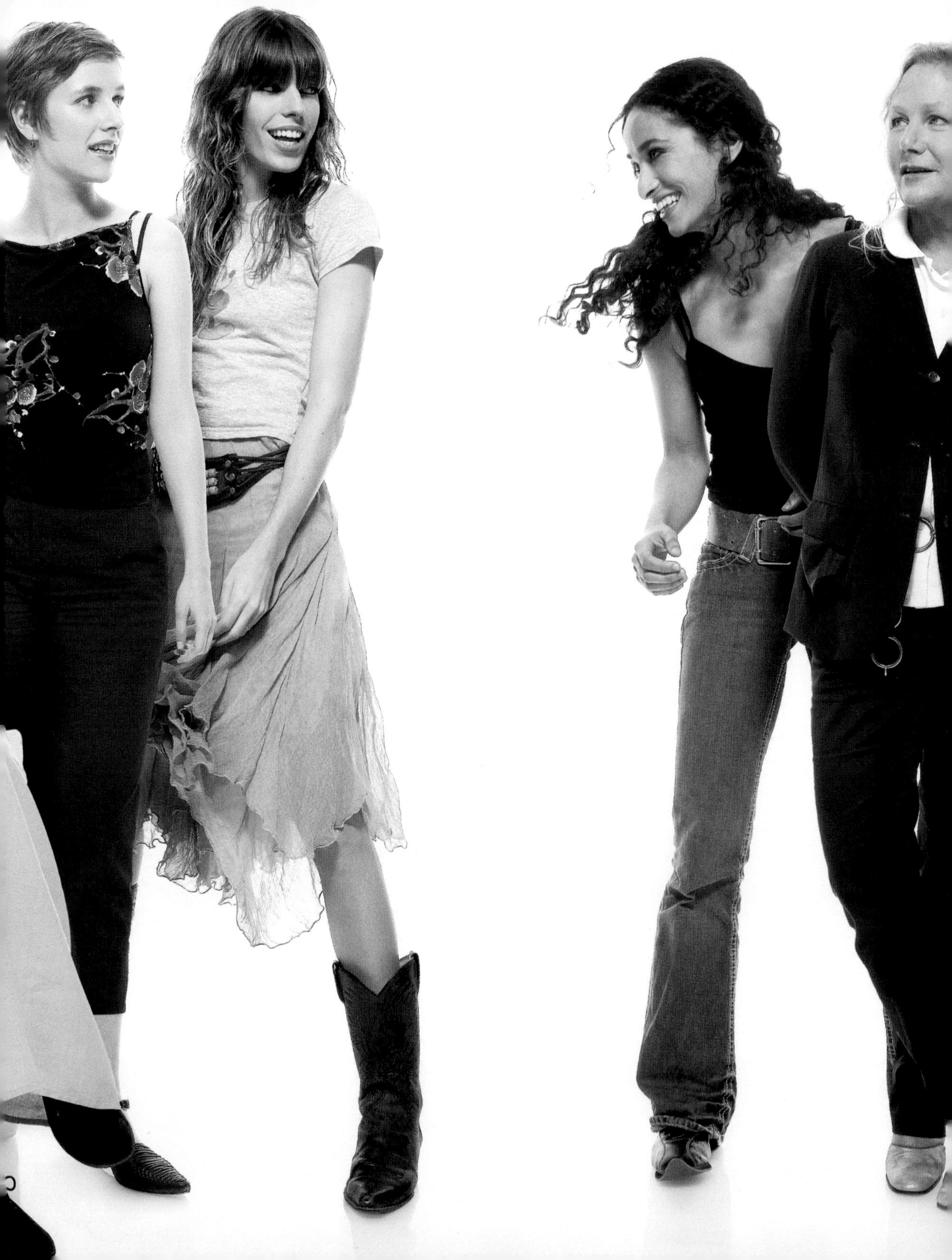

Bernard Friboulet
Coiffeur

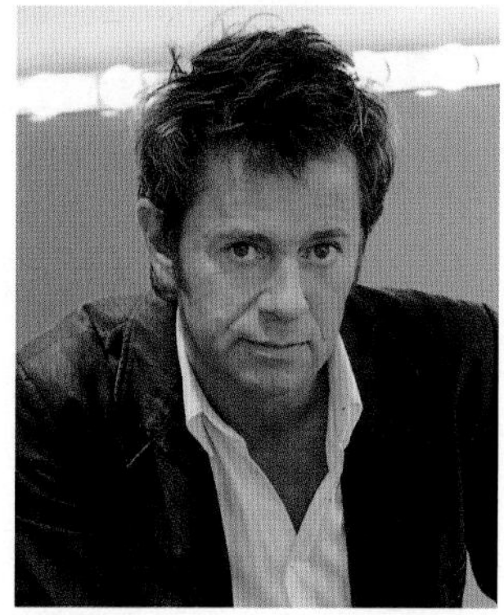

"Très confidentiel", un lieu intime comme une loge de théâtre, respire la personnalité de ce surdoué qui aurait pu se contenter d'être le coiffeur de ville de Sophie Marceau ou de Sharon Stone mais qui, coach toujours, est capable d'aller au bout du monde pour aider les femmes à se prendre en main.

"Tout est question de feeling. La psychologie, c'est vraiment 50% de notre profession !"

Parler de coiffeur de luxe, aujourd'hui, cela ne veut plus rien dire, il ne faut plus cloisonner. Il faut rester humble. Je ne me sens jamais supérieur à la personne que j'ai en face de moi. Ce n'est pas parce que l'on a les outils en main qu'il ne faut pas respecter l'autre – c'est la base de toute relation.

SI UNE FEMME M'A VU DANS UN REPORTAGE TÉLÉ, ÇA LUI FAIT PLAISIR : LE BOUCHE À OREILLE, LES MAGAZINES COMPTENT BEAUCOUP... MAIS CE QU'ELLE VEUT C'EST UN RÉSULTAT *POUR ELLE* !

Ses attentes ont évolué. Elle a envie d'être belle, d'avoir sa coupe à elle, de se sentir bien, de se recoiffer facilement.

J'ai appelé mon salon "Très confidentiel", pour piquer la curiosité, pour intriguer, que l'on s'interroge sur ce que l'on pouvait trouver derrière ces rideaux. Ce n'est pas parce que je me trouve dans un lieu un peu particulier, un peu retiré, que le salon n'est pas ouvert à tout le monde. Un lieu à mon image, c'est clair d'entrée. Très blanc, très zen, très pur, où il n'est pas question que la déco prenne le pas, c'est la destination fonctionnelle qui prime – avec l'esprit d'une loge de théâtre.

J'ai un parcours simple, celui d'un provincial du Havre. Collège technique à 14 ans, mon premier salon à vingt-trois ans – et Paris à trente. Puis la rencontre avec Jean-Claude Gallon m'a ouvert l'accès au monde de la mode, du cinéma, et m'a fait évoluer.

J'étais à la tête d'une équipe de quinze personnes rue St-Honoré, puis j'ai eu envie de pratiquer mon métier comme j'en avais toujours rêvé, en ne me vouant qu'à lui et pas à la gestion de personnel.

Aujourd'hui, je n'ai que deux assistants, nous ne travaillons que sur rendez-vous, jamais plus de ▶

Sur les 50 femmes célébrées pour les 50 ans de Marie Claire...
42 avaient voté Friboulet !
De gauche à droite : Clémentine Autin, Lou Doillon, Rachida Brakni, Agnès b.

“Je suis incapable de faire deux fois, la même chose, ce serait comme peindre deux tableaux identiques…”

deux clientes à la fois, et ça fidélise beaucoup, ce sont des moments forts. Des moments qui lui sont consacrés, rien qu'à elle, loin de l'effervescence d'un salon bondé.

J'aime la façon dont j'exerce mon métier et je ne m'en lasse pas.

Je n'ai jamais forcé les choses, elles sont arrivées d'elles-mêmes, au fil du temps.

Même mes tarifs ne sont pas hors d'atteinte. J'ai beaucoup de clientes qui viennent de l'étranger, et qui se contentent de venir tous les trois mois ! Une femme satisfaite va revenir, mais pas plus que tous les deux mois – sa couleur va tenir, elle a autre chose à faire que d'aller chez le coiffeur toutes les semaines, elle préfère aller faire du sport.

Avec nos nouveaux modes de vie, il n'y a pas un jour dans la semaine où l'on doit être mieux coiffé que les autres, on se lave les cheveux tous les deux jours, pollution oblige. La coiffure est devenue un accessoire, comme des escarpins ou un sac, une coupe va être modifiable selon les heures de la journée, du très sport au plus sophistiqué.

Il n'y a plus de tendances figées, toutes les matières, toutes les coupes sont permises.

C'EST LE SENS DE MA DÉMARCHE DE COACHING.

J'ai voulu répondre aux clientes qui me font la remarque, comme cela arrive très fréquemment : « Oui, mais quand je serai toute seule à la maison ? » – et j'ai mis en place des séances de trois heures, pour leur apprendre à se recoiffer toutes seules.

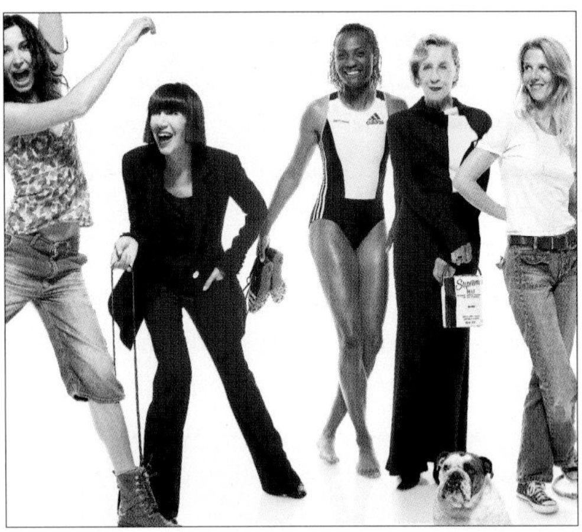

Du choix du shampooing (en fonction de la fréquence), et du soin (en fonction de la sensibilité du cheveu), en passant par la façon de tenir un séchoir, de diriger la ventilation, si nécessaire d'accompagner avec une brosse, de savoir se faire un chignon banane sans les pinces crabes que je déteste – ou de se faire une queue-de-cheval à la bonne hauteur.

Et c'est aussi se recouper la frange aux ciseaux de manucure pour éviter les catastrophes – à deux personnes…

Je travaille d'abord sur la personnalité d'une femme, sur un ensemble, sa façon d'être et de

À gauche : Zazie, Chantal Thomass, Sylviane Félix, Andrée Putman et Sandrine Kiberlain.

bouger – pas seulement sur son visage.
Si l'on ne sait pas analyser la femme que l'on a en face de soi en quelques secondes, il faut changer de métier !
Les coiffeurs reçoivent des formations classiques de coupe, de coiffage – mais, une fois ces bases acquises, on ne les laisse plus créer selon leur personnalité, on ne leur enseigne pas la psychologie, alors que c'est 50 % de la profession.
Il faut s'adapter, chaque femme rêve de quelque chose, même si elle prétend ne pas avoir de désirs particuliers.
Il faut trouver les bons mots, ceux qui vont déclencher l'expression de ce désir, se mettre dans le bon rôle avec elle, comme au théâtre : tout est question de feeling…
Les choses viennent aussitôt, c'est un métier d'instinct. Elle va se libérer très vite, le dialogue va s'instaurer tout de suite.

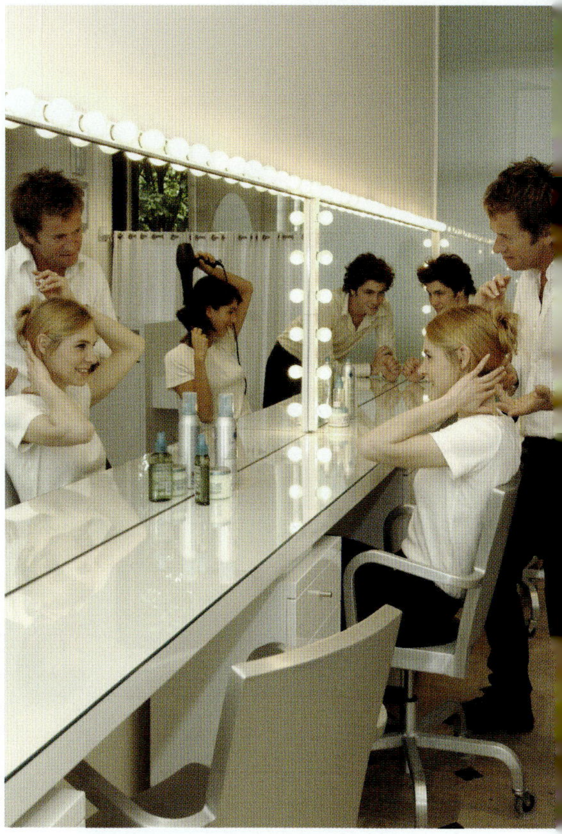

SOPHIE, GONG, SHARON… ET MOI

Elles font leur métier de comédiennes, ce sont simplement des femmes.
Comme **Sophie Marceau, aussi naturelle quand elle vient au salon que n'importe laquelle de mes clientes.**
Je ne me suis jamais laissé embarquer, même par Sharon Stone.
Pourtant, avec elle, j'avais un peu peur au départ. Et puis, au moment où j'ai commencé à préparer sa couleur et que j'ai eu le pinceau en main, la magie du métier a fait tomber toutes les barrières, et je l'ai regardée comme je regarde toutes mes clientes.
Avec Gong Li, la confiance s'est installée, tout doucement. La première fois que je lui ai attaché les cheveux, je lui présentais les épingles et c'est elle qui poussait dessus. Et puis, petit à petit, elle m'a laissé faire. J'ai même réussi à lui ramener les cheveux sur le front, alors qu'elle avait toujours eu le visage dégagé… Tout passe par le respect, la confiance se gagne.
À chaque fois l'appréhension tombe, la passion du métier l'emporte, c'est ce qu'il y a de plus fort.
Et ce n'est pas une histoire de culot, je ne suis pas culotté, j'avance par la passion. ▶

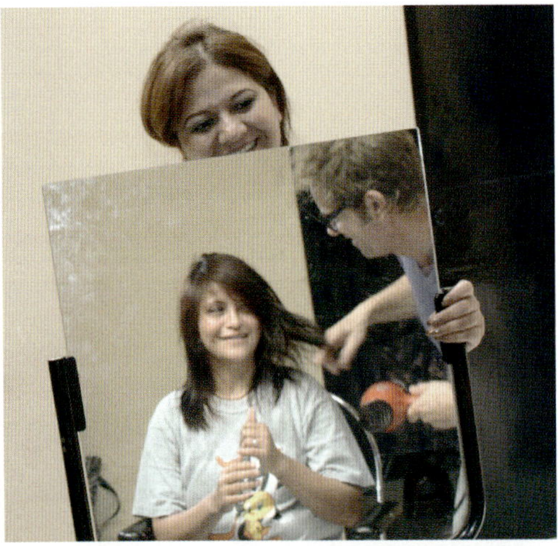

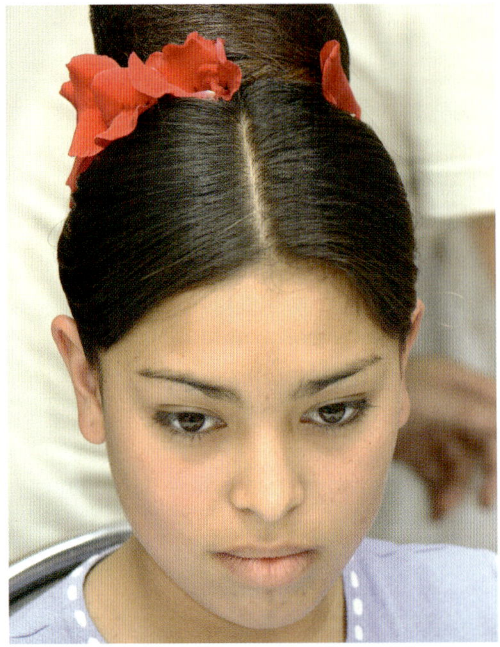

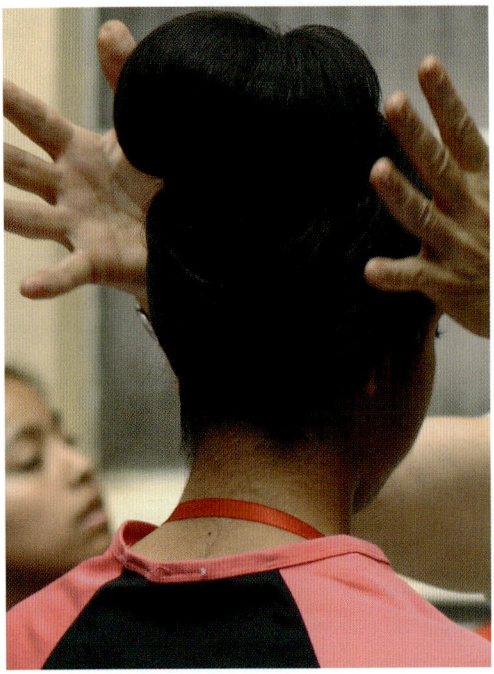

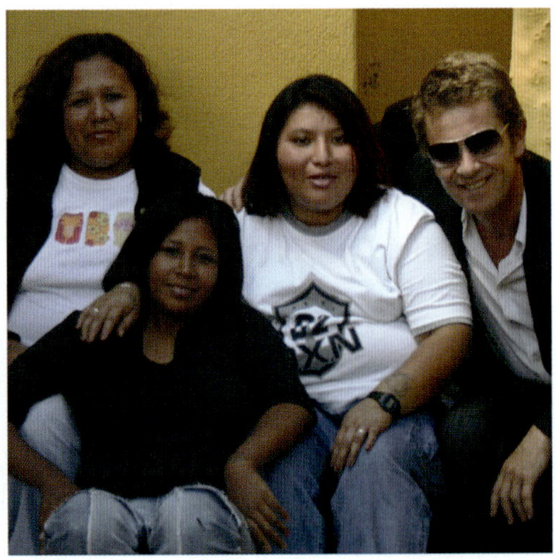

AIDER LES FEMMES À RELEVER LA TÊTE ? J'EN SUIS TRÈS FIER… MAIS JE NE ME PRENDS PAS POUR L'ABBÉ PIERRE DE LA COIFFURE !

L'Oréal m'accompagne aussi dans un parcours qui me tient extrêmement à cœur : *La coiffure pour tous* !, au Guatemala où je suis parti avec l'association *Les trois quarts du monde*, dans le foyer de l'association *Solo para mujeres*, pour une première mission en novembre 2006 (reconduite en 2007). Le but ? Former des femmes en grande précarité au métier de la coiffure, mais surtout leur redonner leur fierté à travers l'envie d'être belle – tandis que Frédéric Bazin, qui est comédien, les fait travailler leur démarche et leur port de tête. Cela a aussi le mérite de remettre les idées en place : il ne faut jamais oublier ses racines…

“Si l’on ne sait pas **analyser** la femme que l’on a en face de soi en quelques secondes, il **vaut** mieux **changer** de métier ! ”

Ce que je respecte, avant toute chose, c’est l’élégance. En toutes circonstances. Le respect de soi-même. Au-delà de l’apparence physique, l’élégance du cœur.
L’élégance c’est une paire de chaussure, un sac à main. Ou une coupe, que l’on aimerait trouver élégante quand on croise une femme que l’on a coiffée.
J’ai aussi travaillé pour des films – pour Agnès Jaoui, j’ai créé toutes les coiffures de La maison de Nina – mais la vie de coiffeur de plateau n’est pas pour moi, même si Gong Li et Aishwarya Rai me l’ont demandé, je ne peux pas m’absenter deux mois pour un tournage.
J’ai travaillé avec des grands créateurs comme Issey Miyaké, un travail de recherche, des cultures différentes – c’est un métier qui permet de graviter autour de plein d’univers.
J’ai besoin d’un lieu, de me poser, et puis ça permet de rester poser dans la réalité – quatre jours par semaine, seulement, le reste du temps je me ressource, la rue m’inspire, les terrasses des bistrots, une expo, tout éveille la curiosité et j’adore prendre le métro.

Une femme n’osera jamais entrer dans un salon simplement pour demander un conseil.
J’ai inventé les “journées conseil”, des consultations de 20 minutes, où il n’est pas possible de se faire coiffer. C’est destiné aux femmes qui ont envie de changer, mais pas forcément pour reprendre rendez-vous avec moi dans la foulée, elles peuvent tout à fait retourner chez leur coiffeur habituel !
Moi j’aimerais bien pouvoir aller dans un magasin de vêtements et que l’on fasse pareil pour moi !
L’erreur la plus répandue ? Ne pas savoir choisir la personne à qui elle va confier sa tête. Les femmes mécontentes de leur coiffeur sont aussi en cause.
Il existe plusieurs catégories de coiffeurs, on a chacune son type de cliente. Il faut trouver celui avec qui l’on sera susceptible d’établir un dialogue, qu’il y ait une communion, un feeling.
La première chose c’est le contact, on doit savoir.

LA PHRASE QUE JE DÉTESTE LE PLUS ? QU’UN COIFFEUR DISE « COMME D’HABITUDE ? » QUAND UNE CLIENTE S’INSTALLE DANS SON FAUTEUIL.

Mais je ne me lance jamais dans une coupe sans définir en gros la longueur, la couleur, la forme – c’est un accord en amont.

▶

“Avant toutes choses, j’aime l’élégance du cœur, bien au-delà de l’apparence physique…”

COMMENT S’ÉLABORE UNE NOUVELLE GAMME

Trente ans de fidélité à L’Oréal, au-delà d’un fournisseur, c’est un partenaire, qui vous aiguille, vous fait participer à l’évolution de nos métiers. C’est le top de la recherche, même si on m’oppose que c’est de la grande diffusion, aussi ! J’ai travaillé deux ans sur les attentes des femmes pour mettre en œuvre une nouvelle ligne de shampooings et de soins exclusive pour Shu Uemura, d’autant plus intéressant que l’on part du travail d’un make-up artist qui souhaite réconcilier “glamour hollywoodien et pureté orientale”. Je me réfère à ce que je recueille un peu partout : **dès qu’une femme a un coiffeur en face d’elle, elle est intarissable.** Son attente principale : la qualité de son cheveu. Et des résultats rapides.

Avec une équation imparable : beaux cheveux = bons soins = bons produits.

Les laboratoires font en sorte d’inventer des formules qui vont à la fois réparer la fibre et pallier les problèmes liés à l’environnement – le réchauffement de la planète rend les cheveux de plus en plus secs tandis que, paradoxalement, ils se salissent plus vite pour cause de pollution.

J’ai choisi des textures qui enrichissent le cheveu sans l’alourdir, en fonction des natures. Des ingrédients naturels (du camélia à l’argan) et respectueux de l’écosystème capillaire.

Côté parfums, je voulais que ce soit très éphémère – des parfums de dégustation, qui s’estompent pour laisser la place à l’eau de toilette que l’on va porter ensuite.

Côté packaging, j’ai opté pour des flacons, des tubes, en phase avec la sensualité de la texture, rien évidemment d’agressif dans les formes, et qui soit surtout extrêmement facile à utiliser.

POUR SHU UEMURA, J’INVENTE LE MASSAGE DU CHEVEU.

Car c’est sur le mode d’application, totalement inédit, que je me suis battu.

Des massages du cuir chevelu, ça existe déjà, mais du cheveu, c’est une première. En 20 minutes d’un geste unique, on va l’adoucir, écaille par écaille, lui conférer une souplesse inédite et lui redonner la force… Le but, une approche neuve de la relaxation : ce sont des cérémonies, qui durent en tout une heure, à base de techniques héritées du shiatsu. Suivant les besoins, on axera sur un massage détente si une femme est plutôt hyperactive, ou sur une version tonique pour stimuler et régénérer un cuir chevelu fatigué, agressé.

Bols, peignes et pinceaux de geisha, tout un environnement participe d’un art de vivre à la japonaise d’une modernité, d’une sobriété extraordinaire. Un esprit minimaliste pour un effet sublimé.

Shu Uemura Art of Hair :
sur toute la ligne, de précieux concentrés de zen attitude.

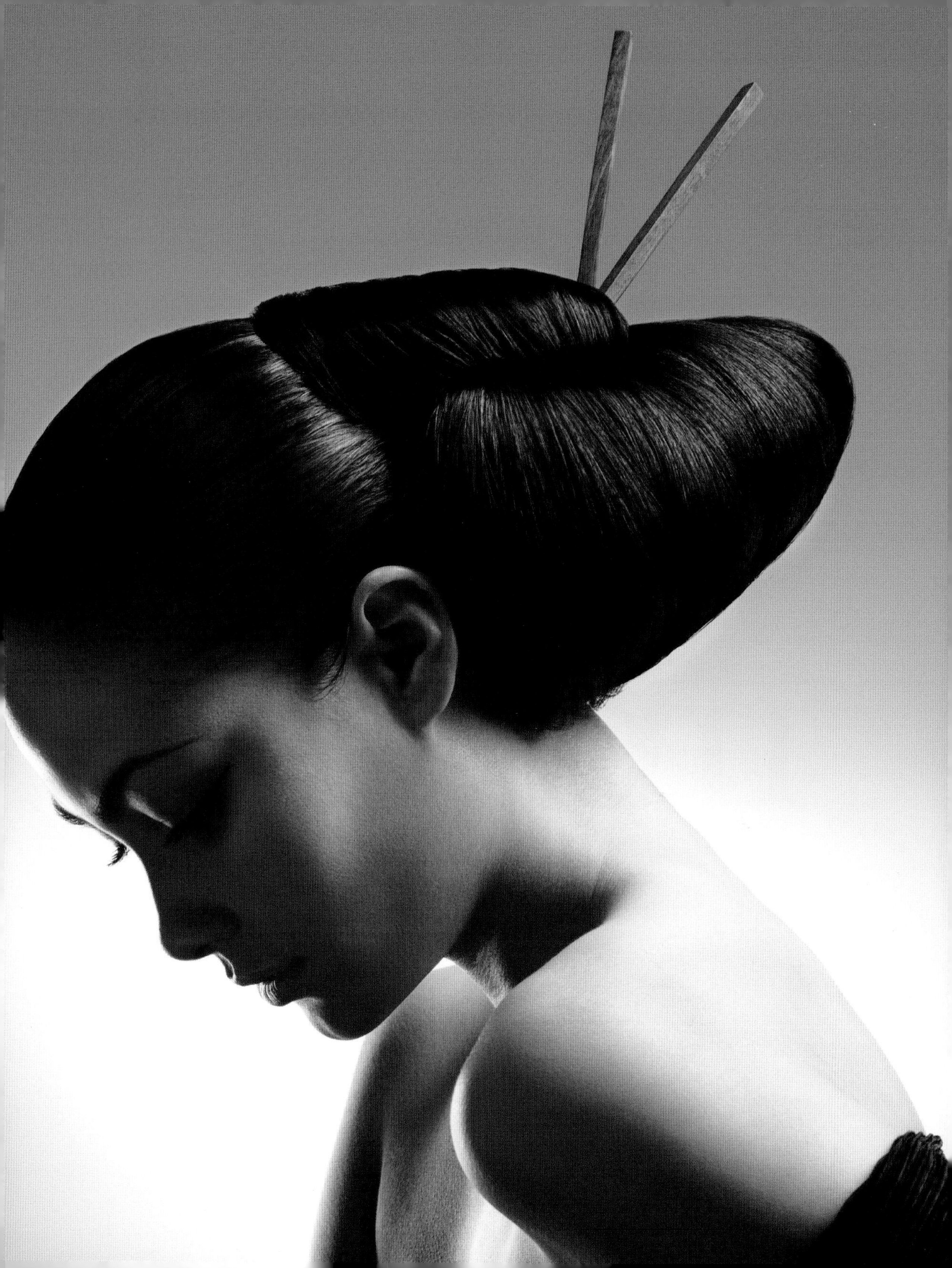

5

mon style

SOURCES D'INSPIRATION

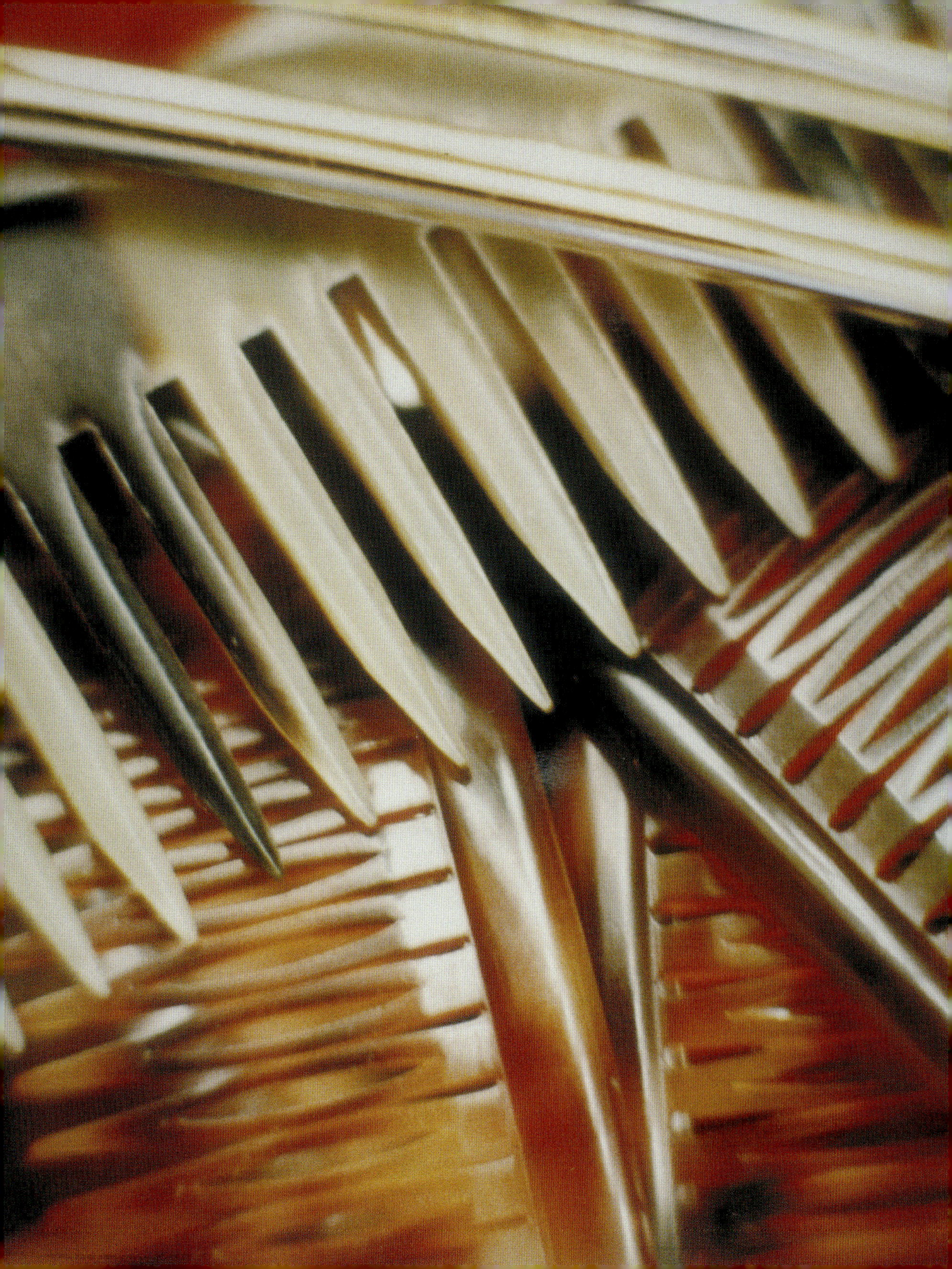

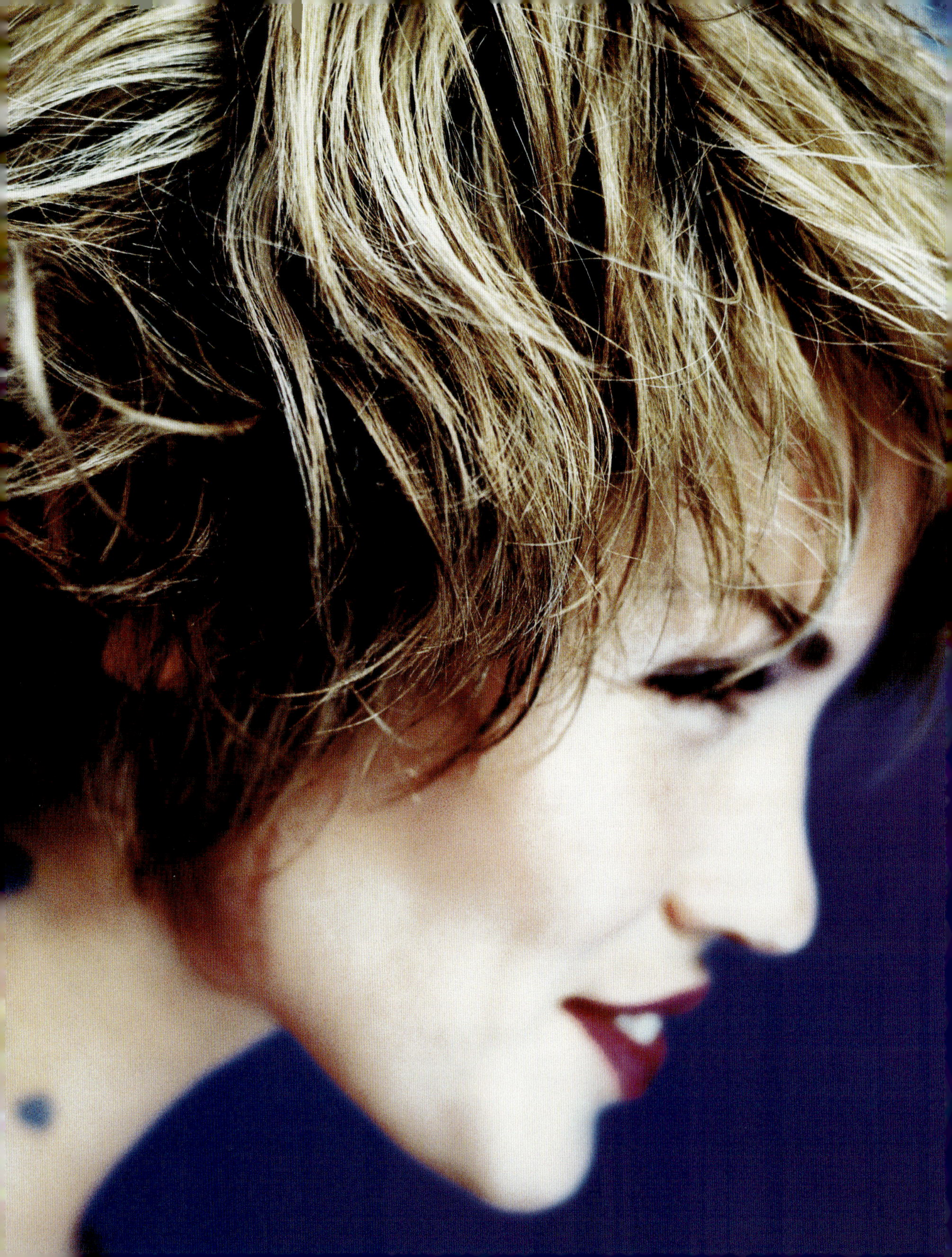

Penser mon look en femme de tête...

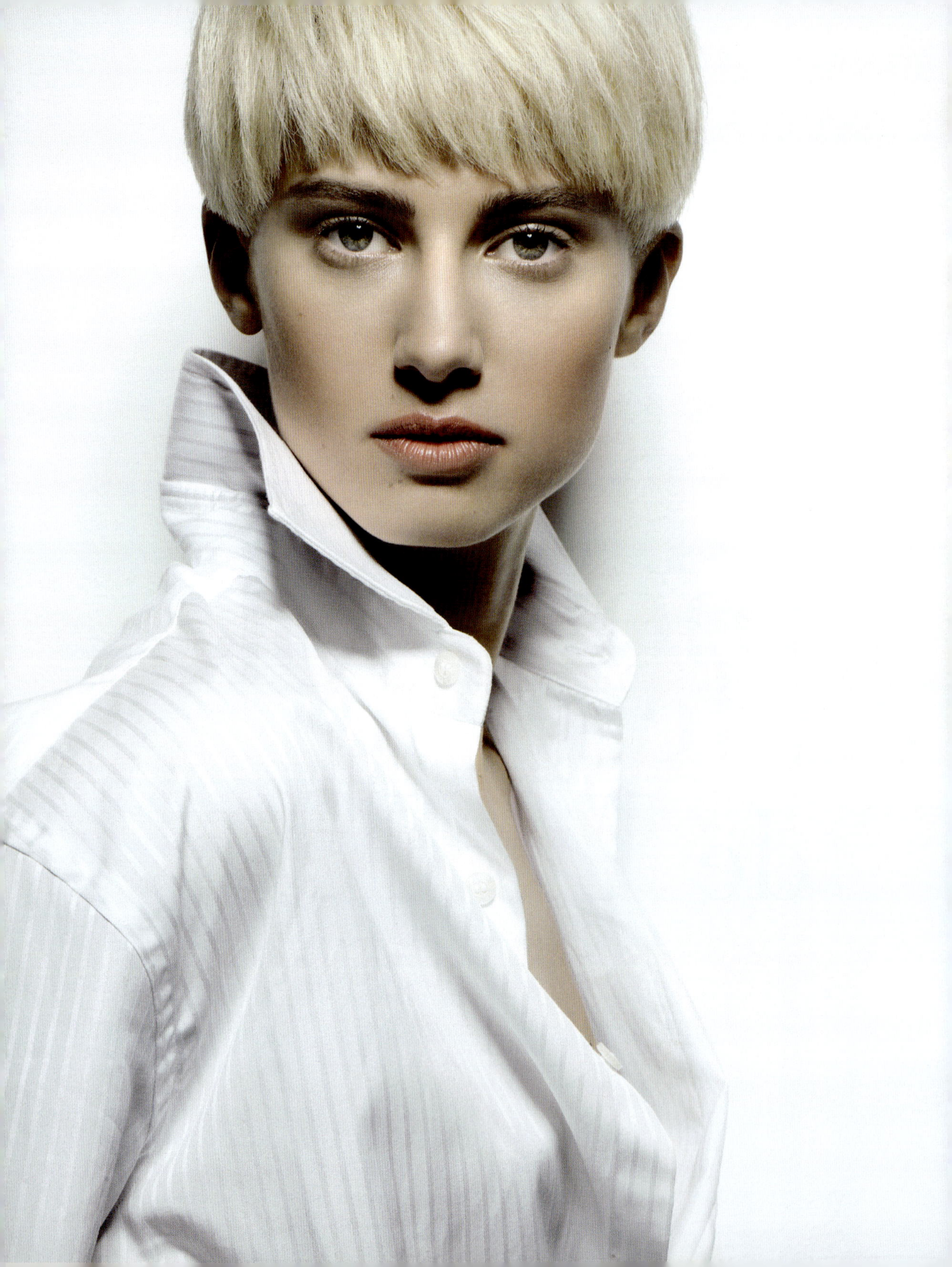

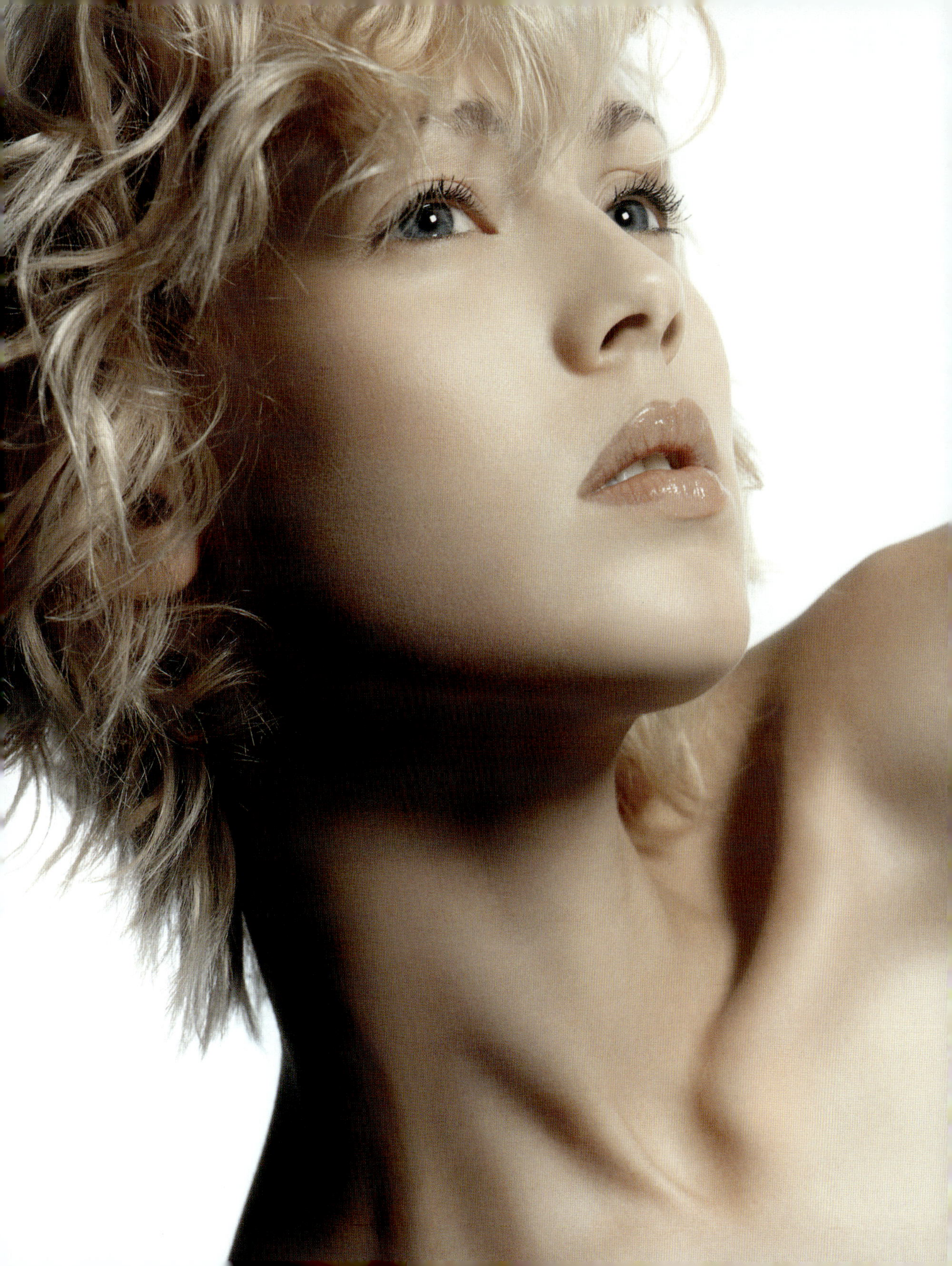

Côté court : 1 coupe 3 looks

Eblouissante démonstration en trois volets : la preuve incontestable que, sur une base bien construite, on peut vraiment se lâcher !

TRIO DE CHARME Un film en trois épisodes, qui raconte trois histoires différentes, aussi irrésistible l'une que l'autre ! Seule règle (absolue) on peut tout construire à condition de partir d'une coupe impeccable (ici, signée Madeleine Cofano).

1 ANDROGYNE (page 142) Un petit côté garçon manqué pour cette petite tête impeccablement lissée avec sa mèche ramenée sur le côté… La nuque est dégagée grâce à un tour de passe-passe : une mini-natte remontée sous les cheveux.

2 PLUMETIS (page 143) Des petites mèches séchées en tous sens après avoir appliqué une noisette de baume thermo fixant, ramenées vers l'avant comme de petites plumes.
On peut aussi en glisser quelques-unes derrière l'oreille et faire une raie de trois quarts.

3 BOUCLE D'OR (à droite) Sculptées une à une au fer à friser à embout large (pour des boucles plus souples) après avoir travaillé les cheveux avec une mousse coiffante.

L'ASTUCE DU COIFFEUR
Les boucles se travaillent comme au tricot : une boucle à l'endroit, une boucle à l'envers, dans un sens, puis dans l'autre. Effet naturel garanti !

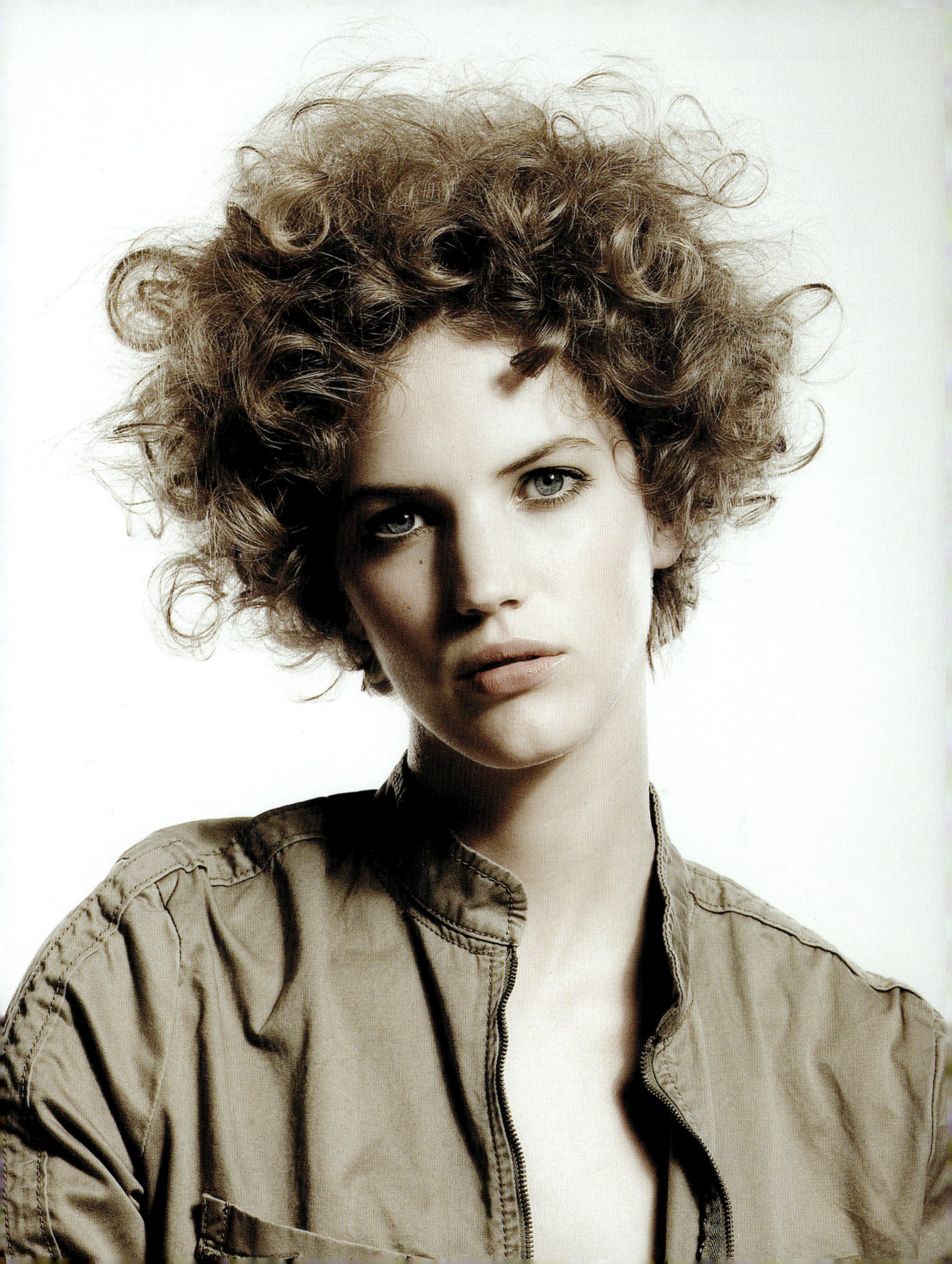

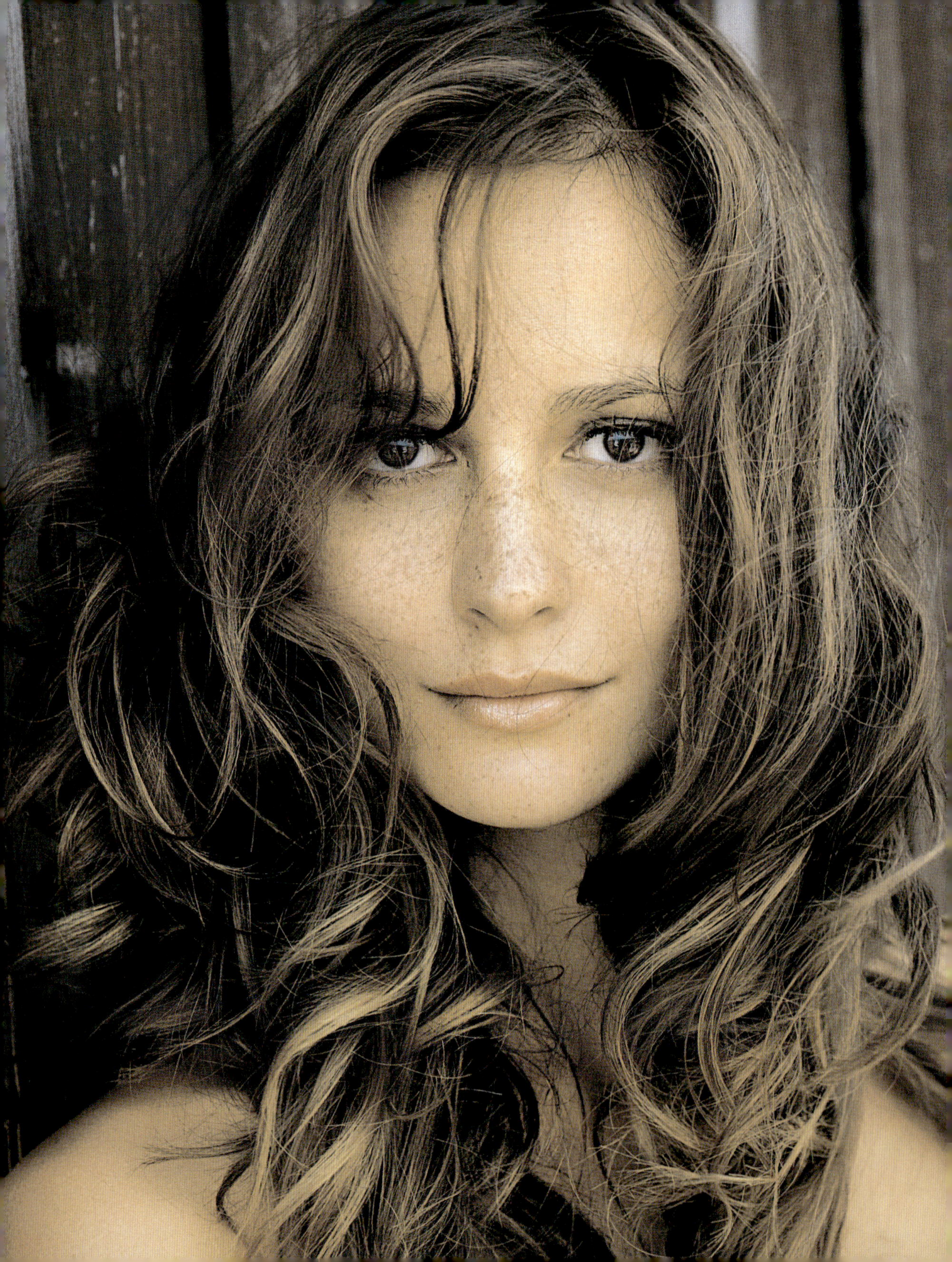

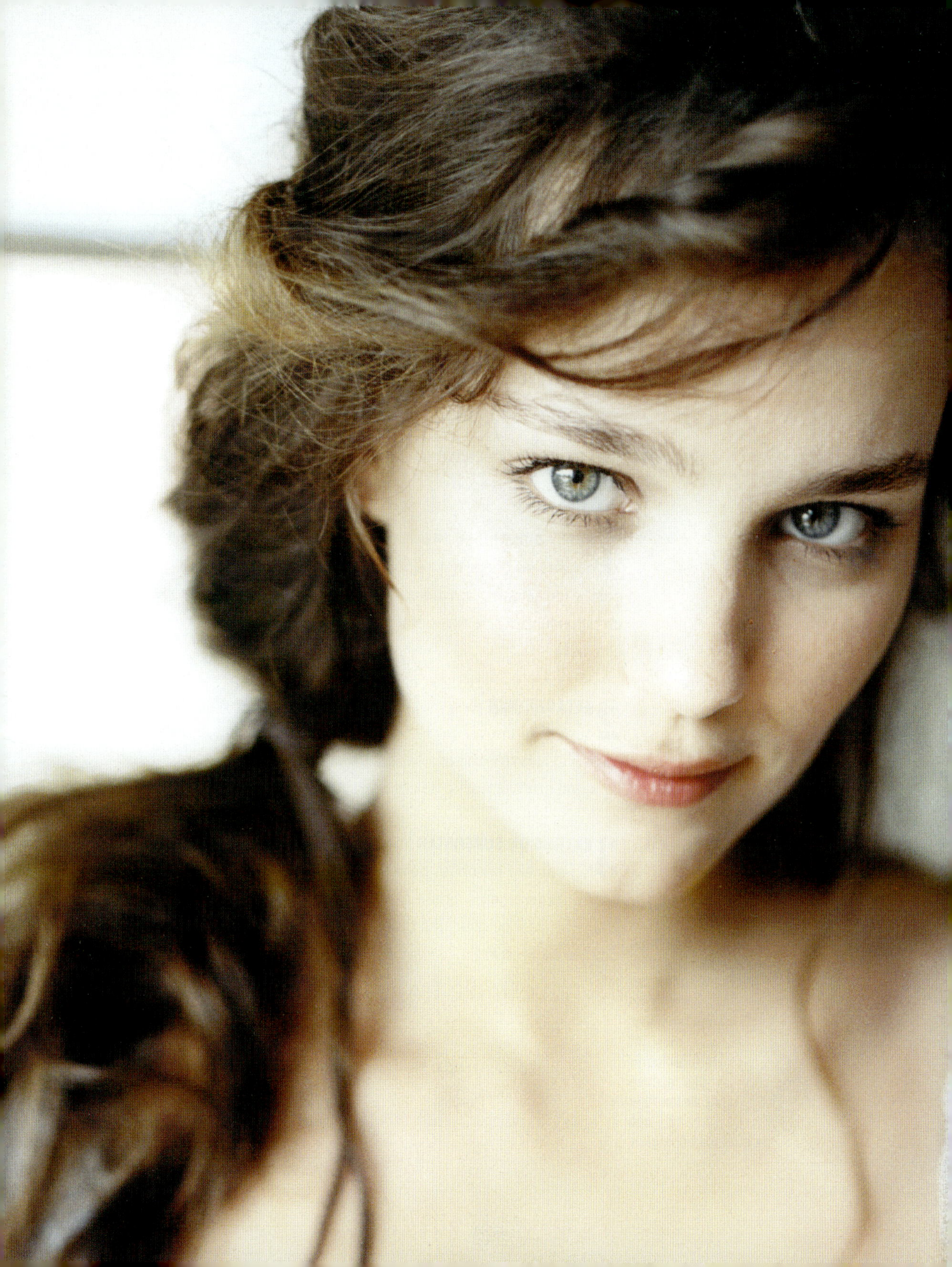

Côté long : 1 coupe 3 looks

Mi-longs, longs… ou en pleine extension, là aussi, tous les looks sont permis ! Trois étapes au naturel très étudié pour tracer la piste…

TRIO DE CHOC Une fantaisie très adaptable autour d'une frange et d'une coupe longue (ici, signée Max Laffite).

1 CURLY GIRLY (page 146) C'est la douceur de petites vagues ourlées au curler qui lui donne toute sa féminité… On prépare le terrain avec une mousse spéciale boucles et un séchage au diffuseur pour ne pas détendre les cheveux, que l'on froisse à la main.

2 ATTACHE-MOI (page 147) Une version destroy chic de la queue-de-cheval, portée basse et décalée. Élastique dissimulé sous une mèche enroulée et fixée par une épingle, laissant libre une grande mèche de côté.

3 EXTENSION SUPERSTAR (à droite) Façon très sixties, frange légèrement bombée, pointes dégradées et lissage absolu. Le tout obtenu (en s'aidant d'une lotion fixante) grâce à un séchage au séchoir avec une brosse plate carrée en reprenant les pointes au lisseur.

L'ASTUCE DU COIFFEUR

La version queue-de-cheval peut se transformer en chignon façon chouchou. Il suffit de tournicoter des mèches et de les fixer à l'aide de quelques épingles.

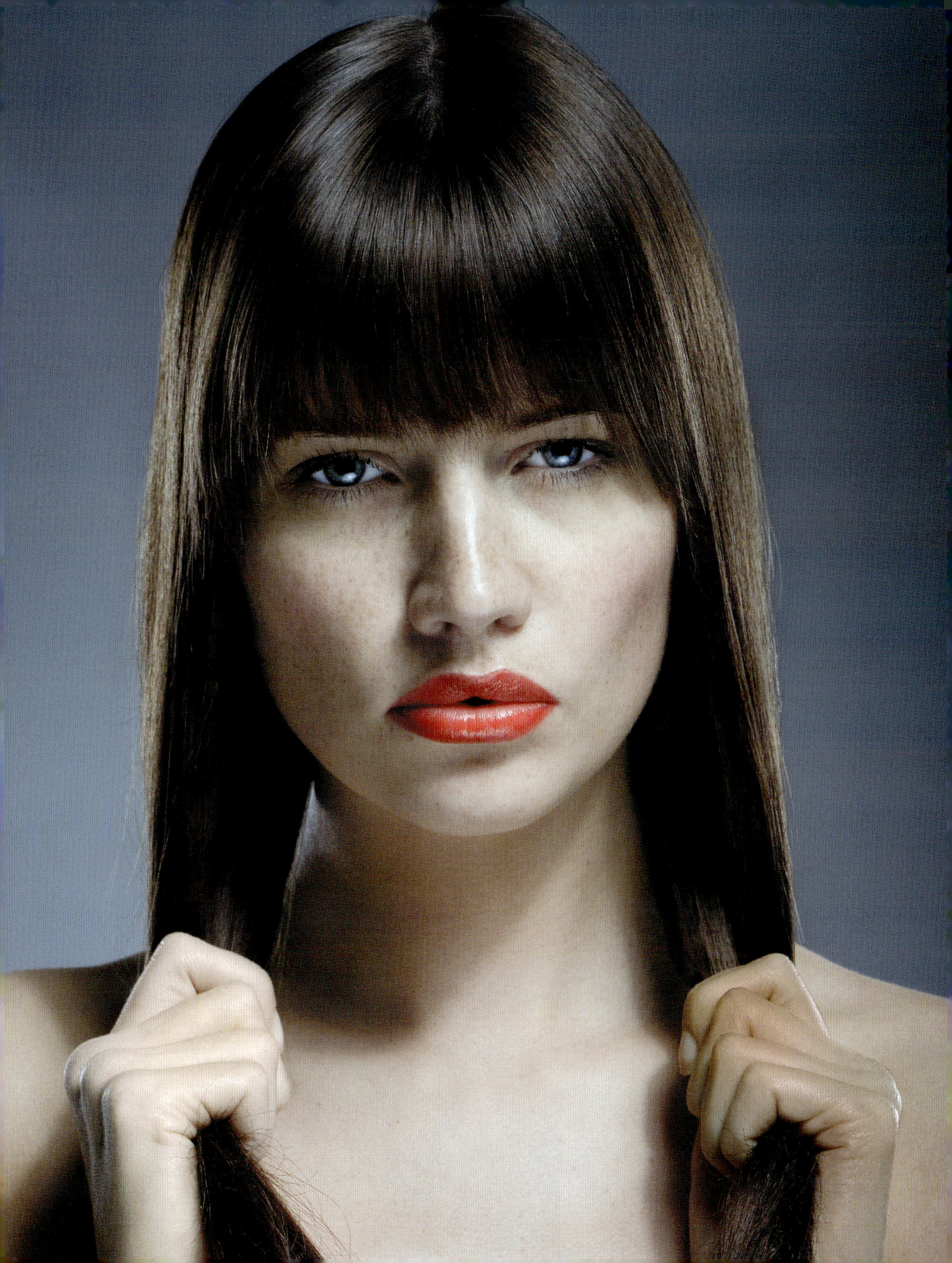

ON S'ATTACHE !

Jouer la séduction c'est dans mes cordes

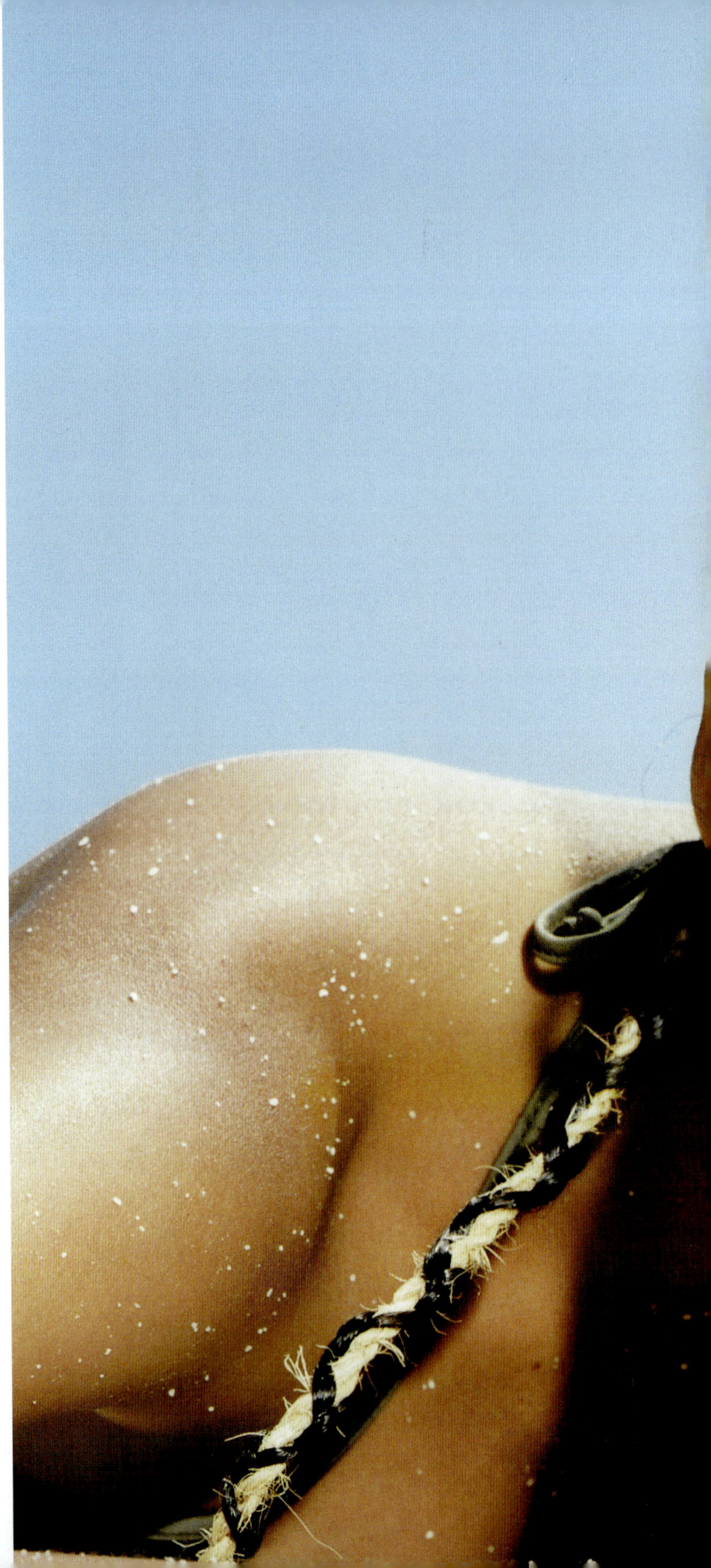

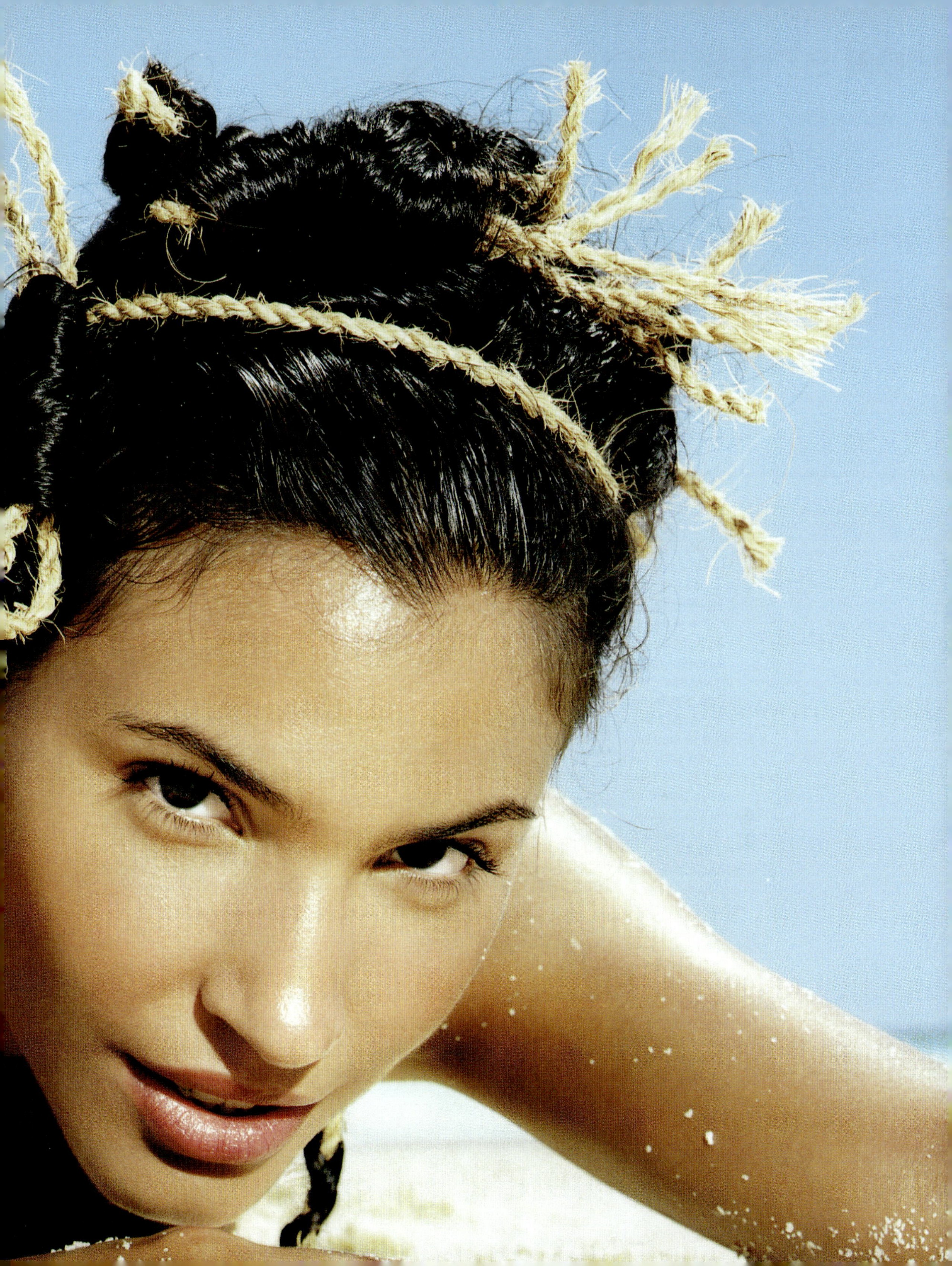

Vive la frange !

Elle sait tout faire : souligner le regard, ajouter du mystère, mais aussi dissimuler une implantation de cheveux irrégulière, un front fatigué et même jouer à se relever. Pour changer !

1 ANNÉES SOIXANTE La vraie vintage assumée : longue, lisse et épaisse, elle part de très haut sur le crâne et suit un arrondi parfait tout le long du front en descendant jusqu'aux oreilles. **La relève : coque de choc** Une savante architecture : on dessine un triangle pour isoler la frange, on crêpe la base et on forme une coque, pointes enroulées. On enroule en macarons en faisant émerger quelques mèches et on rassemble les pointes à l'aide d'une barrette plate.

2 À LA SAUVAGE Longue extrême, à alléger au séchage pour éviter l'aspect plombé en la froissant avec des mousses volumatrices et en finissant au spray brillant. **La relève :** on dégage le visage en la plaquant très haut (ici sous le bandeau d'Odile Gilbert), avec ou sans queue-de-cheval.

FAÇON AMÉLIE POULAIN La frange sur cheveux frisés, c'est tentant, mais il faut avoir la main légère pour juste créer un brouillard très doux sur le regard.

AU QUOTIDIEN La frange c'est un vrai entretien : elle ne supporte pas l'à peu près. **Sur cheveux raides**, elle est à reprendre au séchoir tous les matins. **Sur cheveux frisés**, on vaporise un peu d'eau minérale, on froisse aux doigts et on laisse sécher à l'air libre sans brosser (sinon, ça mousse !).

L'AVIS DU COIFFEUR MADELEINE COFANO

OUI À LA FRANGE…
- si l'on a un petit front : à couper droit au ras des cils, illusion d'optique garantie
- si l'on a le menton un peu fort
- si l'on a le nez busqué ou un peu long
- si l'on a les pommettes hautes

OUI MAIS…
- arrondie pour les visages ovales
- balayée pour les visages carrés

NON À LA FRANGE…
- si l'on a le front bombé, une mèche sur le côté sera préférable
- si l'on a les cheveux implantés très haut, une mèche à effiler va l'habiller
- si l'on a le visage trop carré, elle a tendance à tasser.

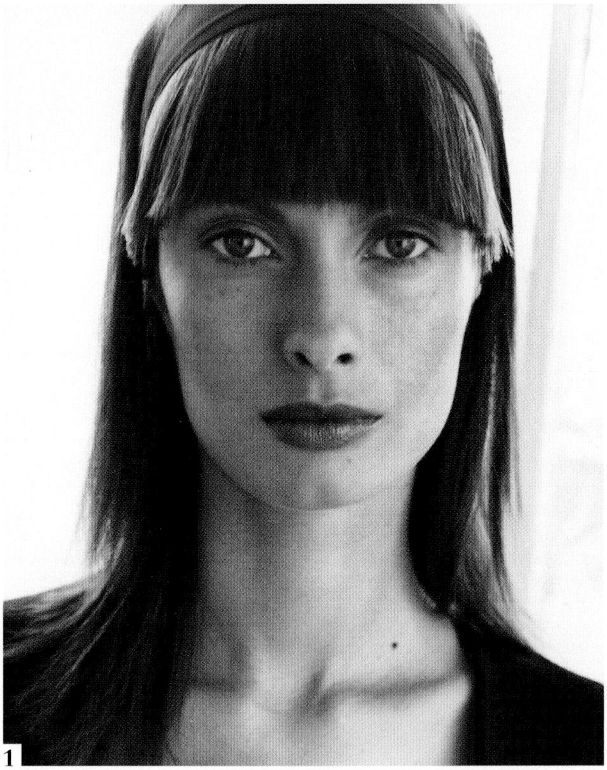

1

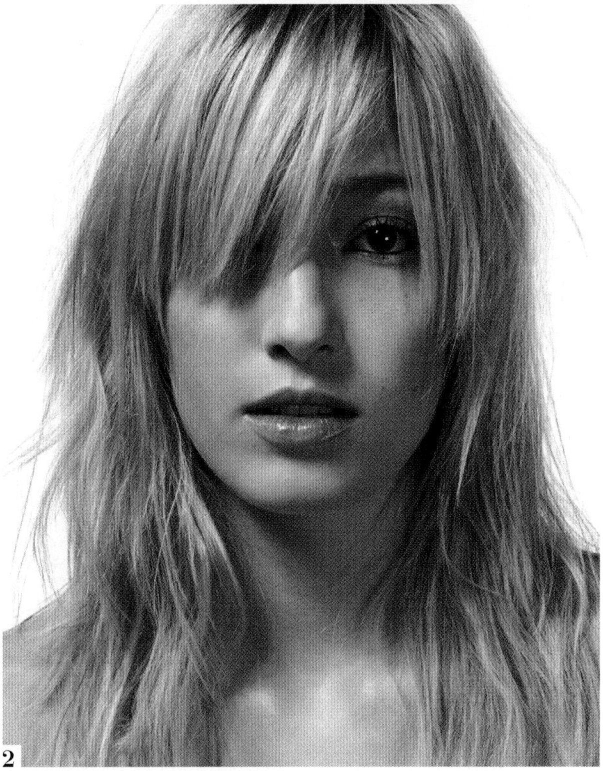

2

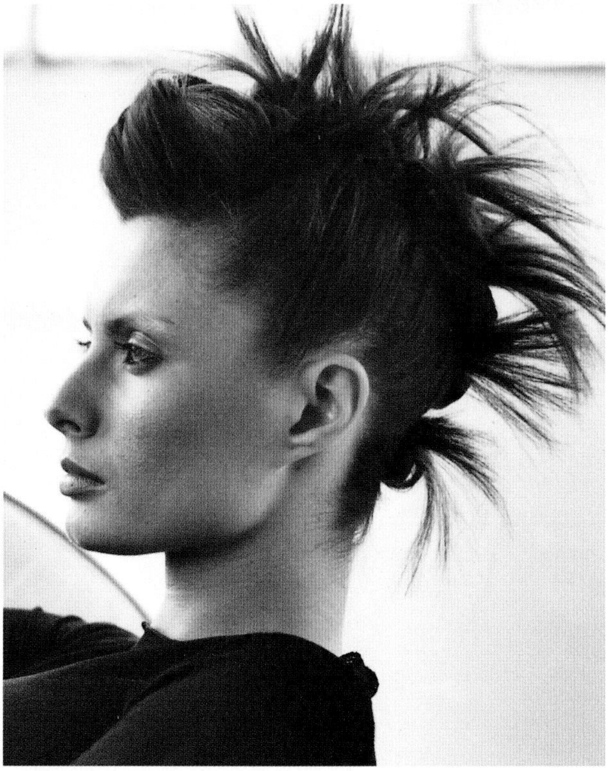

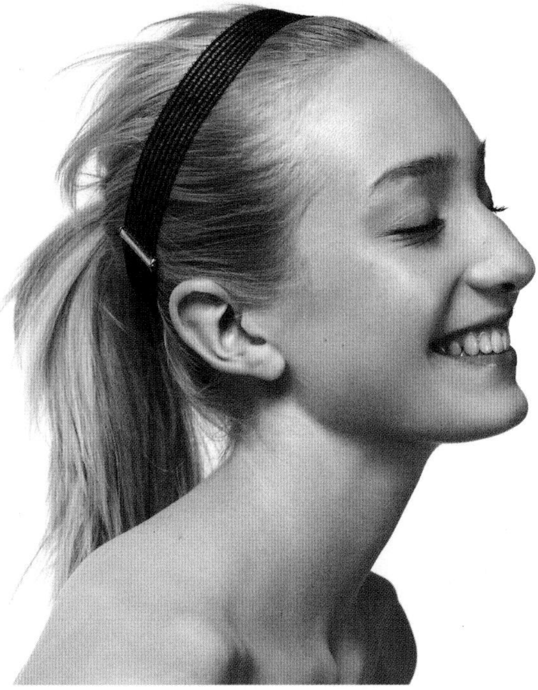

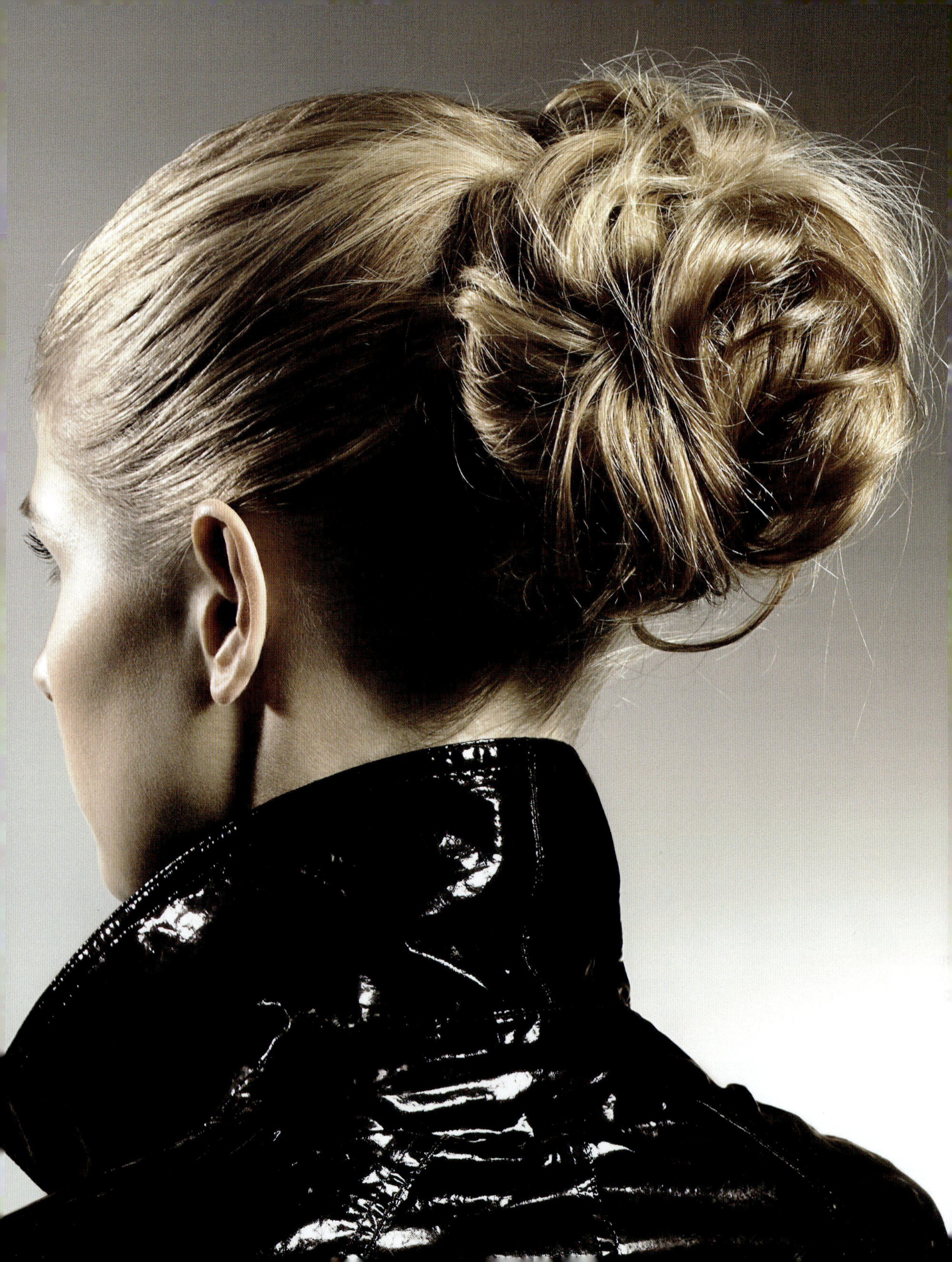

Chignon : la relève...

Il sait donner une touche "soir" à une petite robe noire ou dégager les épaules au premier rayon de soleil... Instantanément chic, il permet de changer de look en s'accessoirisant à l'envi. Trop mignon, ce chignon !

1 ON LISSE AU FER En commençant par la nuque, et en finissant par les mèches de devant, on prend des mèches de deux centimètres en glissant lentement de la racine vers la pointe.

2 ON ATTACHE en queue-de-cheval à positionner plus ou moins haut suivant l'endroit où l'on veut poser son chignon (ici, sur le sommet de la calotte crânienne, aussi appelée vertex).

3 ON ROULE Quatre à cinq gros rouleaux chauffants vont faire monter le volume, pendant qu'on finit de se faire une beauté.

4 ON TWISTE on enroule très serré pour faire la base du chignon, puis on dispose tout autour, de façon plus lâche, la masse de cheveux restante. On fixe avec des épingles Kirby.

5 ON DÉTACHE quelques mèches au peigne à queue ou au crayon (sur le devant, sur le côté, sur la nuque) pour éviter le côté trop sage. Un nuage de spray brillant et le tour est joué !

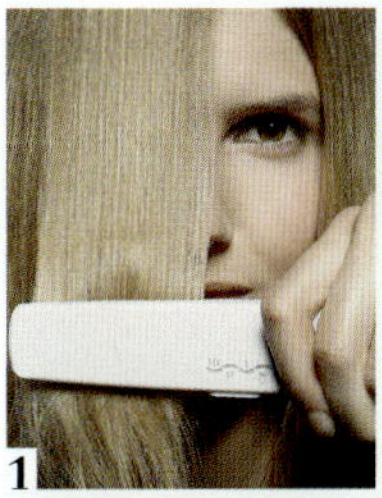
1

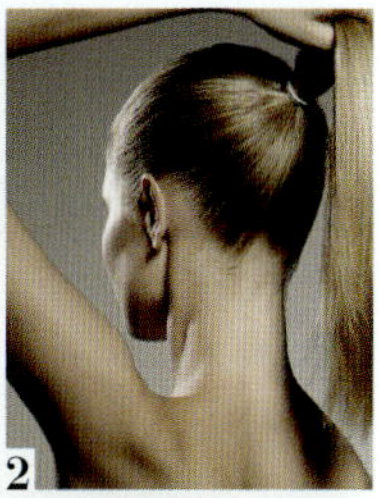
2

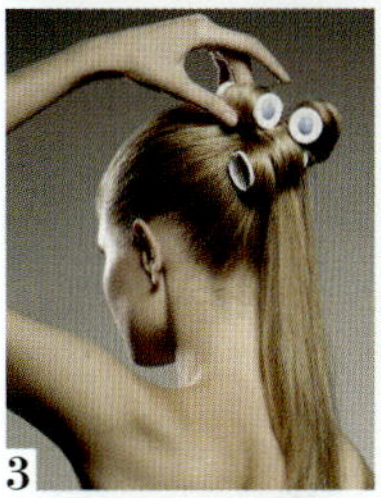
3

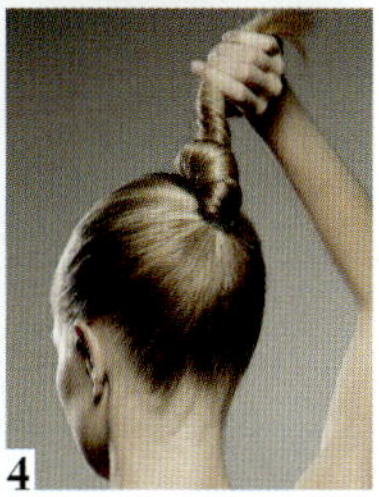
4

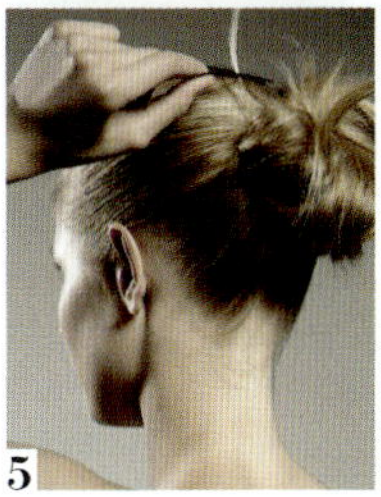
5

BEAU À SAVOIR

Les cheveux trop fraîchement lavés ne se prêtent pas forcément bien au chignon : pour obtenir une meilleure tenue, une mousse coiffante va aider à leur donner du corps.

L'ASTUCE DE BERNARD FRIBOULET

• Vos cheveux ne sont pas assez longs ? Les extensions éphémères en cheveux naturels se posent en 20 minutes et tiennent le coup trois jours !

• Préférer accessoires souples et élastiques soft pour éviter de casser la fibre.

Nattes queen cool !

Irrésistible sous toutes ses formes : squaw de charme ou sculpture sophistiquée, de la plus simple à la plus élaborée, la natte permet d'être nette en un tour de main…

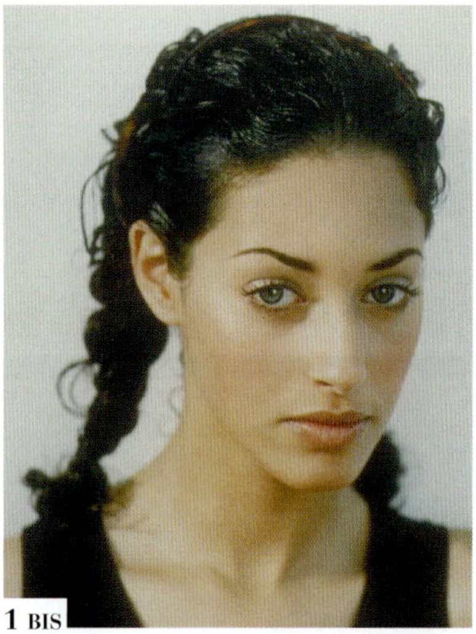

1 BIS

L'ASTUCE DU COIFFEUR BRUNO SILVANI

• utiliser des élastiques transparents qui se fondront ton sur ton sur tous les cheveux •"graisser" l'élastique (en l'enduisant de crème solaire, par exemple) pour qu'il ne serre pas trop les cheveux et soit facile à retirer sans faire mal ni arracher.

NATTES… TURELLEMENT FÉMININES

1 DANS LE DOS… la classique revisitée à porter sur la nuque ou jusqu'au creux des reins, selon la longueur de vos cheveux… en jouant éventuellement les prolongations grâce à des extensions ! On ramène les cheveux bien lissés en arrière sur le sommet du crâne, ou on les sépare par une raie au milieu, toujours en partant du sommet. Au lieu de diviser en trois brins dès le début, on amorce en divisant en deux et en faisant passer une mèche sur l'autre avant de repartir sur les trois mèches que l'on superpose en alternance, en nattant bien serré et en terminant par un élastique en laissant 2 à 3 cm libres. Chouchou, raphia, ruban… les options déco sont illimitées.

1 bis… DOUBLE JEU même technique, mais en séparant les cheveux par une raie au milieu bien dessinée et en faisant partir les nattes assez haut au-dessus de l'oreille.

2 AFRICAN LOOK En commençant par le devant du crâne et en allant vers l'arrière, on multiplie les mini-nattes (en se faisant aider, c'est plus facile !). Une fois terminé, on épingle en rond autour de la tête avec des épingles neige.

3 HÉLÈNE DE TROIE Une beauté de statue pour un mélange savant de tresses et de négligé sexy. Cheveux ramenés en arrière retenus grâce à un fin serre-tête, on prend quelques mèches réparties que l'on natte à la façon africaine avant de les attacher en 8 pas trop serrés à l'aide d'épingles (dont on tourne légèrement le bout pour les coincer à la façon d'un hameçon), et on entrelace dans un désordre étudié avec les mèches restées libres.

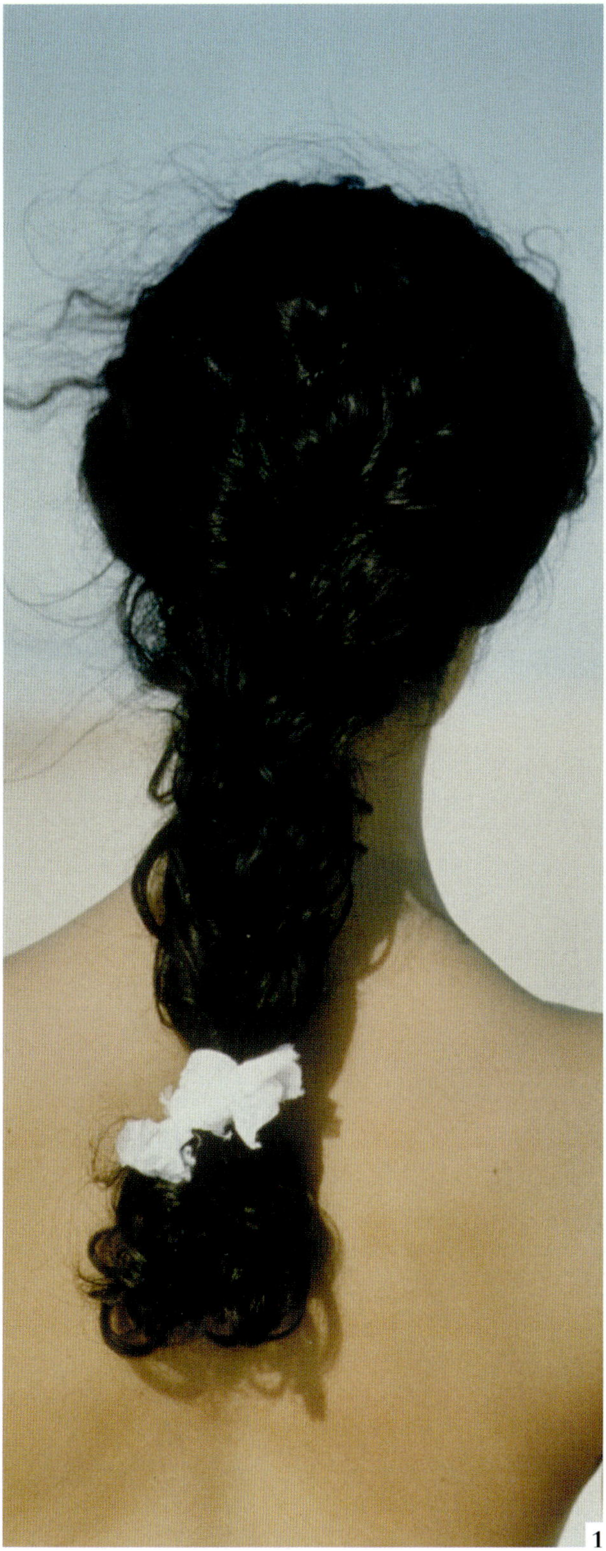
1

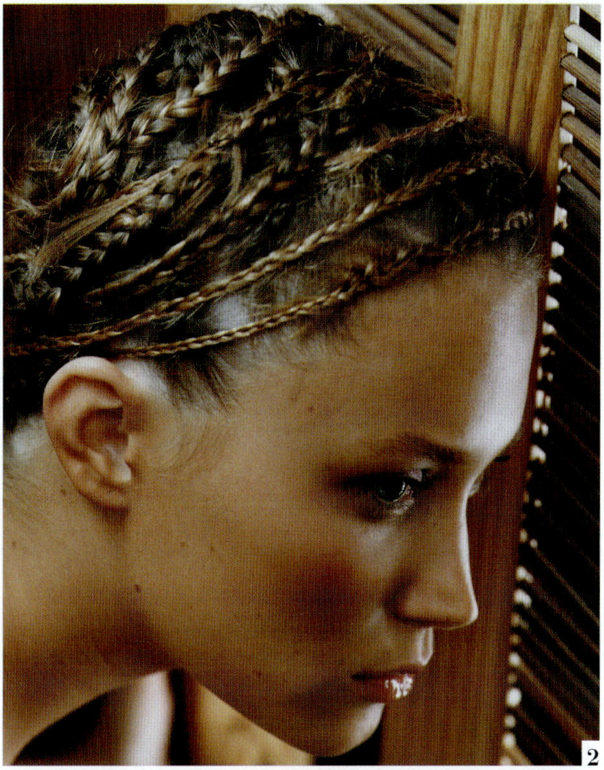
2

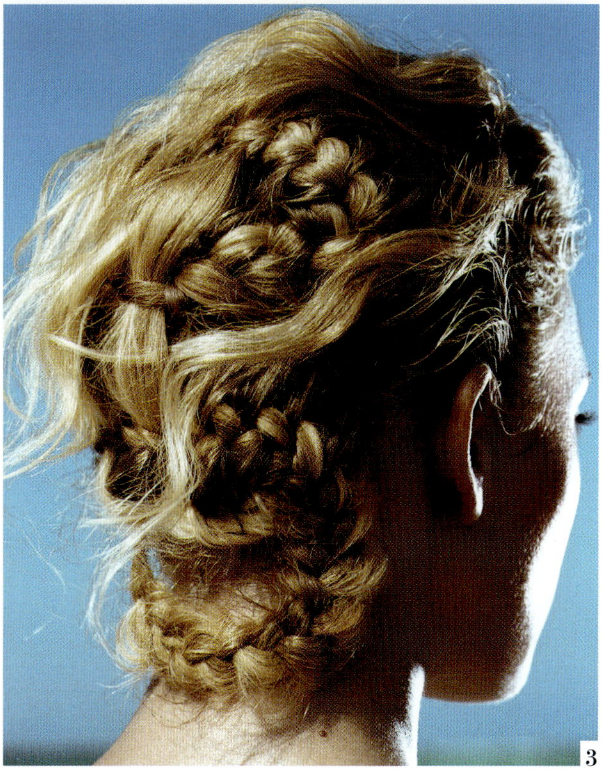
3

J'ai décidé : star ou rien !

La métamorphose, ou comment être révélée à soi-même en quelques coups de ciseau ou de pinceau. Quelques belles histoires à suivre autour de looks évoquant des prénoms célèbres : Sharon, Chiara, Axelle ou Paris !

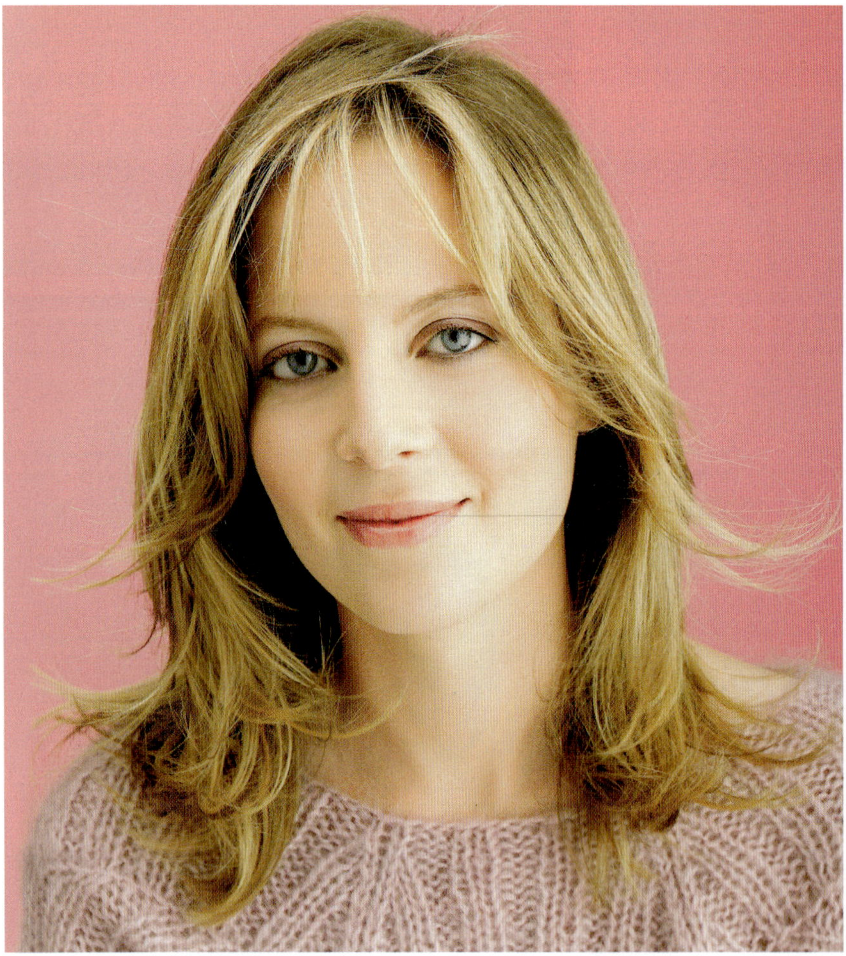

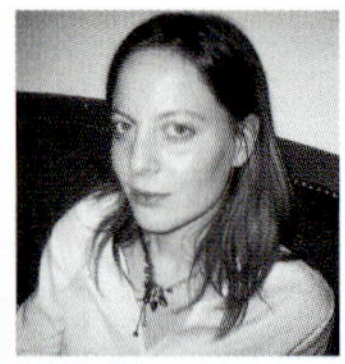

MICKAELA RÉVÉLÉE PAR JEAN-MARC MANIATIS

Côté coupe

On rééquilibre l'ovale du visage, grâce à quelques fines mèches balayées qui corrigent l'impression d'un front un peu large. Pas de changement de longueur, juste un dégradé sur les pointes pour le volume.

Côté couleur

On abandonne le châtain pour un blond désarmant de naturel… obtenu en deux temps grâce à trois blonds différents.

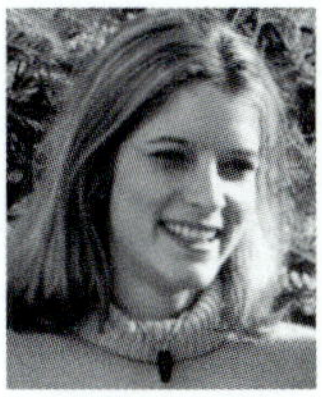

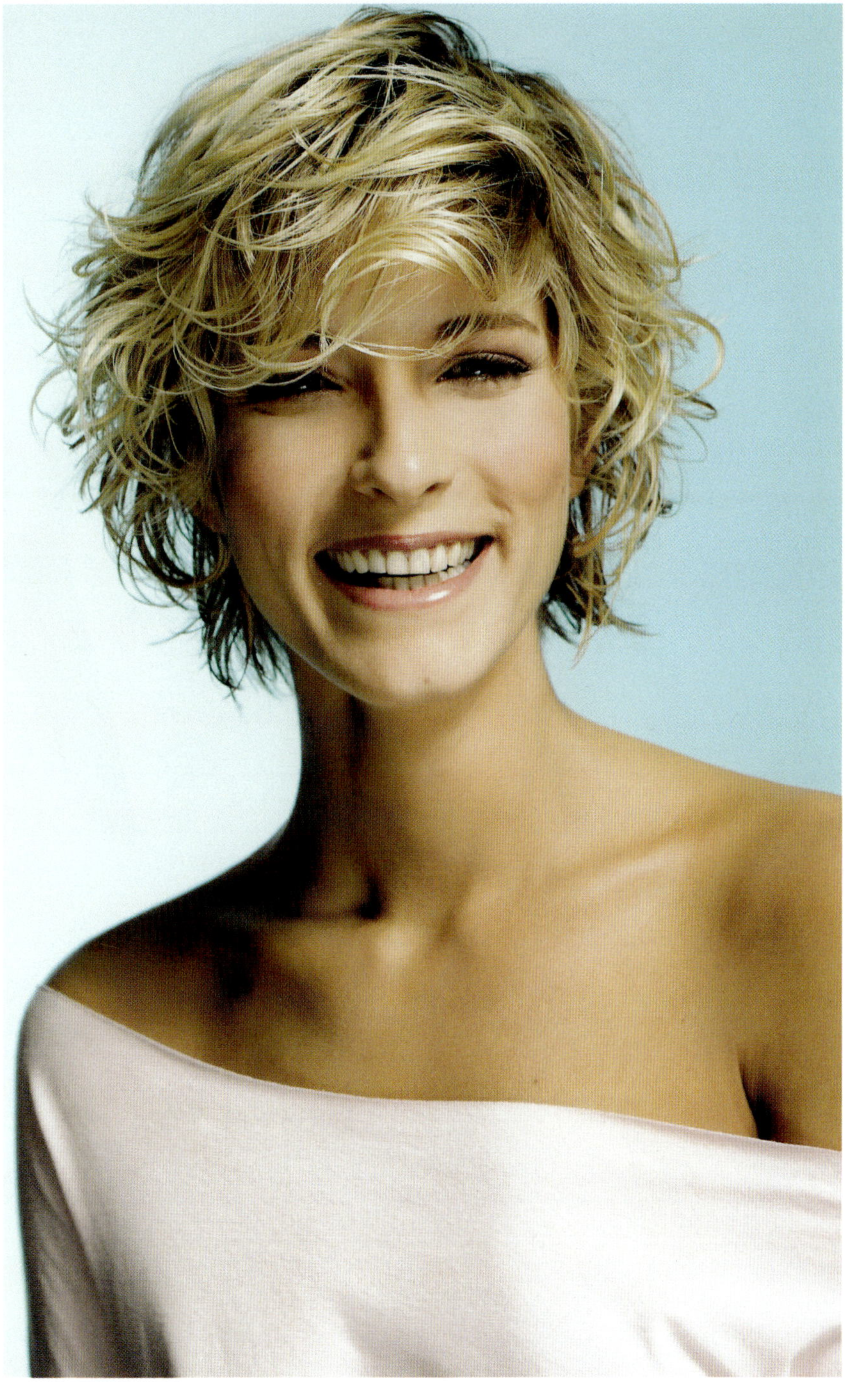

CÉLINE RÉVÉLÉE PAR BERNARD FRIBOULET

Côté coupe

Verdict sans appel : couper court au look terne à base de cheveux fins et sans ressort. Miracle : les boucles (naturelles) reprennent vie et une jolie ligne de cou est dégagée.

Côté couleur

Préférer à un châtain un peu chagrin un blond lumineux, façon balayage soleil. Commentaire: Céline avait un potentiel formidable. Il suffisait d'être à l'écoute. C'est aussi cela, le rôle d'un coiffeur, bien au-delà de la technique…

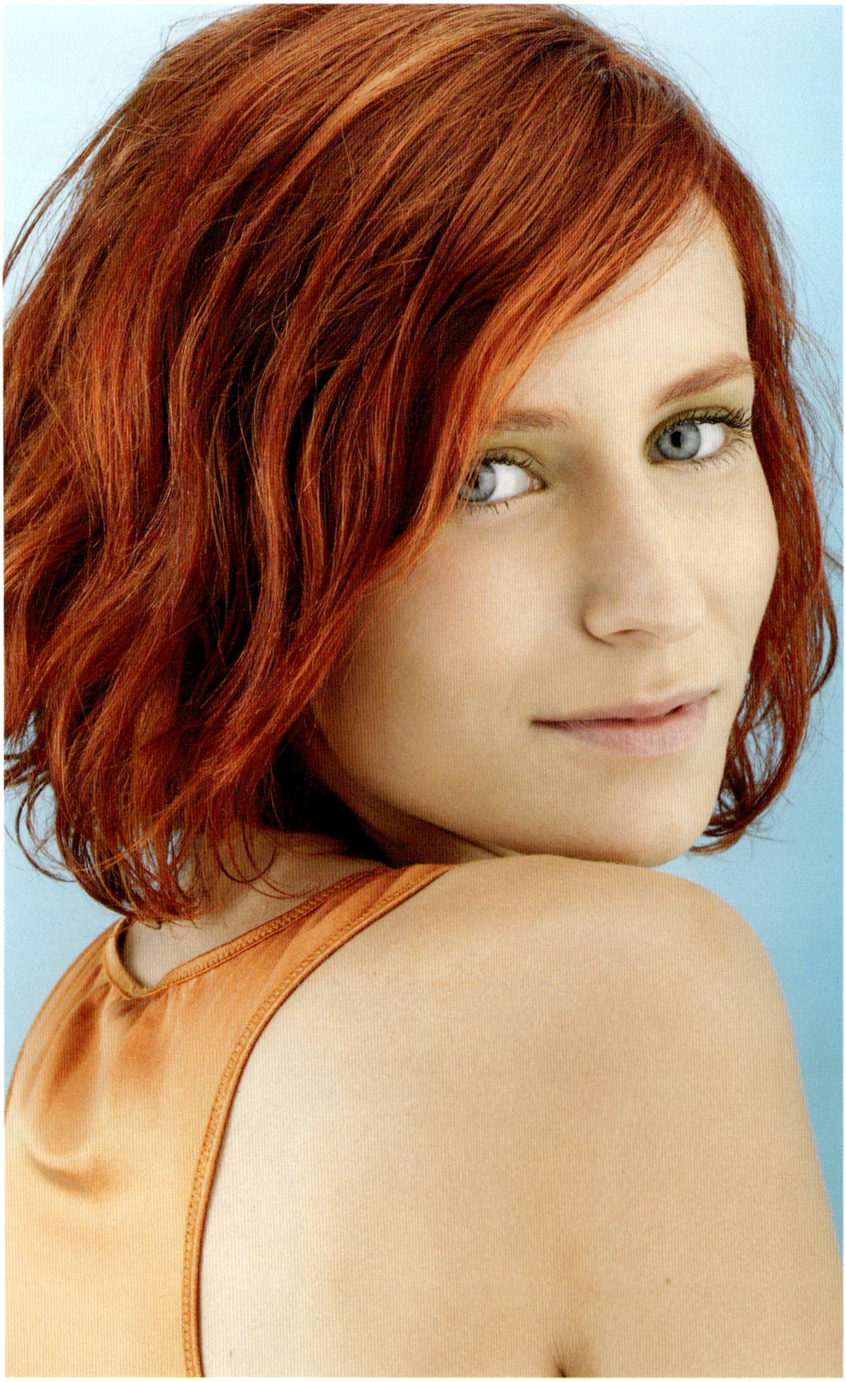

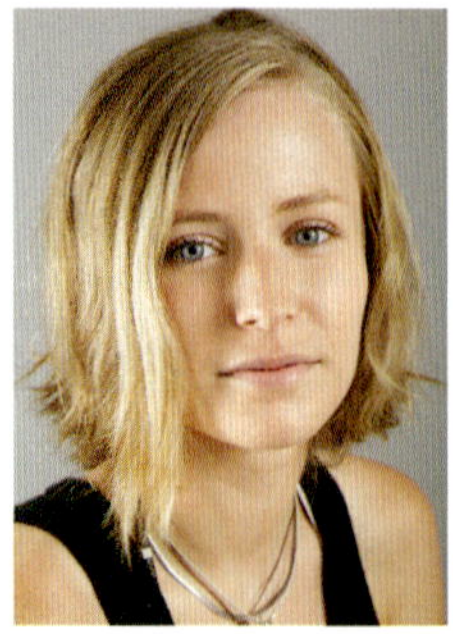

CHRISTELLE RÉVÉLÉE PAR ALEXANDRE ZOUARI

Côté coupe

Une coupe-sculpture qui part de la nuque en effilant progressivement pour combiner volume et légèreté.

Côté couleur

Un mélange de roux doré clair proche du blond vénitien et un cuivre très chaud hyperpigmenté, avec des mèches assez larges “tricotées” de façon irrégulière pour mettre en valeur la coupe et souligner le mouvement des cheveux.

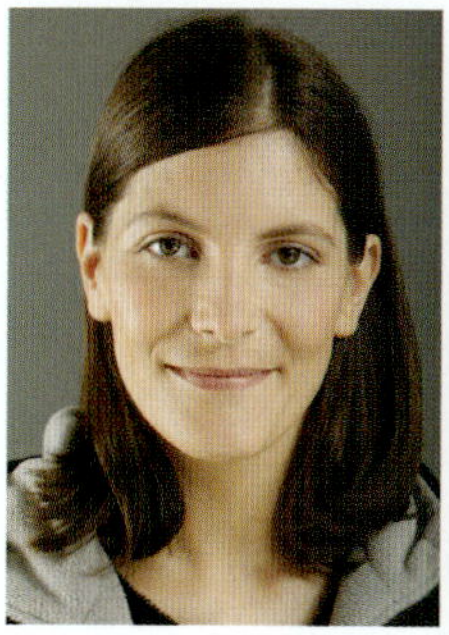

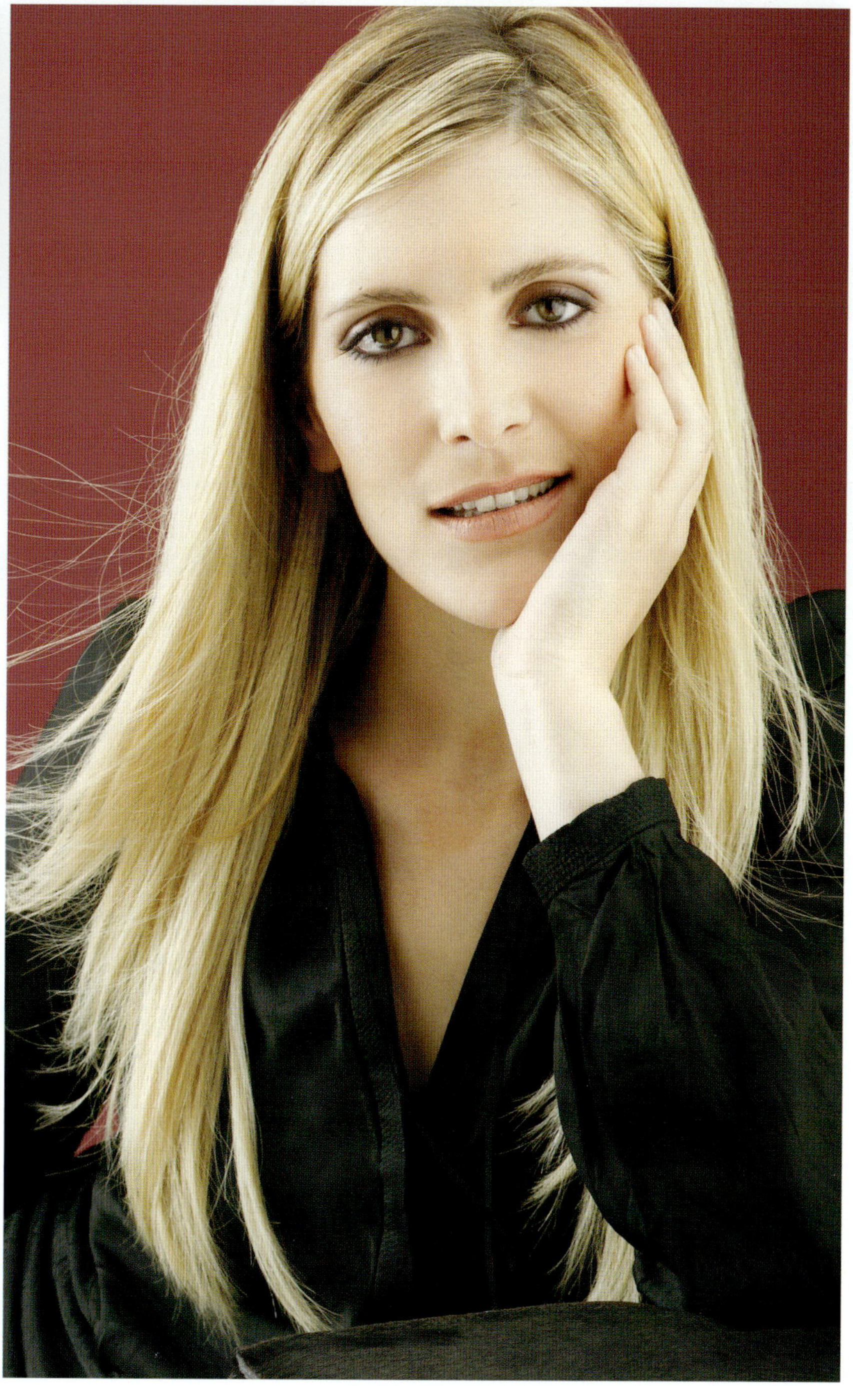

MARYLINE RÉVÉLÉE PAR MADELEINE COFANO ET CHRISTOPHE ROBIN

Côté coupe

Des extensions, avec "un effet coiffé-décoiffé un peu rock'n'roll" obtenu grâce à un brushing réalisé avec une grosse brosse ronde.

Côté couleur

Un très savant travail, qui préserve des zones d'ombre au niveau des racines, avec de petites mèches blond doré et de grosses mèches presque platine… à la façon d'une certaine Chiara.

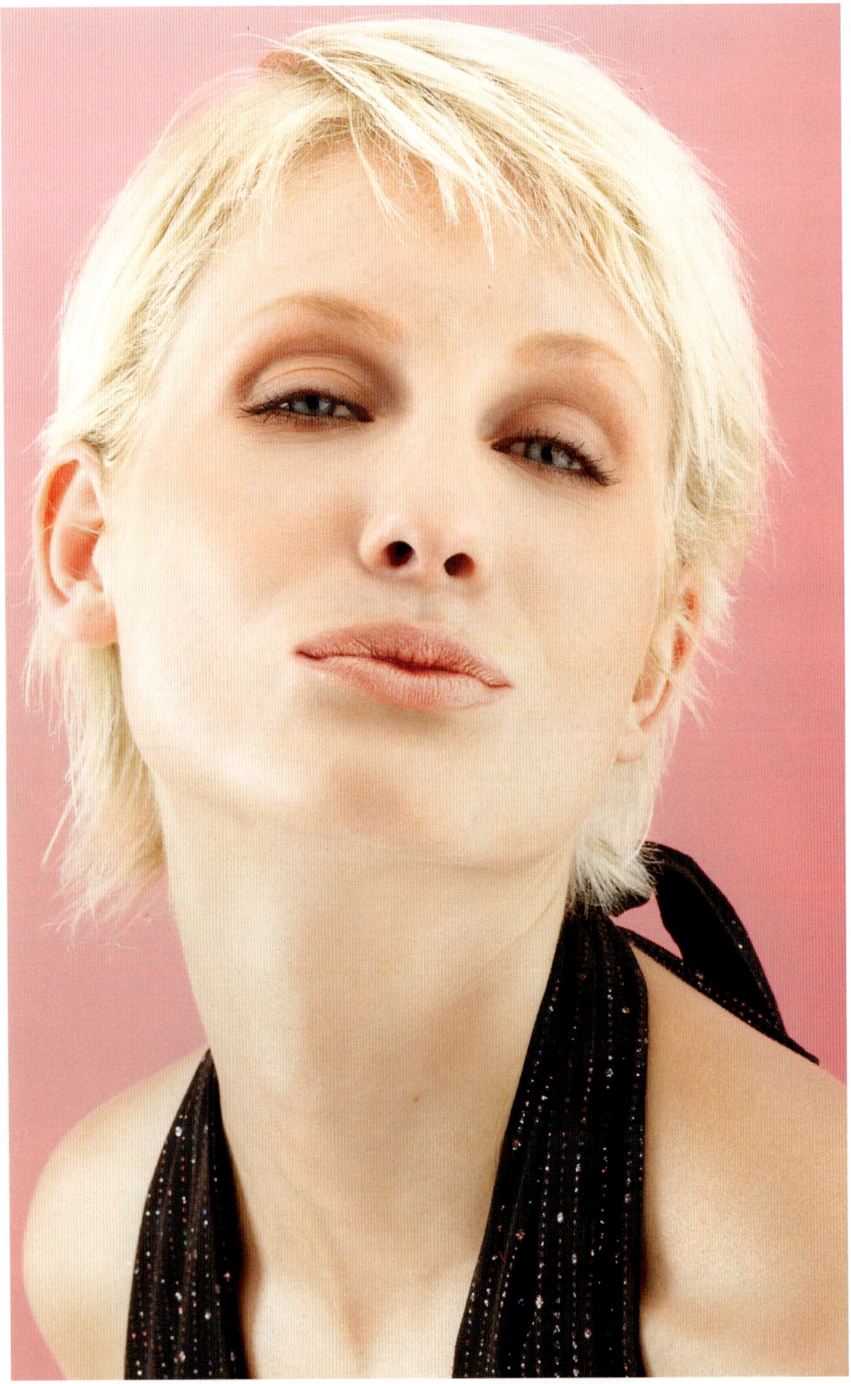

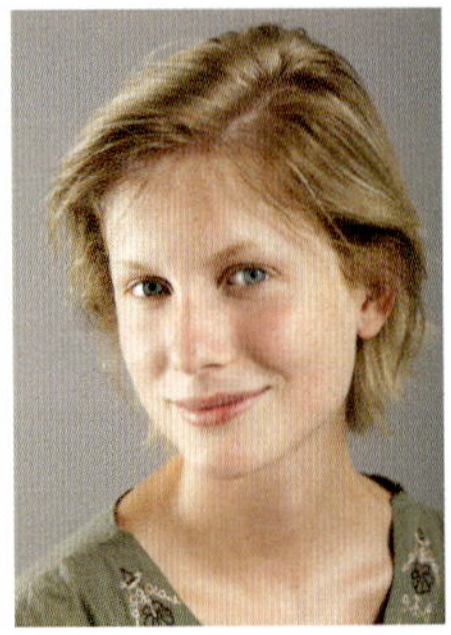

ASIA
RÉVÉLÉE PAR
JEAN-MARC MANIATIS

Côté coupe

Une coupe effilée aux ciseaux qui laisse "des petites mèches un peu plus longues sur la nuque pour adoucir, féminiser et casser le style garçon manqué", en donnant un mouvement sur le côté sans faire de raie, avec de petites mèches inégales et des mèches de recouvrement formant un petit casque souple.

Côté couleur

Un blond très clair légèrement doré, complété de grosses mèches platine sur le dessus pour donner relief et profondeur.

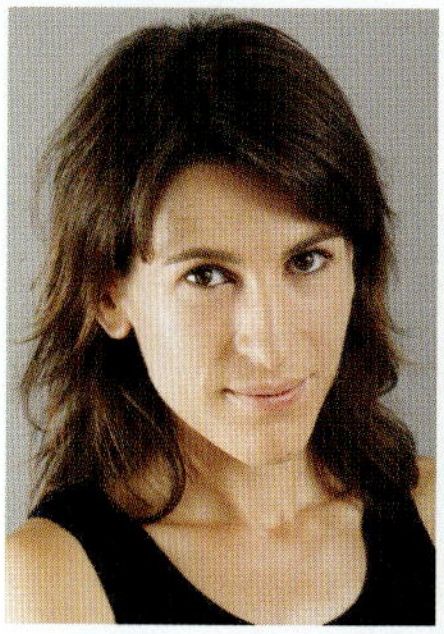

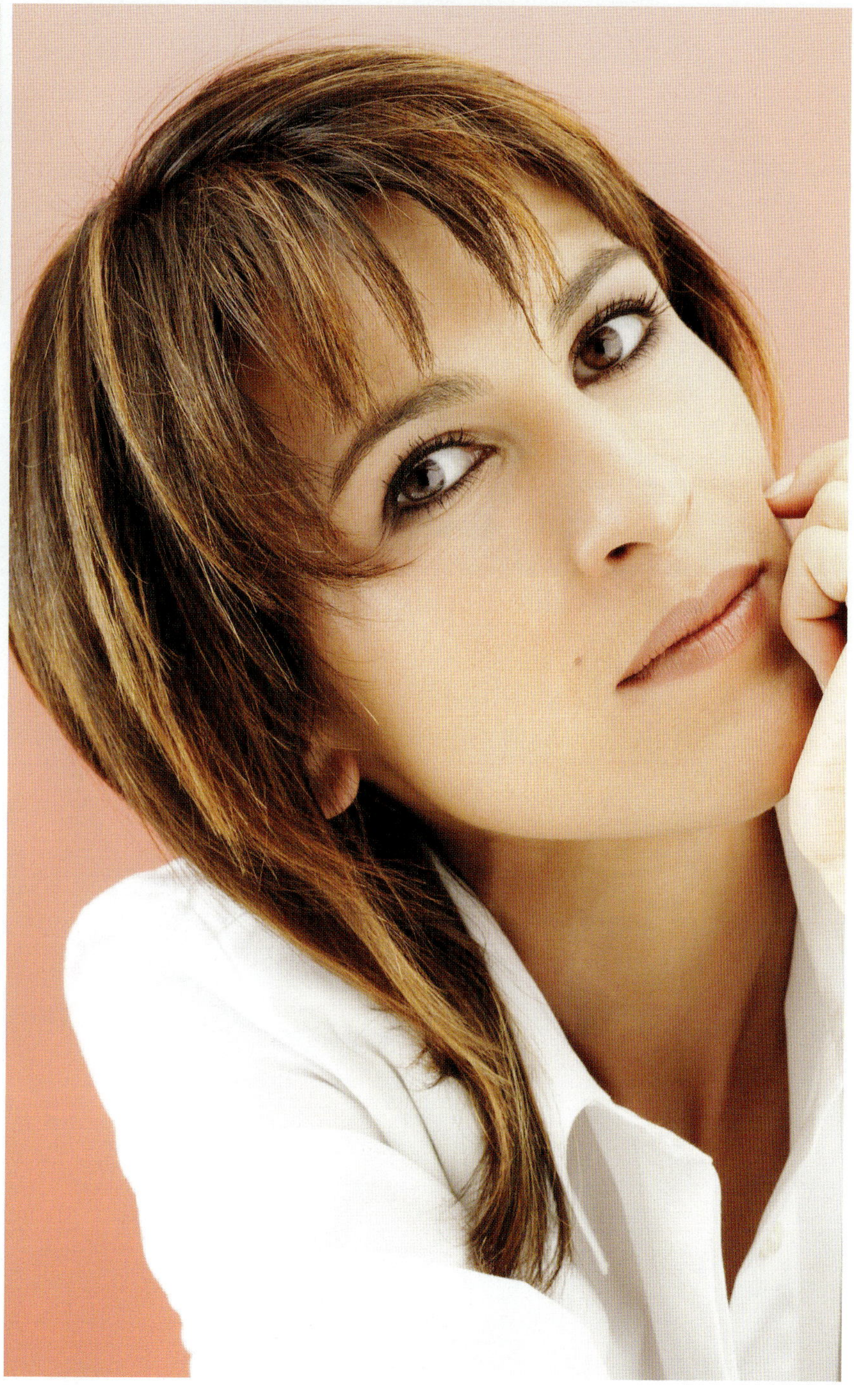

LAURENCE RÉVÉLÉE PAR ALEXANDRE ZOUARI

Côté coupe

Un dégradé en biseau respectant leur implantation pour qu'ils puissent se remettre en place à l'air libre. Longueur inchangée, mais volumes retravaillés pour donner de la légèreté.

Côté couleur

Une base ton sur ton pour couvrir les cheveux blancs et pigments concentrés sur les pointes pour souligner le mouvement de la coupe, parachevé au henné véritable.

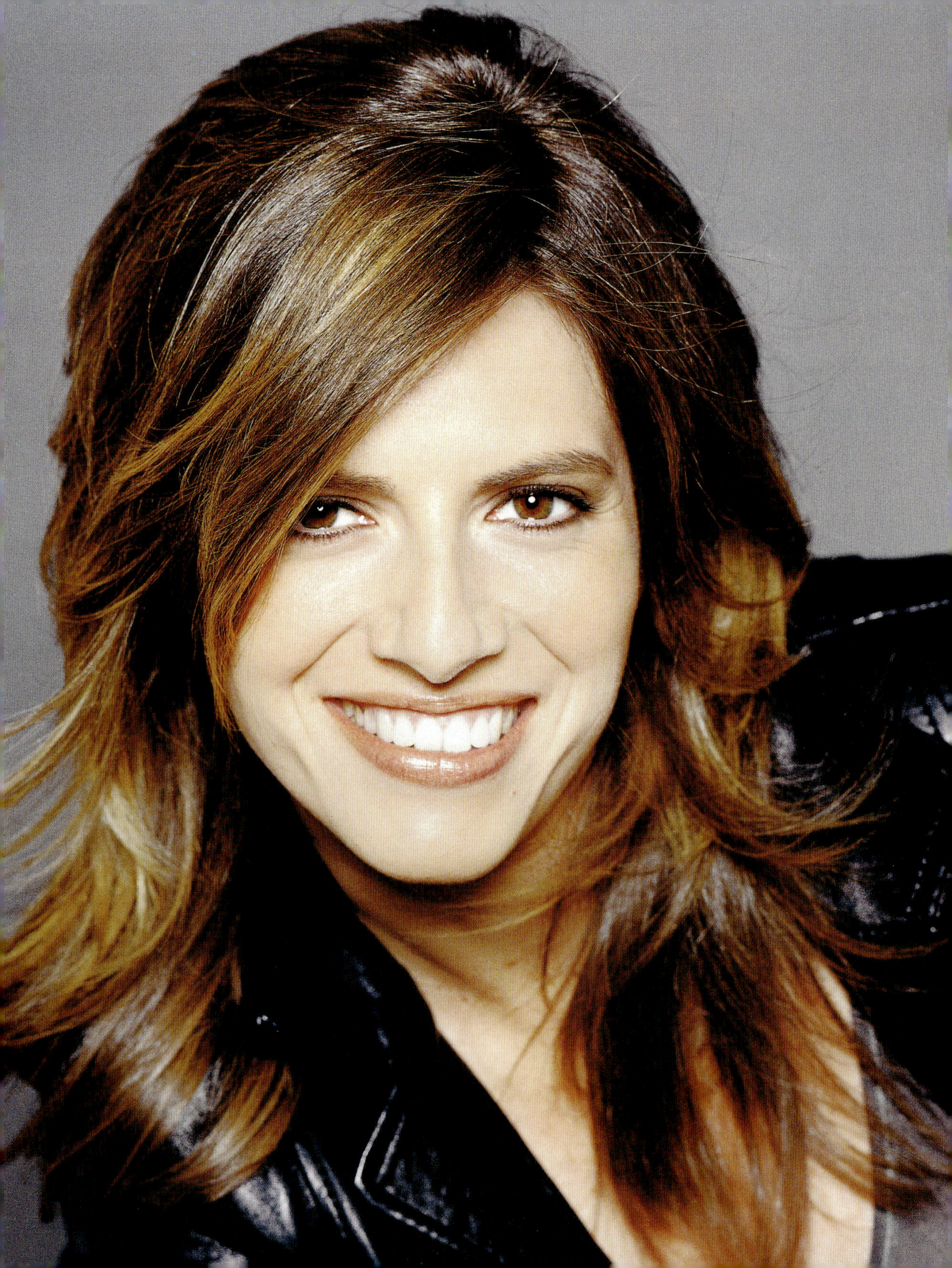

Changements à vue : antidote...

Tirer parti de ses défauts qui nous empoisonnent la vie pour en faire des atouts, cacher ce qui nous gêne pour mettre en lumière ce que l'on aime, tout l'art des grands coiffeurs à exploiter sans modération !

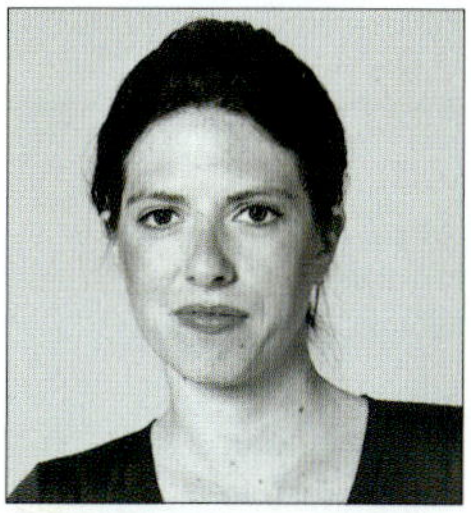

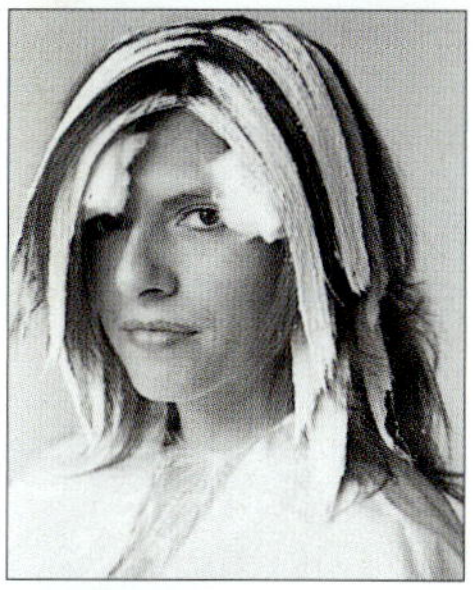

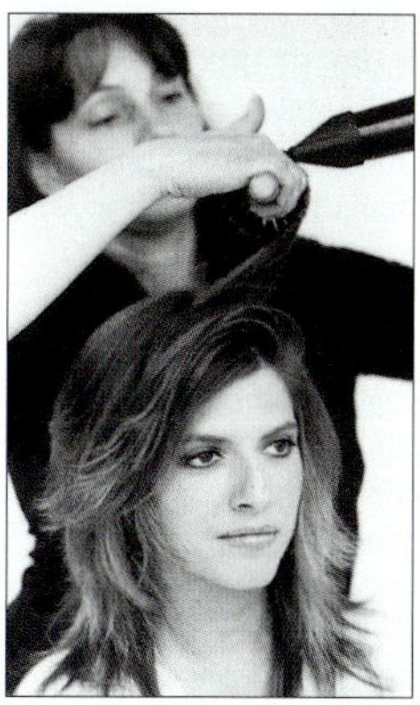

LA COUPE CACHE-NEZ DE DELPHINE, PAR MADELEINE COFANO

Avant

Le nez de Delphine fait partie de sa personnalité, pas question de le dissimuler, juste de rééquilibrer l'ensemble.

Ses cheveux trop longs, trop lourds, presque toujours attachés, lui étouffaient un peu le visage. Et malgré une belle base châtain ambré, sa couleur était trop uniforme.

Côté coupe

Un dégradé gardant la longueur mais repris mèche par mèche pour effiler les pointes et leur donner une légèreté poids plume. Pour ne pas écraser le front, mèche balayée mettant le profil en valeur.

Côté couleur

Utilisées en duo ou en trio, elles vont jouer sur les reliefs pour estomper les points faibles par un jeu d'ombres et de lumière. Les bordures travaillées au pinceau en miel doré, se patinant dans des tons de malt qui viennent "mourir en arrière dans la masse". Le résultat : un (somptueux) coup de soleil.

LA BONNE APPROCHE

Bien s'analyser... et s'assumer sans jamais gommer sa personnalité : mettre en avant ses "défauts" peut être aussi la meilleure façon de les faire oublier !

LES ASTUCES DU COIFFEUR

CACHE-DÉFAUT

- nez grand et fin : front dégagé
- pour adoucir le profil : une mèche sur le côté qui va apporter volume et souplesse
- nez busqué : frange au ras des cils
- menton un peu fort : frange biseautée
- nuque un peu large, on évite les carrés au profit des mèches effilées qui vont l'affiner.

L'ASTUCE DE LA COLORISTE LÆTITIA GUENAOU (L'ORÉAL PROFESSIONNEL)

COULEUR TROMPE-L'ŒIL

- visage un peu rond : quelques mèches foncées créent des ombres qui vont donner du relief et affiner
- pour allonger la silhouette : éclaircir le sommet du crâne
- pour rajeunir un visage : privilégier les tons dorés et miellés.

... et coups de pouce anti-âge !

Quand le bac du coiffeur se révèle source de jouvence, que la couleur arrête le temps et que les ciseaux taillent allègrement dans les années !

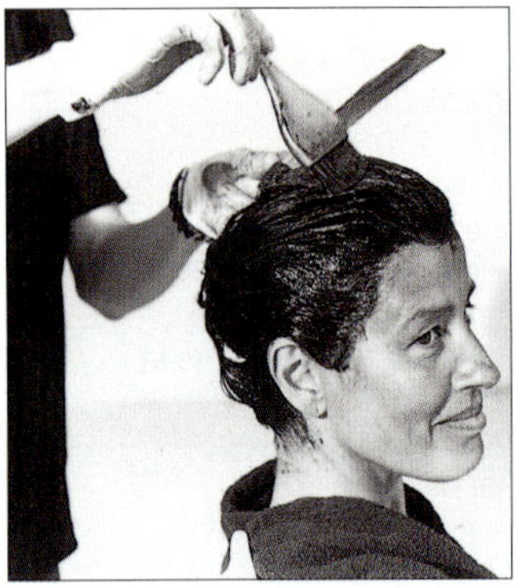

MARIE-MARTINE RÉVÉLÉE PAR ALEXANDRE ZOUARI

Avant

Une longue natte dans le dos : impeccable, mais un peu sévère, surtout avec un châtain foncé uni.

Côté coupe

La célèbre coupe en plume, un très expert dégradé coup de vent partant de la base pour arriver en légèreté sur le dessus de la tête : "un coup d'éclat pour montrer une autre facette de sa personnalité". Pari gagné.

Côté couleur

Une couleur réussie est le meilleur allié anti-âge ! Démonstration éclatante avec cet éclaircissement entièrement réalisé au pinceau et sans racines, qui apporte une incroyable luminosité.

LA BONNE APPROCHE

Naviguer entre les deux extrêmes : ne surtout pas essayer de jouer les gamines... mais sans tomber dans le piège du côté *dadame* (brushings stricts et chignons) ! On peut tout se permettre, grâce à l'art des coiffeurs : tout va dépendre de sa nature de cheveux.

Comme le souligne John Nollet, "on ne fait plus son âge : on a une allure jeune... ou pas !"

LES ASTUCES D'ALEXANDRE ZOUARI

SPÉCIAL 10 ANS DE MOINS

- **cheveux raides : un carré dégradé pour dégager et mettre en lumière le visage**
- **cheveux fins : couper court dégradés et effilés pour donner l'idée de volume**
- **cheveux frisés : carré savamment dégradé, mais surtout pas trop court.**

LES ASTUCES DU COLORISTE JOHN NOLLET

CURE DE JOUVENCE

Un balayage léger dans des tons doux sans trop s'éloigner de la base pour dissimuler les cheveux blancs en créant du contraste. On va donner de la profondeur aux blonds et aux roux grâce à des mèches claires sur un fond plus foncé.

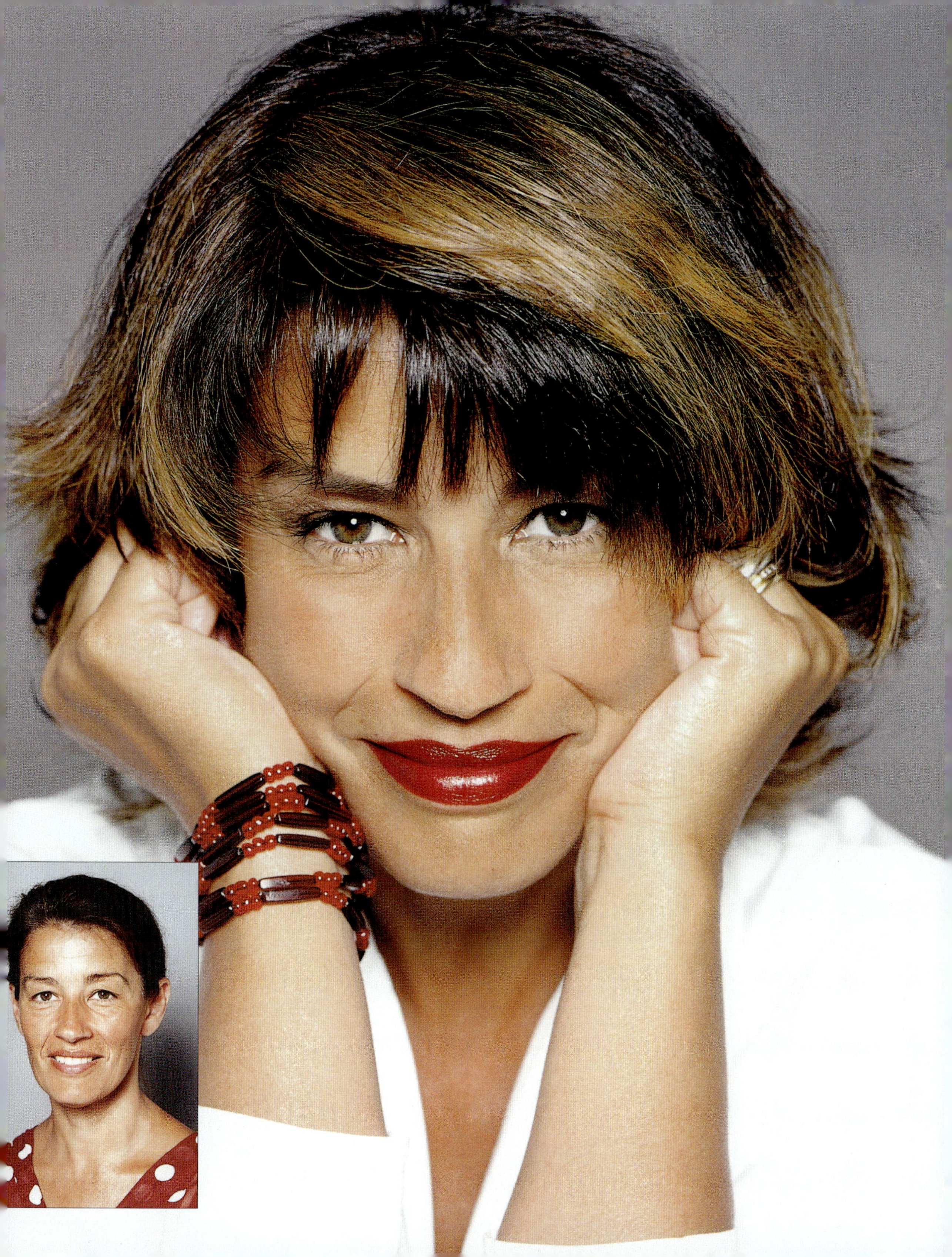

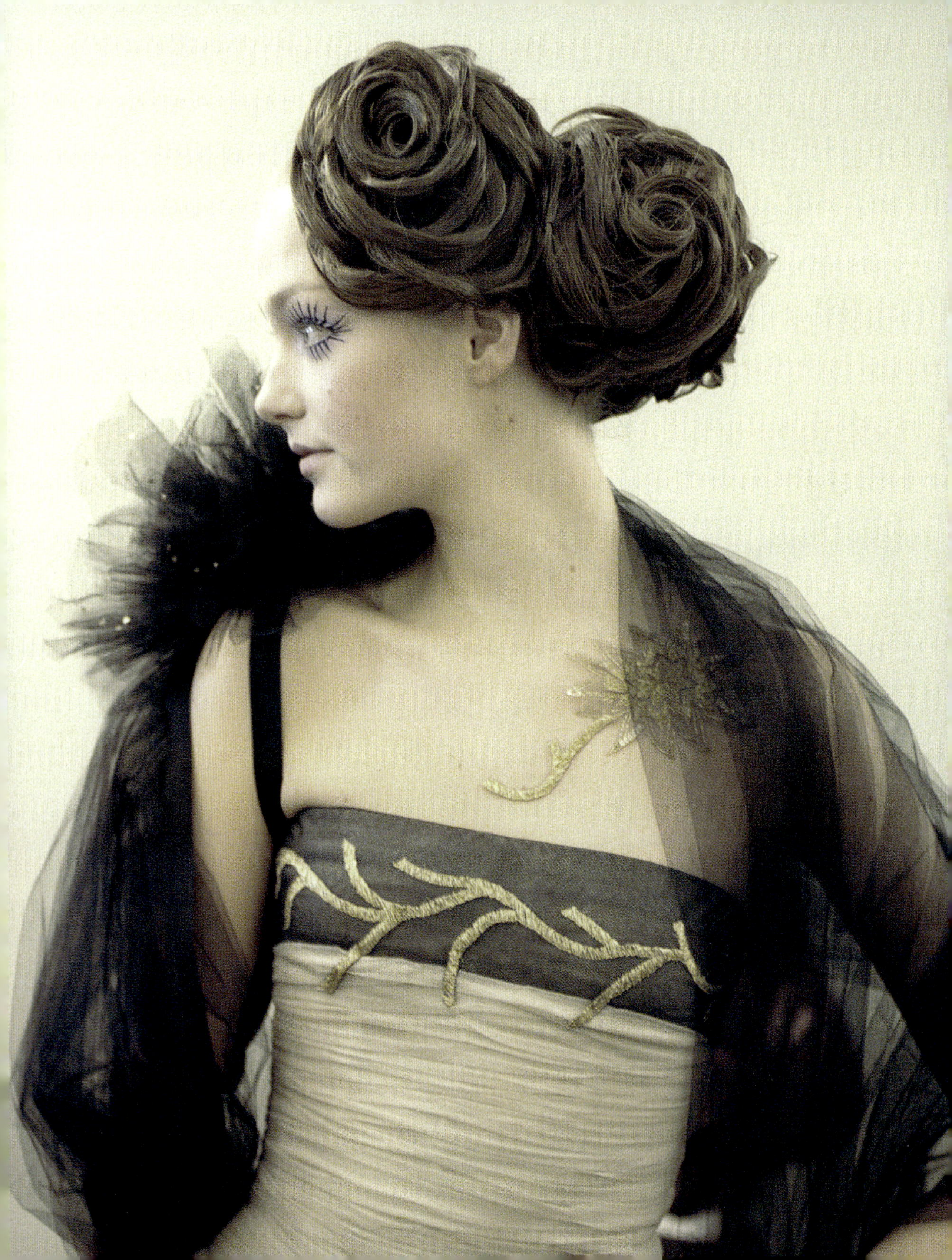

Odile Gilbert
Styliste de haute coiffure

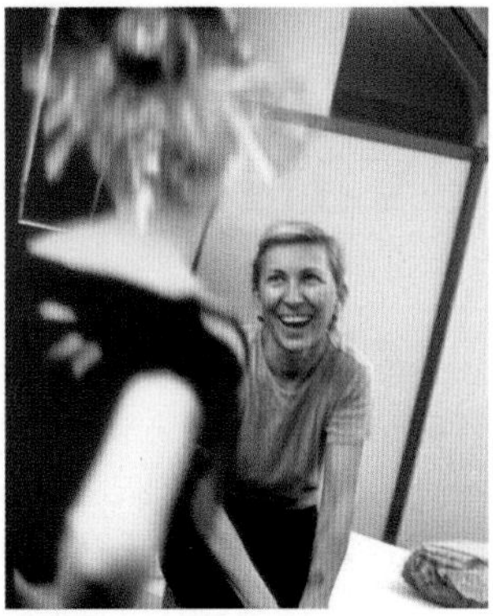

Cette virtuose des ciseaux signe depuis de nombreuses années les créations coiffures les plus remarquées des défilés de haute couture et de prêt-à-porter. Sous les mains habiles de cette Bretonne familière des backstages des défilés de mode, les cheveux se transforment en œuvres d'art, à l'image de son travail sur le film "Marie-Antoinette" de Sofia Coppola.

"Ma devise ? Tout est possible ! Quelle que soit sa nature. C'est la magie totale de la coiffure…"

Être le premier coiffeur à avoir été décoré(e) Chevalier des arts et lettres est avant tout une vraie reconnaissance par rapport au métier. L'autre, c'est mon livre, Her Style, Hair by Odile Gilbert (7 L), le seul à réunir autant de grands photographes, trente-cinq parmi les plus grands, sur 350 pages…

Ce que l'on voit de la mode n'existe que par la photo. Ce qui a compté dans ma vie, ce sont les rencontres avec Richard Avedon ou Helmut Newton, Irving Penn ou Herb Ritts, ou encore Peter Lindbergh, Jean-Baptiste Mondino, Paolo Roversi… – ou des couturiers, tels Karl Lagerfeld (une grande histoire, onze ans de fidélité), Christian Lacroix, John Galliano, Jean-Paul Gaultier…

IL EN RESTE FORCÉMENT DES IMAGES FORTES : ON ENTRE À CHAQUE FOIS DANS UN UNIVERS DIFFÉRENT, CELUI D'UN CRÉATEUR, AVEC D'INCROYABLES ÉCHANGES D'ÉNERGIE.

Sofia Coppola m'a appelée après avoir vu mon livre, pour me demander de coiffer sa reine… Une manière différente de travailler, un rôle d'historienne, de documentaliste. Il y a eu évidemment d'importantes recherches par rapport à la mode de l'époque, un mois d'essais en amont, mais à travers son interprétation de la jeune reine, c'était important de signer sa modernité – d'ailleurs **Kirsten est la seule de toute la distribution, à ne jamais porter de perruque.** J'ai passé plusieurs jours sur le tournage, avec quelqu'un qui exécutait les jours ou je ne pouvais m'y rendre.

J'étais passée par le théâtre aussi, *Les trois sœurs* avec Nathalie Baye et Marthe Keller. J'ai travaillé avec presque toutes les actrices, mais je les coiffe pour une photo, pour un événement particulier – je suis beaucoup plus dans la mode, comme avec une Linda Evangelista – que j'ai pu, au fil des défilés, faire ▶

“S’adapter à chacune, leur faire plaisir avant de se faire plaisir, c’est essentiel.”

passer par toutes les longueurs et toutes les couleurs, et du blond platine au noir profond.
C’est un métier dur, physiquement, mais ça doit être ma force de Bretonne, débarquée à 17 ans à Paris, qui m’a aidée à me faire accepter dans cet univers. Et presque tout de suite la rencontre avec un maître, Bruno Pittini : il fait partie de ces gens au-dessus de la moyenne, qui vous donnent, avec l’amour du métier, ce qu’aucune école ne peut vous apporter – une façon d’ouvrir l’œil, d’apprendre et de voir. J’ai passé dix ans à ses côtés, avant de créer l’Atelier 68.

On devient coiffeur le jour où l’on est capable de tout faire, de coiffer tout le monde, d’un enfant à une personne âgée, une coiffure dans la vie comme une réalisation exceptionnelle. **C’est un langage universel.**
Je me déplace dans le monde entier grâce à mon métier, il n’y a aucune frontière dans ce domaine – entre séances photo et défilés, entre Paris, New York, Tokyo, Los Angeles, Milan… Cela fait vingt ans que je vais partout, je suis une pionnière, j’ai la chance d’exercer mon métier comme je l’aime – c’est un choix, une ouverture d’esprit. En France, on a la haute couture, un patrimoine unique, mais aujourd’hui, la mode est internationale : on travaille avec toutes les races, toutes les cultures – c’est génial.

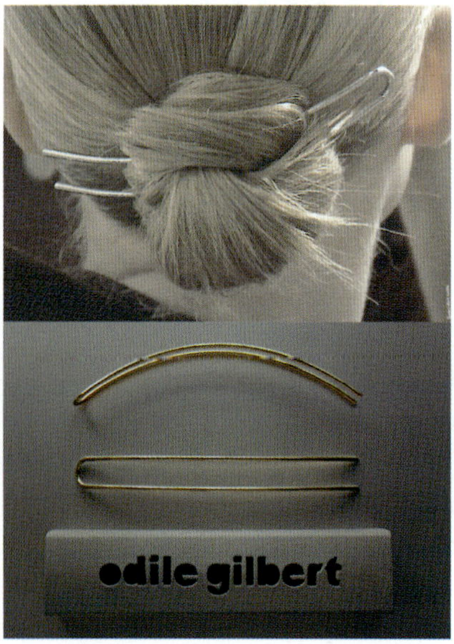

MON ÉPINGLE, Une vraie invention de femme : elle épouse la forme de la tête, en trois tailles, pour que chacune sache faire son chignon – beaucoup d’actrices l’utilisent : une seule suffit à Catherine Deneuve pour faire le sien ! J’ai aussi créé un bandeau réglable qui va à toutes…

SUR UN DÉFILÉ, JE SUIS LE CHEF DE CABINE, ce qui signifie que j’ai déterminé conjointement avec le créateur une coiffure, un look et qui sera ensuite exécuté par une équipe – jusqu’à trente coiffeurs dans les coulisses – j’aurais du mal à coiffer cinquante mannequins en même temps !
Ce qui a changé, c’est le mode de vie des femmes. Il faut être sur tous les fronts en même temps. Même les mannequins font des bébés tout en continuant à travailler !

LES RETOMBÉES, C’EST QU’IL FAUT TOUJOURS ÊTRE COIFFÉE : on a toujours besoin d’un coiffeur - mais il y a des choses que l’on doit faire soi-même tous les jours. S’occuper de soi est devenu très important. Il y a une beauté à chaque âge. Et je ne dis pas ça pour faire plaisir

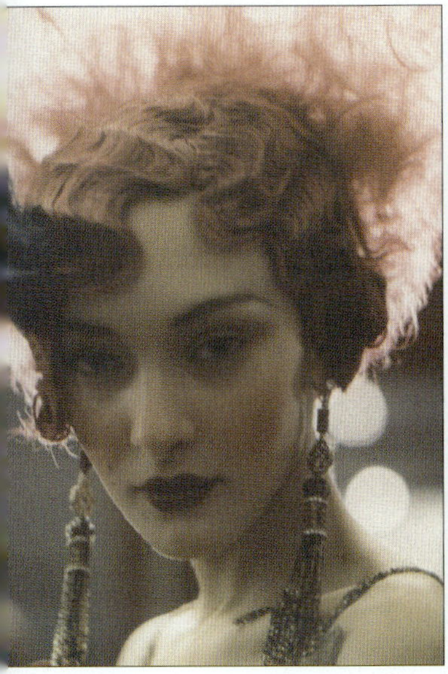
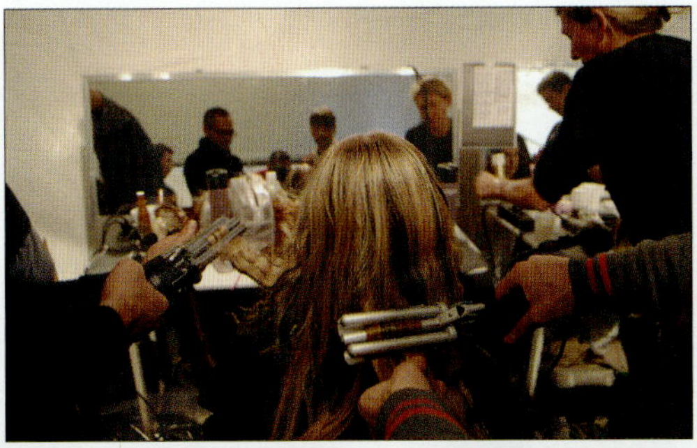
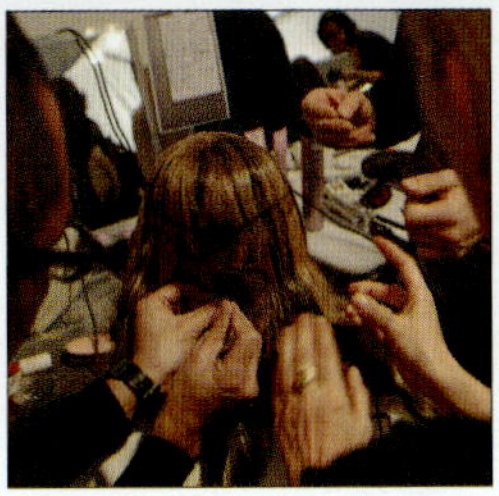
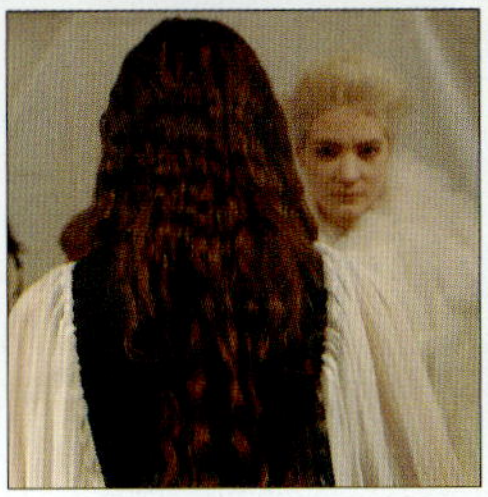
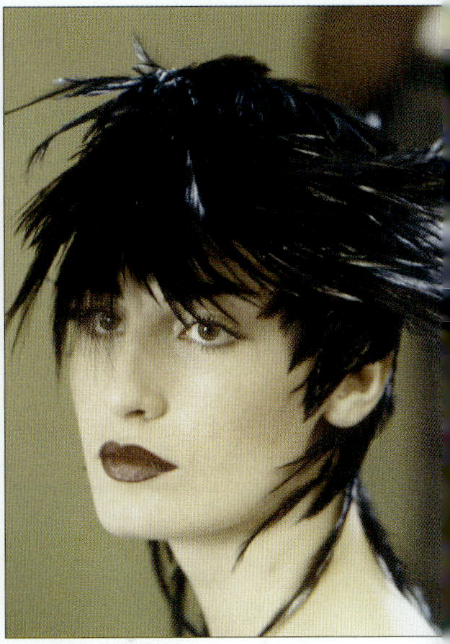

A STAR IS BACK (STAGE) ! Au top des podiums, entre ces sublimes oiseaux de paradis, Odile gère un vertigineux ballet dont les dizaines d'étoiles font leur entrée au millimètre (au centre, défilé Ann Demeulemeester).

aux femmes ! Aujourd'hui Sharon Stone peut avoir un contrat dans la beauté – tout comme Jane Fonda, à plus de 60 ans… L'expérience, compte – et ça, c'est nouveau ! Ça bouge, on peut tout se permettre. On a le droit d'avoir des cheveux longs à soixante-dix ans si ça nous fait plaisir – et pourquoi pas s'offrir des extensions !

TOUS LES JOURS, ON A UN GESTE À FAIRE POUR SES CHEVEUX. Mais que ce soit pour une coupe ou pour une couleur, on a toujours besoin de se retrouver dans un salon de coiffure.

Le maquillage a été très important – mais la coiffure, c'est vraiment incontournable.

C'est de l'artisanat, puisqu'on le fait avec ses mains.

C'est un métier très technique, il y a du chimique, c'est très long à apprendre, on ne devient pas coiffeur du jour au lendemain. Cela demande des années d'expérience. Puis il faut l'assimiler et l'oublier – le travail visuel et artistique l'exige – pour pouvoir ensuite entrer directement en phase avec la coupe, le style, et l'approche humaine… On touche tous les jours des gens que l'on ne connaît pas – c'est ça le plus étrange. Et en plus c'est les aider à tirer le meilleur parti d'eux-mêmes. Chaque personne a sa beauté : c'est à nous de la faire émerger.

Une erreur peut être intéressante – mais je ne peux m'empêcher de la relever, lorsque je regarde une femme, c'est de la déformation professionnelle. Le plus souvent, c'est juste une question de proportion. C'est là où un coiffeur peut intervenir. Pour trouver ce que l'on peut faire de mieux, autour d'une forme ▶

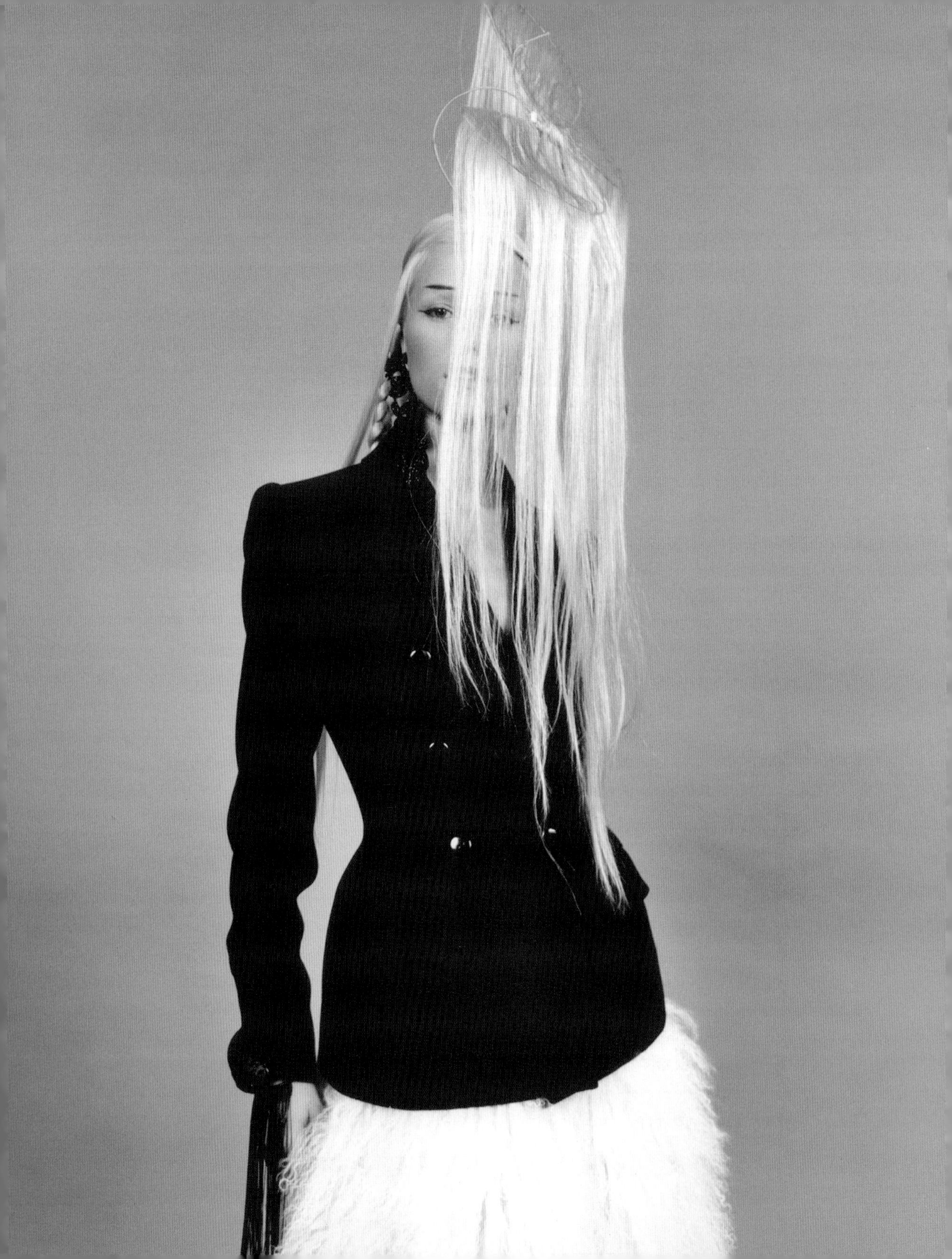

“On a le droit d’avoir les cheveux longs à 70 ans, grâce aux extensions !”

de visage et d’une qualité de cheveux – mais c’est vraiment du cas par cas. Chacune est différente, il n’y a pas une coiffure idéale : trouver le juste équilibre, c’est cela le secret. Respecter la nature d’un cheveu, sa texture, mais aussi savoir regarder quelqu’un sans être influencé par la mode. Il faut toujours s’adapter, à un cheveu, à un visage, un être – et toujours lui faire plaisir avant de se faire plaisir, c’est essentiel. En gros, il s’agit de tirer parti de ce que la nature a bien voulu nous donner.

C’EST PAR LE SOIN QUE L’ON APPORTE LE BRILLANT, L’EFFET MIROIR – tout est facile si l’on est professionnel ! Le soin est devenu fondamental, il a beaucoup évolué, la majorité des femmes ont des balayages ou des couleurs, cela demande un entretien quotidien.

On travaille tout le temps, on est stressée, le soin est devenu la petite plage indispensable. On est dans la recherche du bio, du naturel, dans une ère où le produit soigne en même temps qu’il embellit.

La diététique du cheveu, des vitamines spécifiques, des ampoules, agissent, mais sur de longues périodes, un an au moins, il ne faut pas attendre un résultat en quinze jours : on a une peau très fine sur le crâne. Mais le produit miracle qui va faire les cheveux très épais n’est pas encore sur le marché – son inventeur sera milliardaire !

COMMENT TROUVER SA COULEUR parmi la cinquantaine qui existent ? Une bonne couleur, c’est celle qui va avec le teint : ça fonctionne pour réveiller la peau, lui apporter un éclat. Tout ne va pas à tout le monde.

LE BLOND est très important. Même chez celles qui sont nées blond blanc, comme moi : un blond naturel fonce, donc on l’éclaircit. C’est un entretien permanent, qui veut que l’on intervienne chimiquement, mais là aussi les produits ont considérablement évolué avec les couleurs soins – mais on a vraiment besoin du coiffeur pour ça, pour un entretien, un balayage !

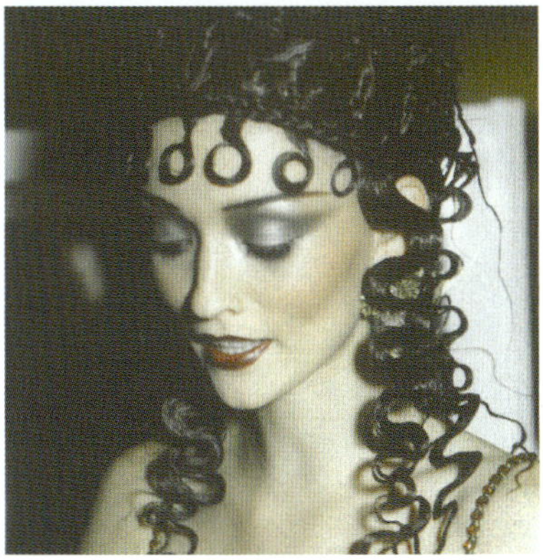

CHEZ LES BRUNES, **on va vers des couleurs chaudes**, tous les tons de marron, du foncé au clair, cela se travaille – le cheveu noir est rare, mais elles aiment aussi le réchauffer.

LES ROUSSES, **c’est une tendance énorme**, j’adore sur les peaux très blanches, très joli sur des Karen Elson ou Lily Cole, mais aussi sur Sonia Rykiel ou Julianne Moore.

Mais quelle que soit la couleur, que l’on soit blonde, brune ou rousse, j’aime un côté un peu doré – j’adore les reflets, le soleil fait ça très bien, évocation du mot magique : vacances. C’est bien d’en offrir à ses cheveux – il y a des produits pour les protéger pendant et les chouchouter à la rentrée ! ▶

“La première parure d'une femme, avant les bijoux, ce sont ses cheveux.”

C'est toujours mieux d'éclaircir avec l'âge. J'adore le cheveu blanc, une femme aux cheveux entièrement blancs, je trouve ça magique. C'est toujours mieux d'accepter son cheveu blanc. Avec l'âge, au-delà de la couleur, il faut de la douceur. Je suis toujours fascinée par les femmes très âgées, qui ont cette chose de séduction autour d'elle, cette dignité. C'est touchant de continuer à faire cet effort.

Les extensions permettent, même si l'on a des cheveux fins ou courts, de se faire des crinières incroyables, mais c'est un travail subtil.

TROUVER SA LONGUEUR? ON N'EST PAS COIFFÉE PAREIL TOUTE SA VIE! Et puis, ça pousse, on peut s'amuser. On a le droit de faire des expériences, c'est agréable et drôle, de trouver son look.

Les coupes s'adaptent là encore à la vie d'aujourd'hui – le travail de la coupe, comme pour un tailleur, est de trouver celle qui va se (re)mettre en place toute seule.

Je ne connais pas une femme qui soit satisfaite de ses cheveux – pourtant tous ont leur côté positif. J'aime toutes les sortes de cheveux, pouvoir travailler différemment les cheveux africains – que l'on peut raidir chimiquement, les meilleurs défrisages sont japonais!

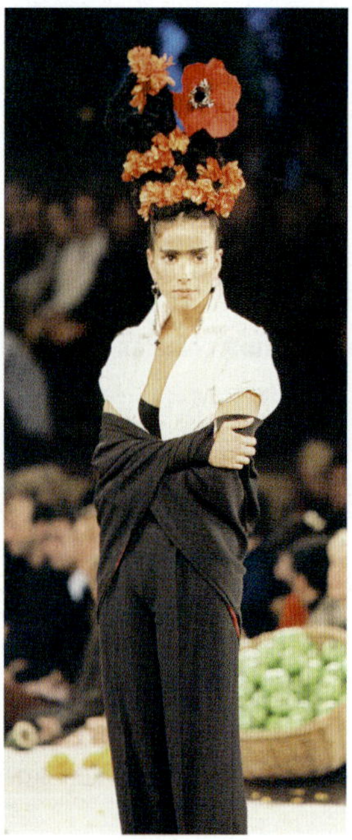

On peut tout obtenir, quelle que soit sa nature de départ! Inventer du volume aux cheveux les plus fins, tout peut se recréer – mais la nature est bien faite, si on la chasse, elle revient au galop.

Un **cheveu fin**, c'est un souci pour se coiffer, mais cela ressemble aussi à un cheveu de bébé, c'est comme de la soie. Le volume, on en rêve pour les cheveux fins – comme les miens! – pour ma prochaine vie, j'ai commandé beaucoup de cheveux! Mais je suis au naturel, comme les cordonniers, je suis la plus mal chaussée, je n'ai pas de temps pour moi! Magie totale de la coiffure. Ma devise? Tout est possible! Mais tout cela passe forcément par le coiffeur!

ON A TOUJOURS BESOIN DE MESSAGES POSITIFS. Je regarde en tant que professionnelle et en tant que femme. Cela remet les choses en perspective, ça permet d'avoir une vraie distance. Même sans être au niveau de métiers comme celui de médecin, ce n'est pas anodin que la France soit le premier pays (et le seul encore aujourd'hui) où la perruque soit remboursée par la Sécu après une chimio… La mode est un métier incroyable et qui concerne tout le monde, je ne pense pas que cela soit superficiel.

Les cheveux épais,
c'est le luxe total de la matière.

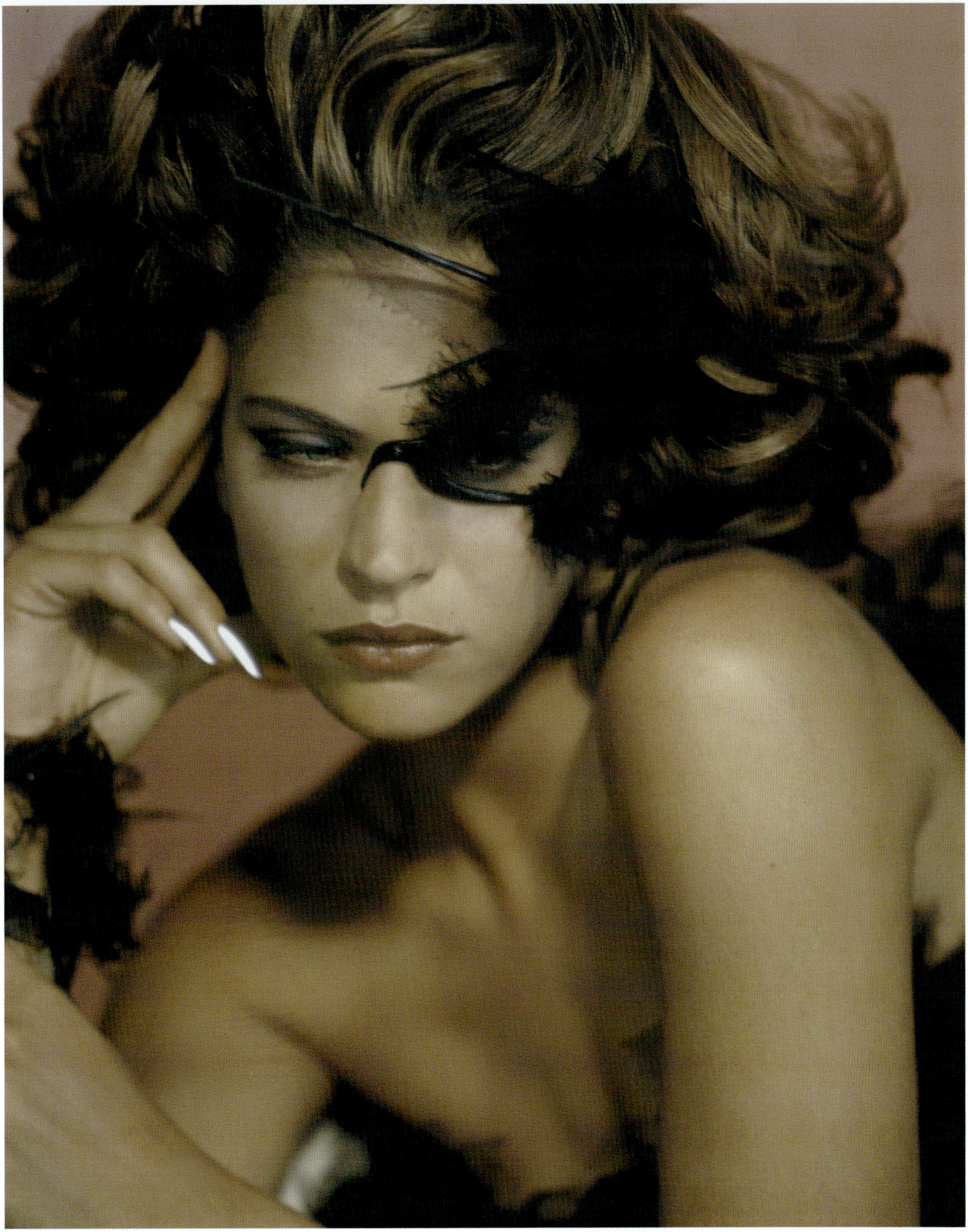

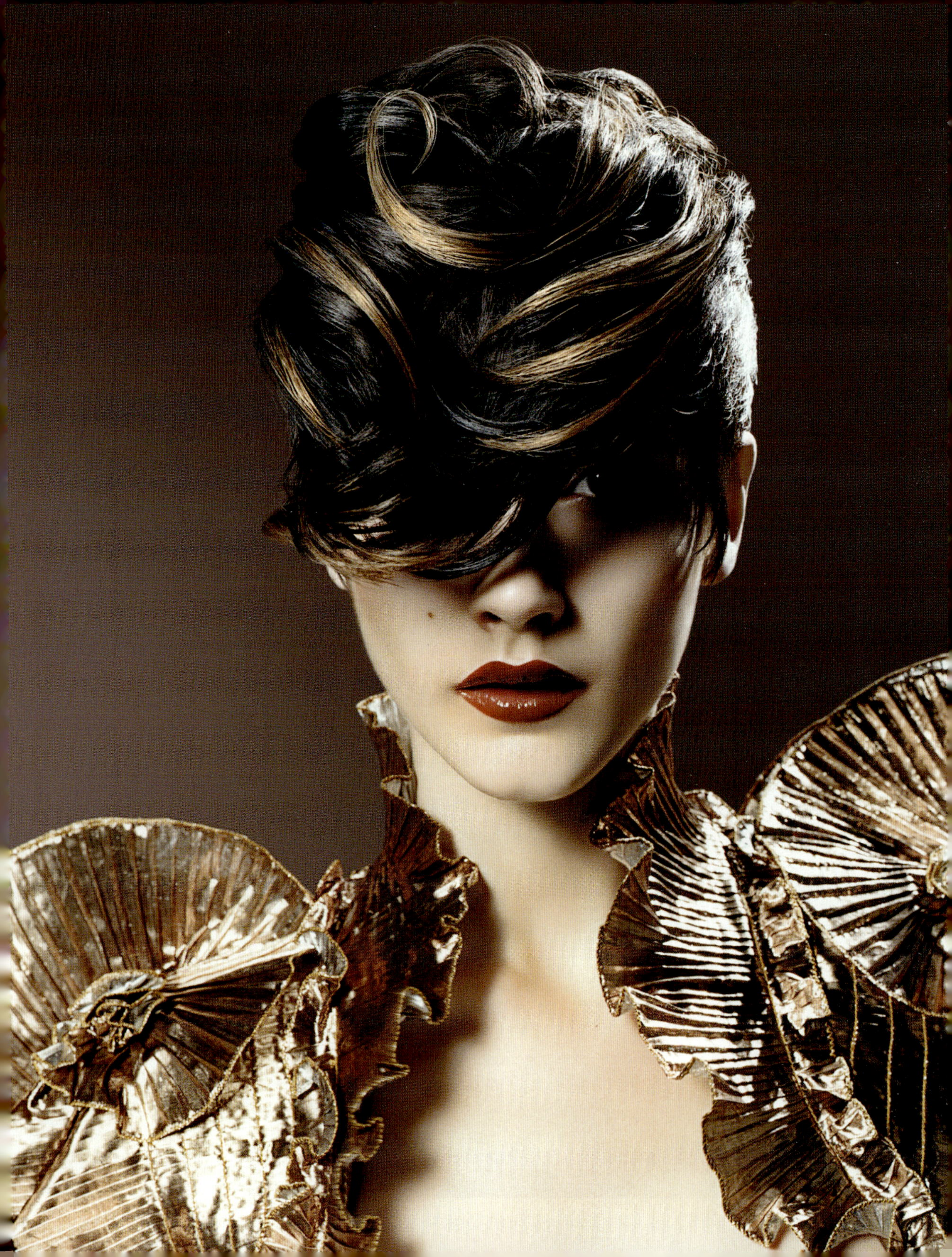

John Nollet

Concepteur artistique L'Oréal Professionnel

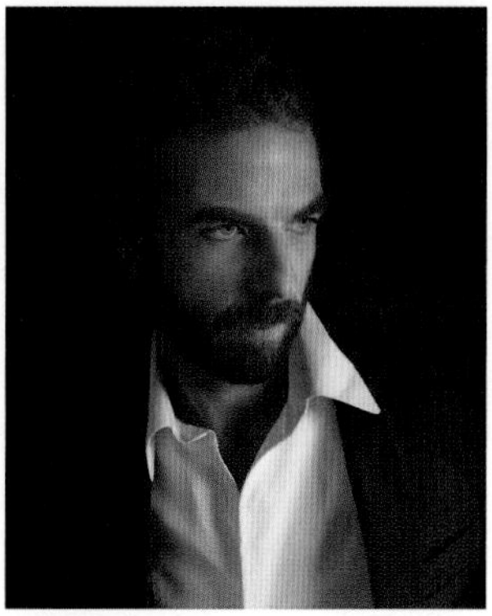

De Monica Bellucci (et Vincent Cassel) à Vanessa Paradis (et Johnny Depp), de Catherine Deneuve à Audrey Tautou, son carnet d'adresses n'a rien à envier à ceux des plus grands directeurs de casting… Mais cet artiste expérimental, passé à la réalisation avec son film "Process", est aussi un maître de la couleur.

"Je revendique le fait d'être un artisan du luxe, comme l'est le brodeur Lesage !"

Coiffer les femmes ? Mais je n'ai jamais pensé faire autre chose !

J'ai eu très tôt le déclic – à cause ou plutôt grâce à l'humeur des femmes de ma famille, quand elles revenaient de chez le coiffeur : il y avait l'avant et l'après, c'était magique !

J'ai eu mes premières têtes malléables de professionnel, au Noël de mes huit ans, plus l'abonnement à *Coiffures de Paris*, mes idoles étaient les sœurs Carita et M. Alexandre coiffant la Callas, Elisabeth Taylor ou Grace Kelly…

Mes parents avaient une écoute formidable – j'aurais voulu être jongleur, ils auraient été d'accord. Et ma grand-mère a été aussi prépondérante.

À 11 ans, j'ai tapé du pied pour pouvoir travailler dans un salon – et depuis je n'ai jamais arrêté.

École de coiffure à 15 ans, de Douai à Valenciennes, où j'ai passé des jours à chercher un employeur pour pouvoir entrer à l'école. J'ai fait le siège de tous les salons de la ville. Et j'ai repéré celui de Maurice Fréalle : les femmes qui sortaient de chez lui étaient indéniablement les plus belles ! Je lui ai offert mes services pendant les vacances, et je me suis rendu indispensable, il m'a formé admirablement. Je l'ai suivi à Perpignan et, après un premier show pour mettre un peu de paillettes dans ma vie de coiffeur de salon, j'ai été débauché par Guy Barber, et j'ai déménagé à Montpellier.

Mon voisin de porte qui était danseur a changé ma vie. Son ami, le chorégraphe Dominique Bagouet, était le créateur du festival de danse de Montpellier, j'ai découvert la danse contemporaine, ▶

Une banane… très gourmande : chocolat noir et traits de lait avec mèches longues ramenées sur le devant pour un effet bouffant.

“Monica Bellucci m’impose partout : j’ai fini par comprendre que ce n’était pas pour me faire plaisir ! ”

la compagnie est venue se faire coiffer là où je travaillais. Il m’a demandé une création pour une pièce inspirée de Liechtenstein et Warhol, j’ai compris ce qui me portait vers ce métier. J’ai commencé mes heures d’intermittent en travaillant aussi pour l’opéra.

DE L’AUTRE CÔTÉ DE L’ÉCRAN : UN FABULEUX DESTIN

Le retour de Casanova : Delon, Elsa, Lucchini, mes premiers pas, en extra, dans le cinéma. J’ai travaillé les coiffures d’époque, les perruques... j’ai adoré. Puis *Germinal*, trois mois sur un plateau, c’était mirobolant.

Enfin intermittent pour de bon ! Avignon, des rencontres, comme Jean-Christophe Spadiccini, devenu depuis la star des effets spéciaux, ex-assistant de Jeunet et Caro – et j’ai gagné le casting de coiffeur pour *La cité des enfants perdus* : j’avais lu le scénario, ils ont aimé mes dessins, alors que je n’avais aucune expérience...

J’ai travaillé avec les meilleurs chefs opérateurs, décorateurs, réalisateurs et Jean-Marc Tostivain, ils m’ont drivé partout : **à vingt-deux ans j’étais le plus jeune technicien du film en France** ! Pour *L’appartement* – j’ai rencontré le même jour Monica Bellucci, Vincent Cassel, encore inconnus, et Sandrine Kiberlain, Romane Bohringer. Les liens tissés à l’époque sont intacts.

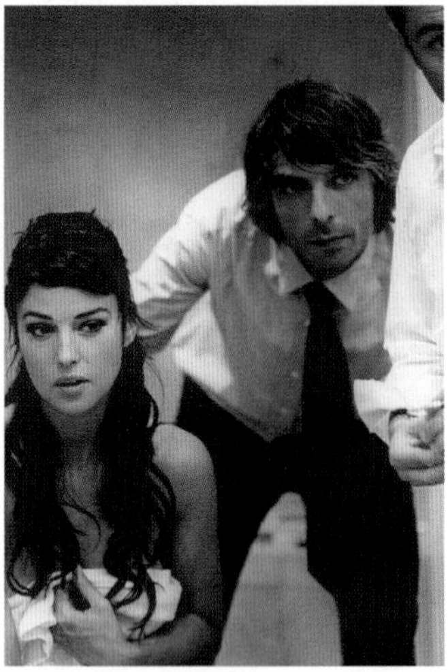

Monica, qui a pratiqué tous les coiffeurs de la planète comme mannequin, m’impose partout, en me disant qu’elle n’avait jamais trouvé meilleur coiffeur que moi – au bout de deux cents fois, j’ai compris que ce n’était pas pour me faire plaisir. Et puis pour *Ridicule*, un vrai défi, le bal masqué d’après les caricatures de l’époque – j’ai proposé à Leconte d’utiliser de la paille de fer pour les perruques et j’en ai produit deux cents – tout en coiffant les vrais cheveux de l’admirable Fanny Ardant. Qui elle aussi portait le jour du bal une de mes créations.

Une chance sur deux avec Belmondo et Delon – et la rencontre de Vanessa Paradis, puis le tournage de la *Fille sur le pont*, puis Huppert m’appelle pour *Rien ne va plus* de Chabrol. Puis *Dancer*

▶

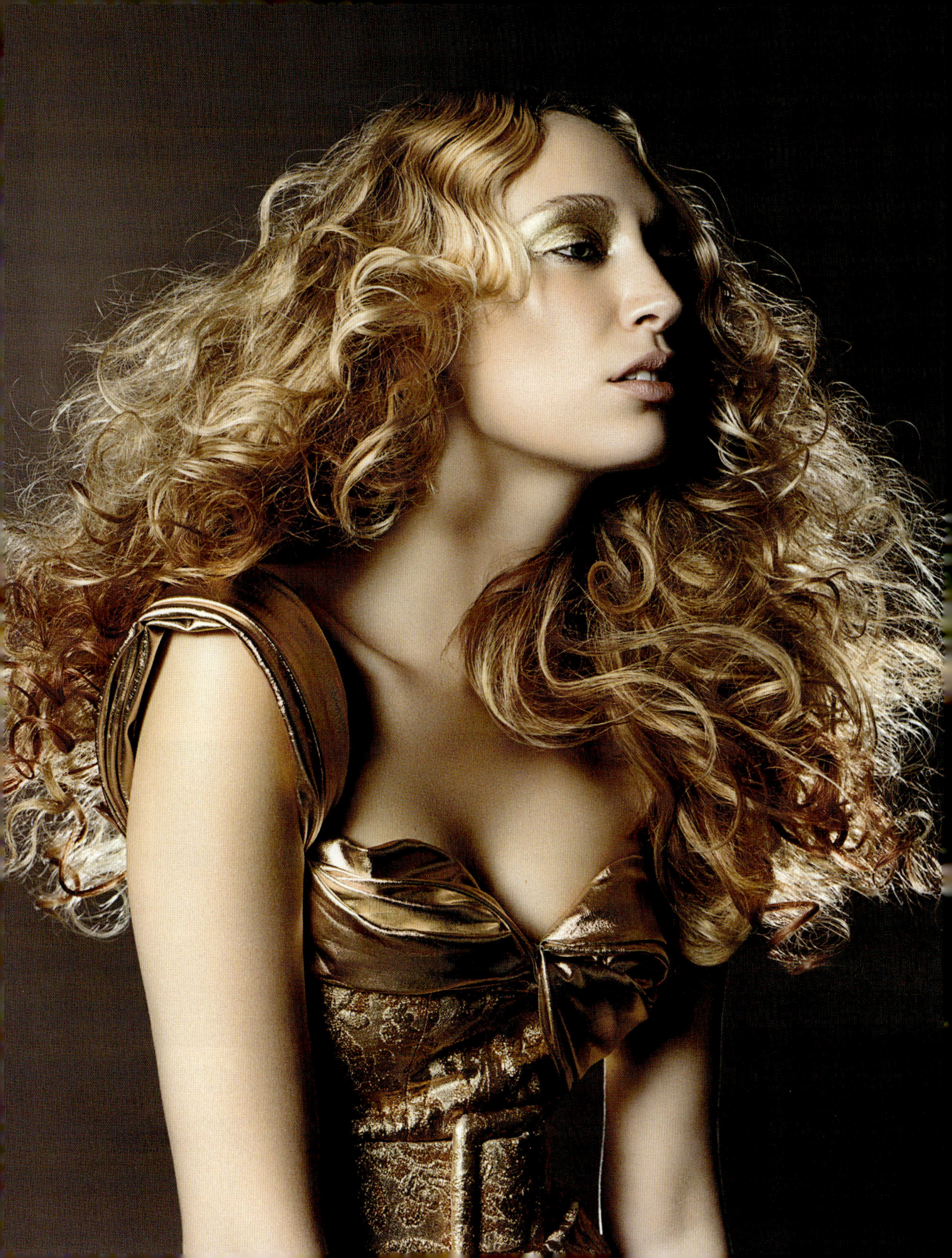

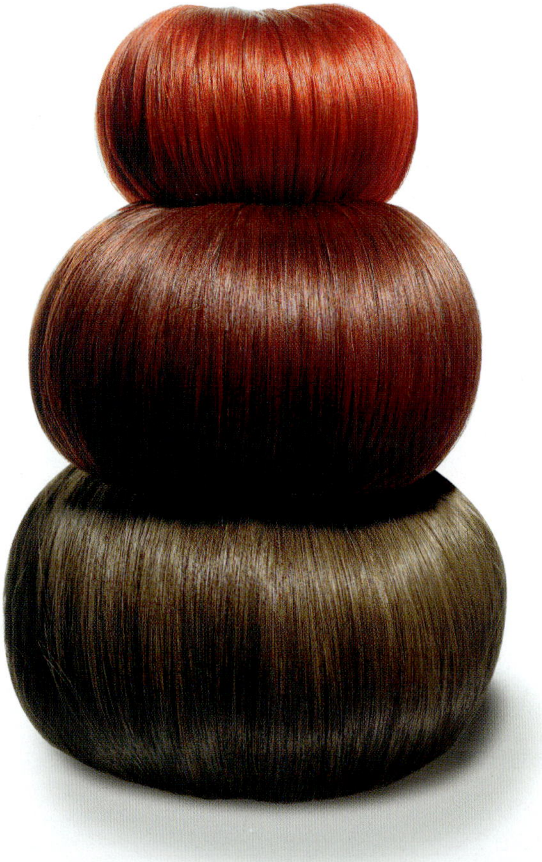

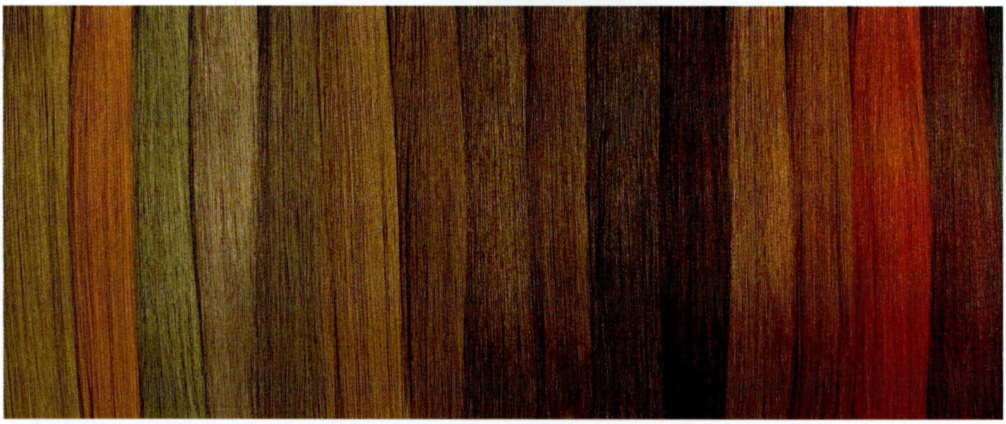

GOURMANDISES CHROMATIQUES D'incroyables pâtisseries capillaires pour illustrer ma collaboration avec l'Oréal. À quinze ans, j'allais y apprendre les techniques, je les connais absolument toutes. Catherine Guillery m'a conquis, une belle rencontre artistique qui m'a propulsé dans la maison, petit à petit j'ai fait toutes les images – et je suis devenu Creative director international de L'Oréal en 2005.

> “En lisant le scénario, j’ai immédiatement vu Amélie Poulain dans ma tête. J’ai réussi à imposer sa coupe au carré !”

in the dark avec Deneuve et Björk de Lars von Trier. Et sur *8 femmes* de François Ozon… j’ai coiffé trois des actrices du film : Catherine Deneuve, Virginie Ledoyen et Emmanuelle Béart.
Un exemple où la coiffure a été capitale pour construire un personnage : quand Jean-Pierre Jeunet m’a donné à lire son scénario, j’ai immédiatement vu *Amélie Poulain* dans ma tête.
Je suis arrivé à imposer la coupe au carré d’Audrey Tautou marquait le style d’Amélie, impossible de la penser avec une queue-de-cheval comme l’imaginait Jeunet – elle passe trop de temps à s’occuper des autres pour s’occuper d’elle !
Passeport pour *Astérix, Mission Cléopâtre* et la chance de rencontrer Juliette Binoche, Marion Cottillard, Uma Thurman, Maggie Cheung, Diane Kruger, Emmanuelle Béart, qui m’appelle pour Cannes, les Oscars, les César…

Pour *Pirate des Caraïbes*, Johnny Depp m’a demandé d’imaginer avec lui le personnage – je lui ai préparé des dreadlocks, en les garnissant des fruits de sa pêche, je lui ai dessiné les gris-gris – et ma création a été interprétée sur place…
Ça change la vie, ce sont des gens qui sont en face qui font évoluer !
Mes créations (*Mesrine* en ce moment – coiffer l’homme aux mille visages, quel défi !) entre huit et onze têtes différentes, je les fais en temps réel et Vincent Cassel les essaie pour le tournage du lendemain. Monica Bellucci blonde dans *Le deuxième souffle*, le prochain film de Corneau et toutes les coiffures de Vanessa Paradis pour la sortie de son album.

TOUTES LES FEMMES ONT DROIT À UN TRAITEMENT DE PRINCESSE

J’ai ouvert un espace rue Montorgueil avec un service aussi précis et attentionné que celui que l’on offre aux stars !
Un lieu intime, où les femmes ne se croisent pas, où l’on se fait laver les cheveux… allongés, où les tarifs ne sont pas bas mais sans majoration.
Quand, dans un salon, on pose la question “On vous fait un soin ?”, ça sent la majoration : pas de ça chez nous ! ▶

“Le seul accessoire que l’on garde quand on a enlevé tous les autres, c’est sa chevelure… C’est votre identité.”

J’ai aussi posé mes valises à l’hôtel Costes, et au Cheval Blanc à Courchevel où, en prime la malle du Hair Room Service monte dans les étages chez la cliente…
La chance que j’ai, c’est que quand on est très sensible (le service minimum, pour un coiffeur) on ressent l’angoisse de la femme, on peut l’anticiper et l’apaiser… Mais elle est rassurée par le fait que toutes ces personnalités me font confiance, elle est plus détendue, prête à partager.
Je n’aurais aucun plaisir à couper les cheveux d’une femme qui n’en aurait pas envie. Si elle a envie de sensation de cheveux longs dans le dos, pas question de lui dégager la nuque !

MON TRAVAIL, C’EST DE TROUVER LE VOLUME LE PLUS JUSTE. Parmi tous les accessoires de mode, on peut avoir les plus belles robes et les chaussures les plus vertigineuses, mais le seul, l’unique que l’on gardera lorsqu’on aura enlevé tous les autres, c’est sa chevelure. C’est votre identité.
La coupe de cheveux tient à la fois de la haute couture et de l’architecture.
C’est plus qu’un petit boulot, fini le : “Si tu travailles mal à l’école, tu seras coiffeur !”
Les couturiers et les cuisiniers, qui étaient des fournisseurs il y a un siècle, sont des stars aujourd’hui, je revendique le fait d’être un artisan du luxe, comme le brodeur Lesage et d’autres. La Biennale de Venise, où j’ai présenté la performance *La coupe à l’élastik*, a montré combien les frontières n’avaient plus de sens – et j’ai continué cette démarche en réalisant *Process*, un film sur la création et l’expression. 9 minutes (à regarder dans le noir) six tableaux qui s’enchaînent de la naissance à l’éclosion de la coiffure (six making of d’une minute, plus un making of d’une quinzaine de minutes de Bilitis Poirier qui est aussi ma collaboratrice artistique).

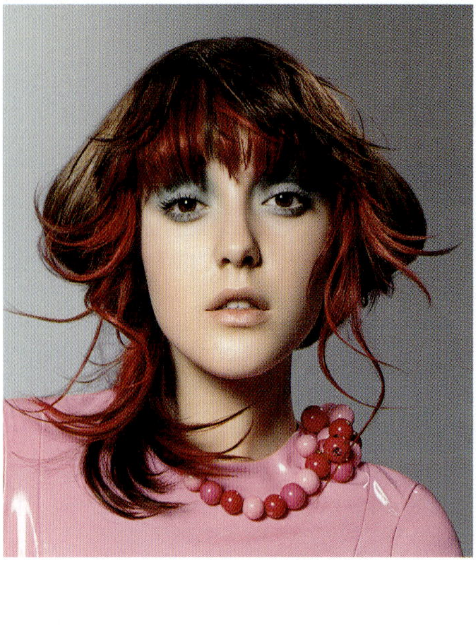

CHOCO CERISE (à gauche) ou PARFUM KIWI (à droite) : des déclinaisons acidulées qui réinventent le châtain en le portant au rouge et qui découpent le blond en tranches pour mieux lui donner du relief et de l’esprit.

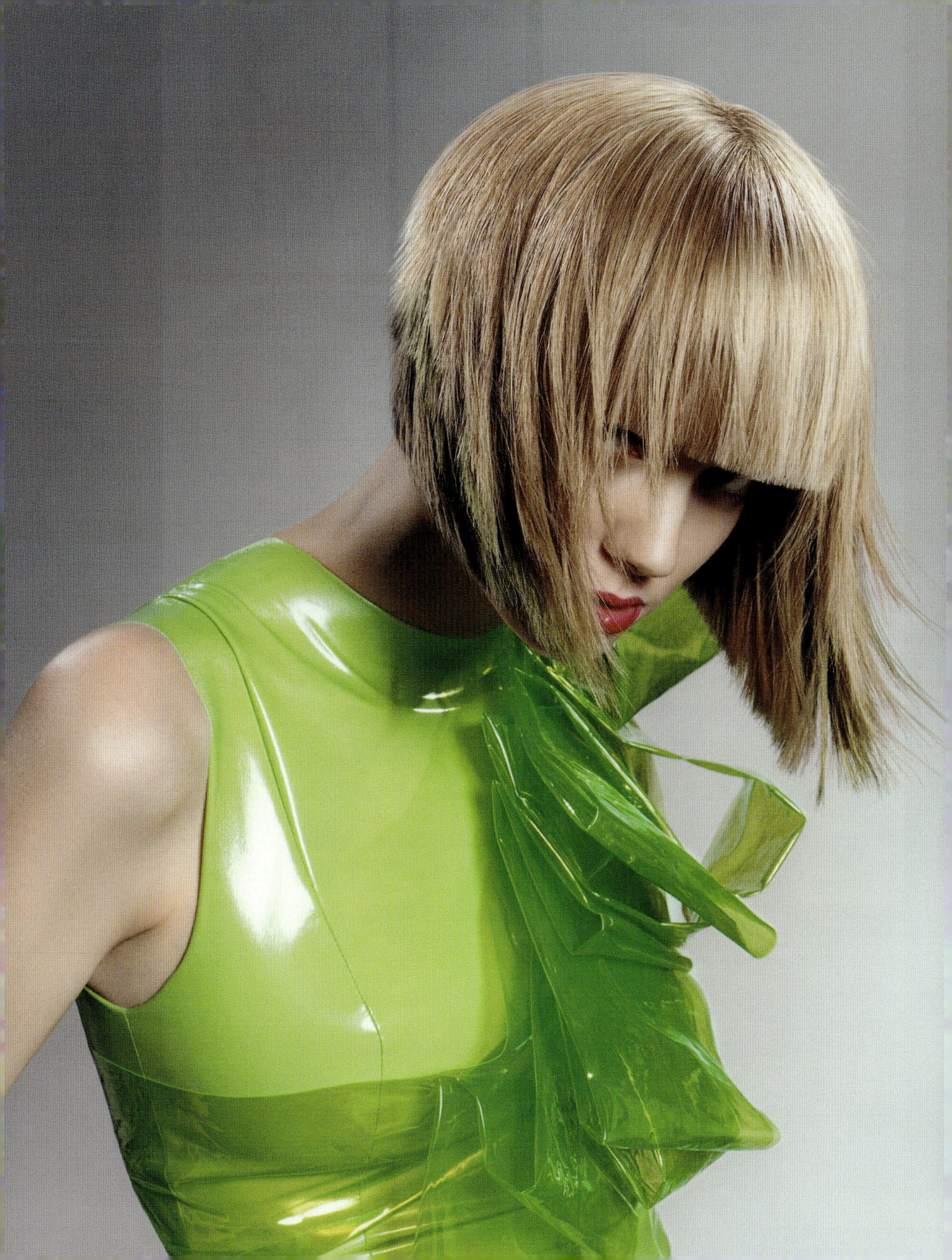

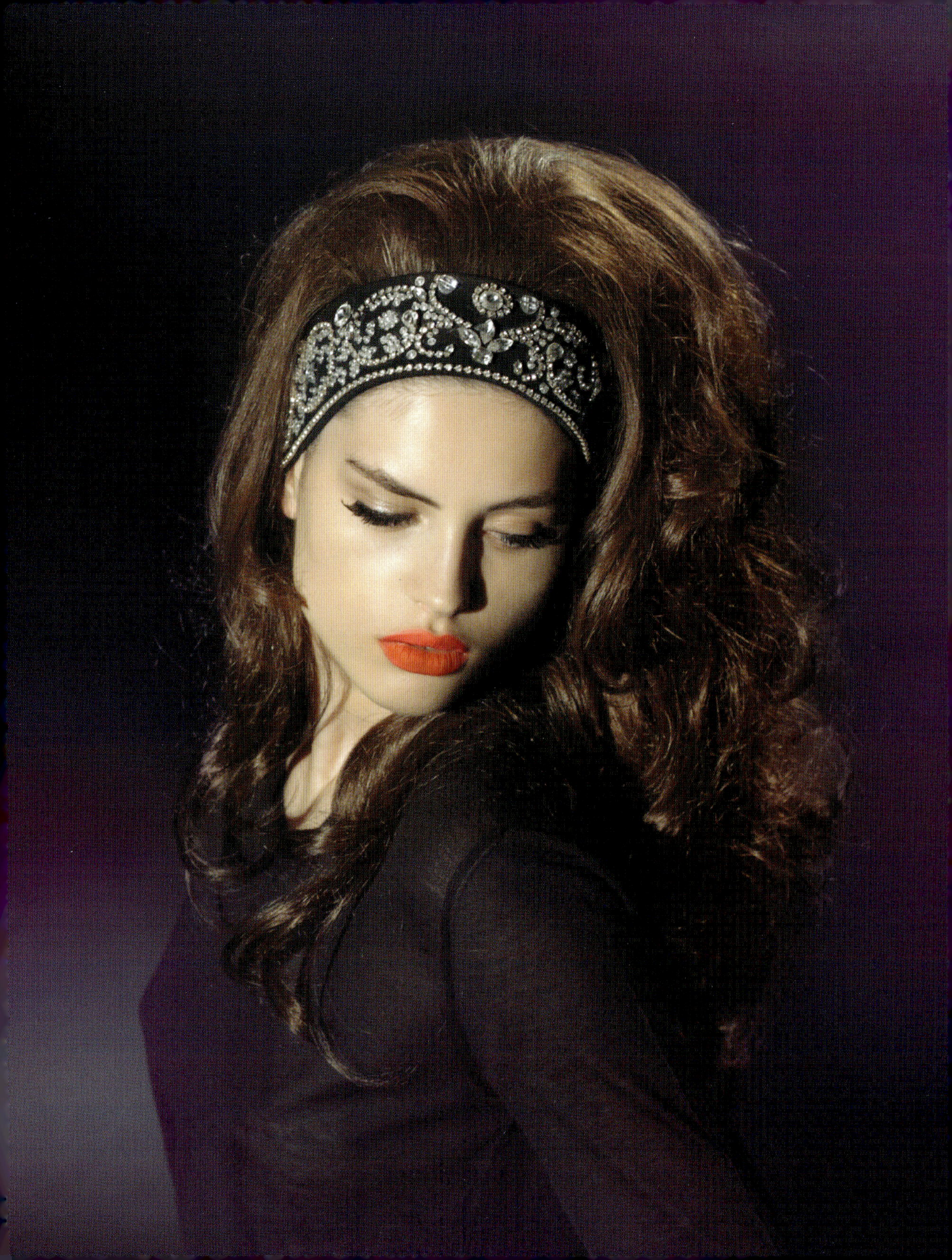

Alexandre Zouari

Hair Designer

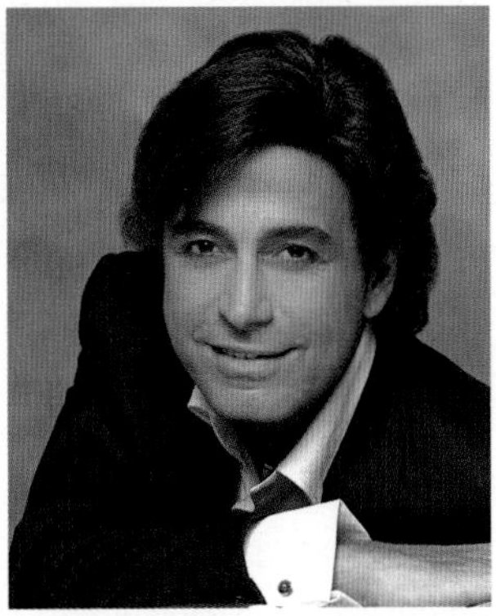

Il a définitivement marqué l'histoire de la coiffure en développant le brushing, mais tout le parcours d'Alexandre Zouari en fait un personnage hors normes. Il fête avec panache les vingt ans de sa Maison – où se précipitent actrices et femmes d'affaires, people et têtes couronnées... mais a toujours refusé de se prendre la sienne !

"Une **femme** peut ne pas **se maquiller**, à partir du **moment** où elle a les **cheveux propres et coiffés...** elle peut passer **partout.** L'inverse n'est pas vrai !"

Il faut faire rêver les femmes... J'ai la chance d'avoir une clientèle qui vient pour des coiffures exceptionnelles, pas pour "une simple petite coupe, un petit coup de brushing, et puis voilà !". Si une femme porte une robe de couture qui coûte des fortunes, il faut la coiffure adéquate, qui va tenir son rang.

LA COLLECTION 2007 FÊTE LES VINGT ANS DE MA MAISON – un lieu à part, une vraie ruche où les générations se succèdent (on en est à la troisième !), dans une ambiance luxueuse – mais très familiale...

Pour l'occasion, j'ai sorti de mes tiroirs mes carnets de croquis : de "vraies" coiffures, des créations spéciales (*ce qui ici n'est pas un vain mot : pour les quatre saisons, les inventions les plus folles – comme ce tournesol géant, extraordinaire construction capillaire)*.

J'ai eu un merveilleux parcours, j'ai rencontré des gens du monde entier et ça ne m'a pas pris la tête – il faut rester toujours à sa place ! J'avais commencé très jeune. J'ai tout de suite su quelle était ma vocation.

La chance m'a toujours accompagné, dès le début de ma carrière, au sein de la maison Lorca. C'était la plus belle clientèle de Paris, dans les années 69/70. J'ai débuté avec l'invention du brushing : je n'utilisais pas de rouleaux, ce qui était incroyable à l'époque, toutes les femmes rêvaient de cheveux lisses... Ces années 70 étaient extraordinaires de créativité : je n'ai fait que des choses très actuelles. Comme la création de la comédie musicale... *Hair* (Julien Clerc en tête) ! Je me suis échappé vers un milieu de femmes qui voyageaient, qui allaient de bals en grandes soirées. ▶

*J'ai créé ma collection de joaillerie...
pour magnifier les plus somptueuses crinières
et pour parfaire l'histoire : diamonds are the hair best friends !*

“Osez l’audace ! Mais si une femme a envie de tout changer, il faut être en confiance avec elle… et avec soi !”

DE GRANDES ÉMOTIONS, DES RENCONTRES, COMME AVEC S.A.S. LA REINE RANIA DE JORDANIE, qui est arrivée en me demandant de la transformer. Il était 9 h 30 du matin, elle était brune, avec les cheveux longs et raides – j’ai appelé mes coloristes pour son balayage et elle est ressortie trois heures plus tard avec une frange et une coupe dégradée. On sait tout de suite quand une femme a envie de changer, mais il faut être en confiance avec soi-même, il ne faut pas se tromper – c’est une responsabilité énorme, surtout face à une personnalité aussi importante.
Mais c’est aussi Carla Bruni en chignon – j’en ai gardé une image de rêve, une merveilleuse séance. La chance, je l’ai aidée, j’ai beaucoup travaillé, à une époque où les femmes venaient se faire coiffer parfois trois fois dans la journée – une pour le déjeuner, une pour le cocktail, une pour le dîner – j’avais jusqu’à quarante clientes par jour !
J’AI TRAVAILLÉ AVEC LES GRANDS MAGAZINES, AVEC LES PLUS GRANDS PHOTOGRAPHES, BÉNÉVOLEMENT, POUR ME FAIRE RECONNAÎTRE – IL FAUT AVOIR LA PASSION ET SE BATTRE.
Helmut Newton et Cecil Beaton (qui m’a photographié, c’est quand même incroyable), Richard Avedon, Guy Bourdin – j’ai passé des nuits entières à des prises de vue.
J’ai été porté par l’amour de ce métier. Et je l’ai toujours pris avec art – je ne me suis jamais vulgarisé, grâce à une clientèle d’élite, très internationale, qui m’a permis de rencontrer toutes les qualités de cheveux, au travers de toutes ces femmes – la femme africaine, la femme orientale ou l’Américaine, pas seulement l’Européenne. Ainsi, le cheveu asiatique est moins malléable que le cheveu européen – une merveille aussi. Le cheveu africain est très fragile, il faut vraiment s’en occuper, surtout pas le défriser violemment, il a la texture, la qualité – mais il faut savoir le travailler : certaines ont de très beaux cheveux, je leur ai fait des coiffures de déesses.
MON OBSESSION : BIEN TRAVAILLER LE CHEVEU. Lorsque l’on met ses doigts dans la crinière d’une femme, c’est magnifique, c’est d’ailleurs la pureté de ces parures… qui m’a inspiré ma collection de joaillerie.
Aujourd’hui être un vrai coiffeur, ce n’est pas couper les cheveux en quatre. J’ai cinquante collaborateurs, qui ont tous commencé comme assistants : je suis très difficile sur la formation, pas question de se contenter de savoir couper les cheveux et de faire des brushings. Ils sont surpris, il y a très peu de gens qui savent bien coiffer aujourd’hui. Le cheveu, c’est très compliqué, c’est un art – mais c’est éphémère. **Je préfère parler d’un rôle de révélateur** – plutôt que de parler d’avant/après. C’est un autre monde, un autre état d’esprit. Une femme peut ne pas faire attention à sa coupe – le côté naturel c’est bien mais à condition d’être soignée – transposée plus que transformée. ▶

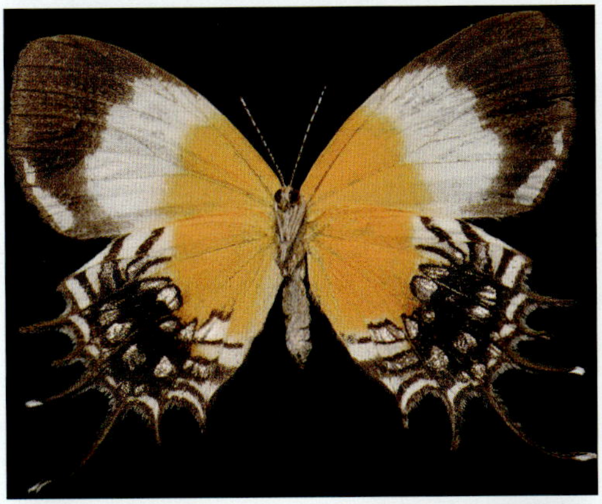
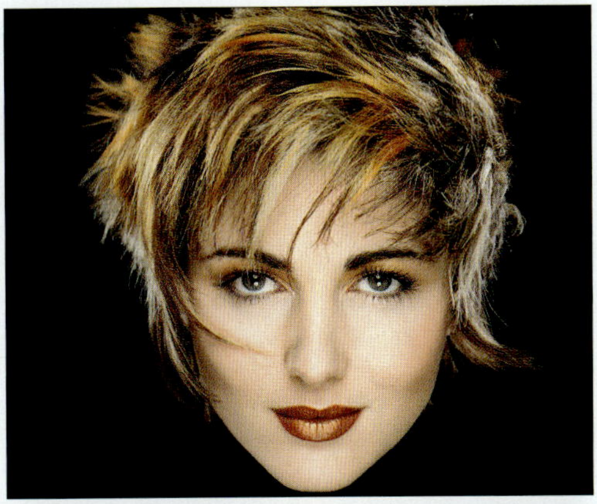
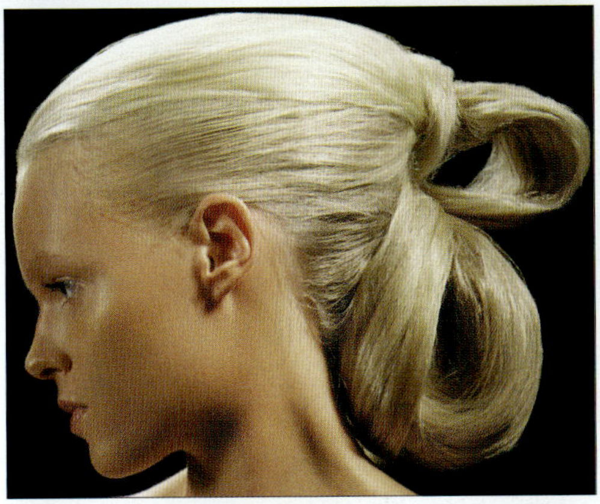
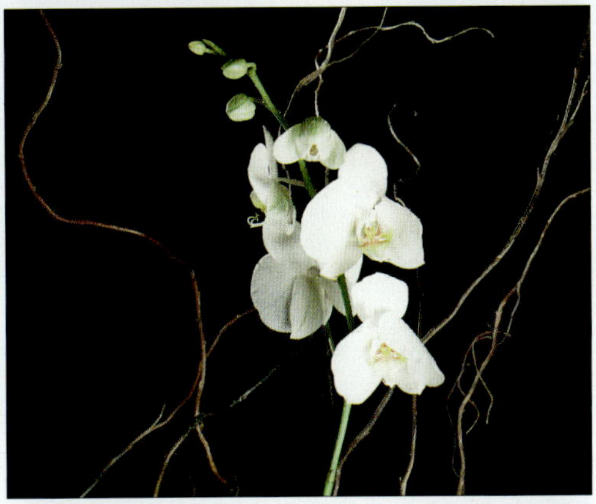
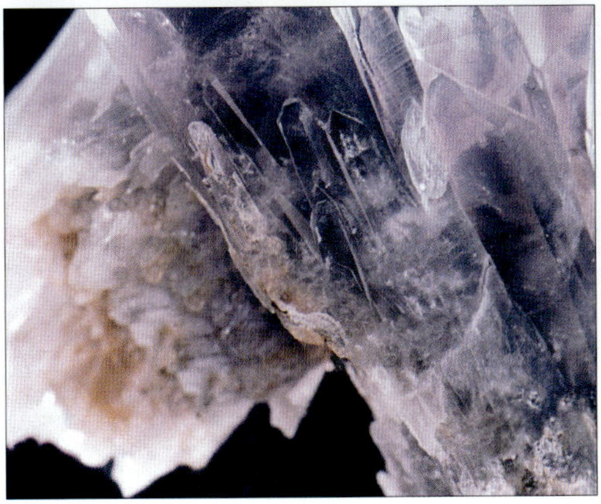
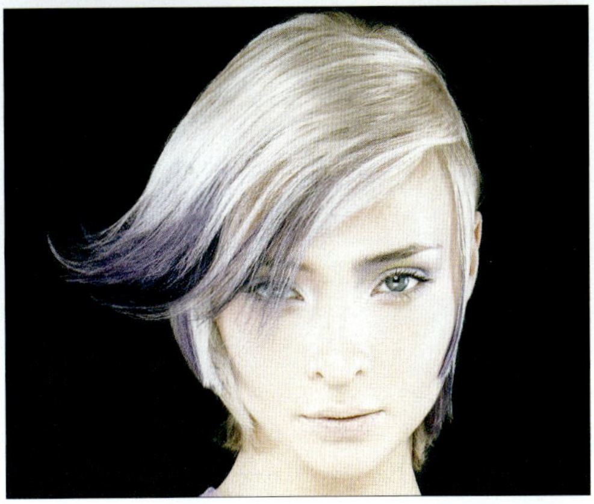

INSPIRÉES DE MES CARNETS SECRETS… Ce sont des images pensées, choisies, avec une composition élaborée – pas la photo pour la photo.
FEMME PAPILLON une collection qui épingle des couleurs fabuleuses, dans une inspiration virevoltante
FEMME ORCHIDÉE un chignon aux courbes savantes pour une nouvelle mariée, irréelle…
FEMME AMÉTHYSTE… du mauve au platine avec une touche de violet : la Nordique revisitée !

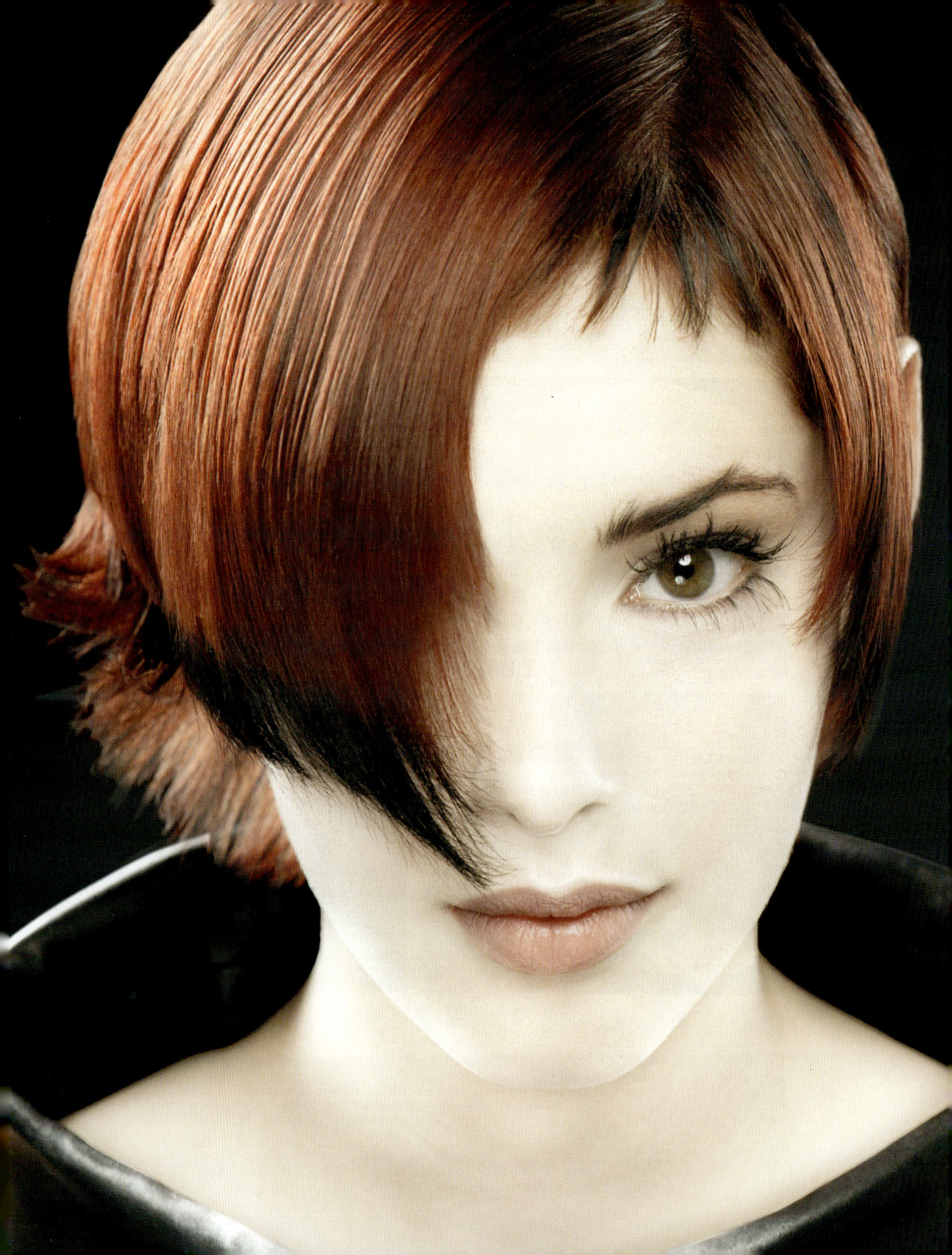

“L’époque bénie où une femme se faisait coiffer trois fois par jour : pour un déjeuner, un cocktail, un dîner…”

JE RÊVE AUSSI DE PARFUMS… Depuis des temps immémoriaux, les femmes rinçaient leurs cheveux avec des essences de parfum… Ma grand-mère le faisait – on suivait le sillage d’une femme, il suffisait qu’elle remue les cheveux pour reconnaître son effluve…

CÔTÉ COURT…

Les femmes qui se font couper les cheveux régulièrement, qui ont une “tête à cheveux courts” – la plupart travaillent, ce sont des ministres, des journalistes, des femmes d’affaires. Elles ont envie de pouvoir juste se donner un coup de brosse, se laver les cheveux et que ça se place tout seul. Avec une bonne coupe et une bonne qualité de cheveux souples, pas besoin de brushing.

Mais avant de couper, il faut savoir où l’on va. Quand c’est coupé, c’est coupé, c’est trop tard. On ne peut pas rattraper. Un couturier, si une robe ne va pas, il fait des retouches. Là, pas question de rajouter du tissu : il faut attendre deux mois, que ça repousse – ou alors avoir recours aux extensions. **Les extensions, c’est un plus, c’est merveilleux**… seul bémol, c’est difficile de revenir en arrière. Une fois que l’on s’est habituée à se voir avec cette crinière, on ne peut plus s’en passer : lorsqu’on les retire, on a l’impression de ne plus avoir de cheveux !

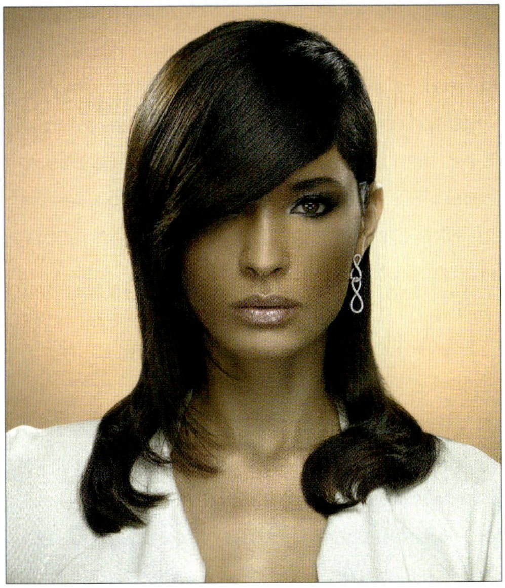

CÔTÉ LONG…

Un cheveu plus long se doit d’être impeccable – soigné, brillant, bien coloré : cela concerne des femmes qui ont un peu plus de temps pour elles. Nous voyons des femmes arriver avec des cheveux abîmés, brûlés par des brushings, et que l’on traite avec des soins, de l’attention. **Créer un effet parfaitement… naturel nécessite parfois beaucoup de travail !** ▶

(À droite) Architecture rouge – élaborée en trois D pour la coupe et la couleur…
(Ci-contre) Mi-chaleureuse, mi-belle ténébreuse – un peu fatale…

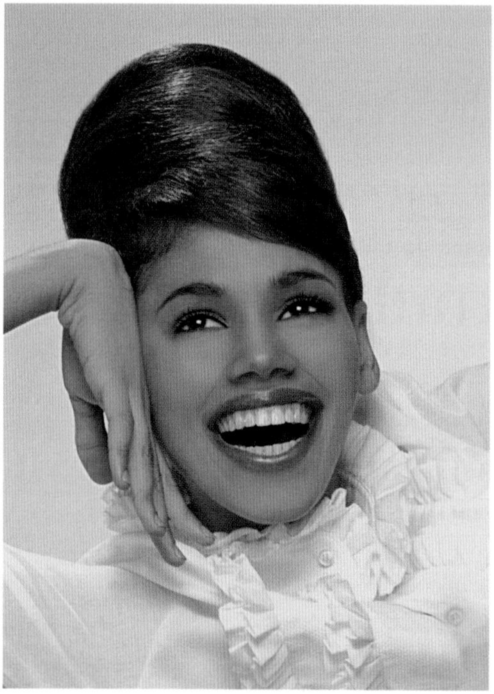

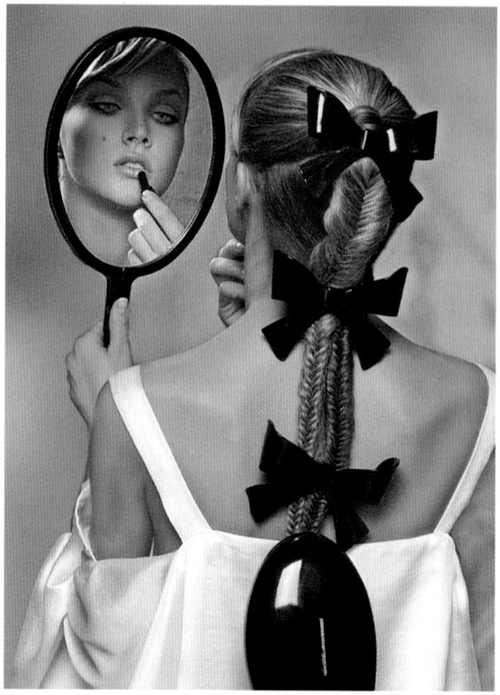

POURQUOI AUDREY HEPBURN ne serait-elle pas africaine ? J'adore cet éclat très Breakfast at Tiffany's !
LES SIRÈNES DU DÉSIR Spectaculaire effet sophistiqué – une tresse d'été comme l'étrave d'un paquebot…

Les attentes ont changé, même les hommes ont envie d'avoir un look à eux.
Il faut une belle coupe sportive, la nourriture est importante pour les cheveux : il faut manger sain, la peau, les cheveux, les ongles tout ça s'en ressent, de trop de sauce, de trop de gras. Si l'on se nourrit mal, cela se voit tout de suite à la peau et aux cheveux…
LES ERREURS LES PLUS FRÉQUENTES ? Changer de couleur en cinq minutes, se faire faire des défrisages sauvages, acheter un produit sans savoir s'il est bien adapté. La grande règle : ne pas aller chez n'importe qui pour des travaux délicats et difficiles. Sur l'environnement, la pollution, les femmes sont très informées… mais sur un coup de tête elles peuvent faire n'importe quoi. Il faut bien réfléchir avant de se lancer dans quelque chose que l'on peut payer cher…

J'AI EU 3 500 MARIÉES DANS MA VIE – et j'arrive encore à leur trouver des lignes originales ! Le jour J est revenu en force, toutes les femmes ont leur rêve : c'est encore magique. Mais même la plus inoubliable des coiffures ne va durer qu'une journée – alors que la robe, on la garde toute sa vie. Les grandes coiffures de mariage font partie de l'histoire de la Maison – une spécificité Zouari. **Le chignon est l'emblème de la coiffure du soir, de la coiffure habillée** – il faut connaître toutes les bases, comme un architecte construit une maison – si les fondations sont bien posées, que l'on a bien fait ses attaches, ensuite vous n'avez plus qu'à sculpter, qu'à monter, vous faites tout ce que vous voulez !

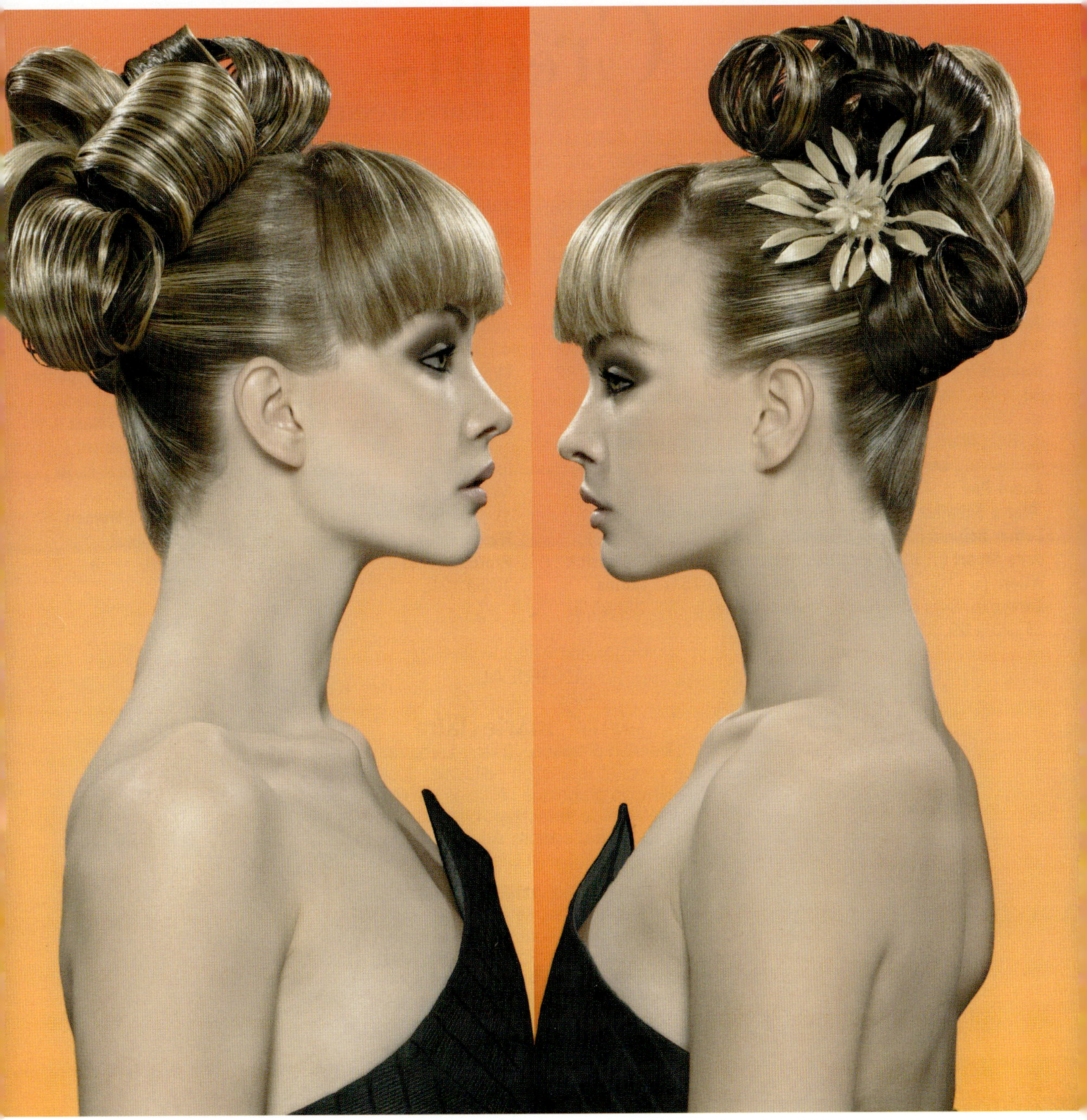

LE BON CHIGNON : ARCHITECTURE ET CONSTRUCTION
Je n'ai pas besoin de cent cinquante épingles, il suffit de quelques-unes et ça y est, c'est fait ! Mais à condition de savoir, dès le départ, où l'on va… Ici, c'est le chignon clin d'œil à la légèreté des années 60, réactualisé – en effet miroir. Ce ne sont pas des boucles, mais de vrais cheveux avec le côté laqué lissé, à la façon du chou que j'avais posé sur la tête de Brigitte Bardot dans *L'Ours et la poupée*.

Crédits

CRÉDITS PHOTOGRAPHES

Hugh Arnold (p. 30) ; **Edouard Chauvin** (p. 4, 5, 36, 101 ; **Gilles de Chabaneix** (p. 9) ; **Greg Conraux** (p. 10, 142, 154, 155) ; **François Deconinck** (p. 4, 62, 63, 73, 76-77, 156, 157/a) ; **Bruno Fabbris** (p. 51) ; **Frédéric Farré** (p. 37, 55, 58, 59 ; **Hans Feurer** (p. 28) ; **Guillaume Girardot** (p. 34, 35, 43, 46, 47, 96, 147) ; **Emmanuelle Hauguel** (p. 18/b) ; **Bertrand Jacquot** (p. 18/a, 18/d, 153/b, 153/d) ; **Hermann Jones** (p. 160) ; **Jean-François Jonvelle** (p. 14, 20, 38) ; **Bruno Juminer** (p. 103, 104) ; **Eddy Kohli** (couverture, p. 29, 39, 56, 60, 86, 89, 140) ; **Frédéric Leveugle** (p. 74) ; **Sarah Maingot** (p. 7) ; **Jeff Manzetti** (p. 41, 42, 45, 48, 52, 78, 82, 83, 145, 149, 161, 164, 165, 166, 167) ; **Michel Momy** (p. 18/c, 109) ; **Marc Montezin** (p. 33) ; **Pascal Moraiz** (p. 85) ; **Marc Neuhoff** (p. 112, 113/a, 113/b) ; **Marc Philbert** (p. 157/c) ; **Lars Pillman** (p. 40) ; **Bruno Poinsard** (p. 44) ; **André Rau** (p. 79, 158, 159, 162, 163) ; **Bruno Sabastia** (p.143) ; **Pierre Sabatier** (p. 139) ; **Antigone Schilling** (p. 25, 27) ; **Lothar Schmid** (p. 146) ; **Massimo Soli** (p. 153/a, 153/c) ; **Jens Stuart** (p. 81) ; **Cees Van Gelderen** (p. 157/b) ; **Patrick Wilen** (p. 110) ; **Kenneth Willardt** (p. 150-151) ; **Tobias Zarius** (p. 84) ; **DR L'Oréal Professionnel** (p. 21, 23, 65 à 71, 93 à 99, 115 à 137, 169 à 191).

CRÉDITS MANNEQUINS

Céline (p. 161) ; Christelle (p. 160) ; Justine Ollivier (p. 142) ; Laurence (p. 163) ; Louise Deren (p. 79) ; Marie-Martine (p. 166-167) ; Maryline Fachon (p.161) ; Mickaela (p. 158) ; **City** Shirley (p. 63, 156) ; **Contrebande** Phillis (p. 18/a) ; **Delphine Peigne** (p. 164-165) ; **Ford** Jenny Harper (p. 143) ; Pauline Malingrey (p. 55) ; Quinn Cooper (p. 81) ; **IMG** Elena K. (p. 18/b) ; Anastasia Yarubenka (p. 85) ; Jolijn (p. 78) ; **Karin** Hélène Dime (p. 18/d) ; Jessica Lemarie (p. 99) ; Asia Krol (p. 166) ; **Scouteen Model Management** Marie Bartosova (p. 41, 42, 45, 145) ; **Mademoiselle** Julia A. (p. 59) ; **Marilyn** Maria Gregersen (p. 48, 52, 83, 149) ; Gili Saar (p. 84) ; **Metropolitan** Elena Soldatova (couverture, p. 39, 89) ; Sandrine Vargas (p. 112, 113/a) ; Elena Safonova (p. 153/a, 153/c) ; **Next** Anne Flore (p. 7/c) ; Emma Hemming (p. 20) ; Daniela Kanter (p. 150-151) ; Pania Rose (p. 146) ; **Viva-Paris** Caroline de Maigret (p. 76-77/b) ; Milasgros (p. 18/c) ; Steffie Davids (p. 154-155) ; **Women** Charlotte Flossaut (p. 21) ; **Women Management** Connie Houston (p. 104) ; **DR L'Oréal Professionnel** (p. 13, 21, 23, 65 à 71, 93 à 99, 115 à 137, 169 à 191).

Remerciements à la Division
L'ORÉAL
Produits Professionnels

HAIR PAR **marie claire**
Direction d'édition : Thierry Lamarre.
Concept, interviews et réalisation éditoriale : Josette Milgram.
Réalisation graphique : Nicolas Valoteau.
Secrétariat de rédaction : Either Studio.
Assistante d'édition : Adeline Lobut.
Iconographie : Domitille Peyron et Sylvie Creusy, assistées d'Audrey Lacoudre.

LE MAGAZINE **marie claire**
Directrice déléguée : Monique Majerowicz.
Directrice de la rédaction : Tina Kieffer.
Rédactrice en chef Beauté Forme Santé : Ariane Goldet.
Rédactrice en chef adjointe Création Beauté Forme : Laure Deren.
Directeur artistique Mode Beauté : Philippe Gruson.

Avec le concours du magazine Votre Beauté.

Éditions **marie claire**
publiées par Société d'Information et de Créations SIC, une société de Marie Claire Album SA
10, bd des Frères-Voisin 92792 Issy-Les-Moulineaux CEDEX 9 – France. Tél. : 01 41 46 88 88.
R.C.S. Nanterre 302 114 509 R.C.S. Nanterre. SARL au capital de 3 822 000 euros.

N° ISBN : 978-2-84831-119-7 N° éditeur : 38369. Achevé d' imprimer en Roumanie par G. Canale & C. s.r.l.
Dépôt légal : octobre 2007.
www.editionsmarieclaire.com

MARIE CLAIRE ALBUM SA
Directeur général : Arnaud de Contades.
Président : Évelyne Prouvost-Berry.